AME 外科系列图书 6B031

胸外科单孔腔镜手术学

名誉主编：徐志飞　何建行　姜格宁　[西班牙]Diego Gonzalez-Rivas

主　　编：唐　华

副 主 编：赵　珩　陈　昶

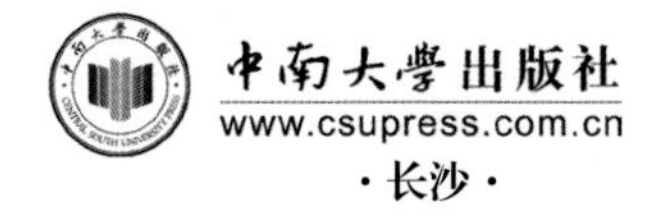

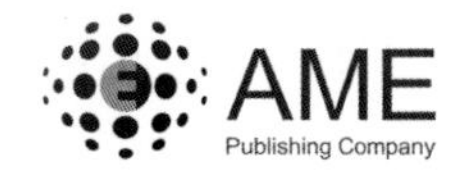

图书在版编目（CIP）数据

胸外科单孔腔镜手术学/唐华主编. —长沙：中南大学出版社，2023.8

ISBN 978-7-5487-5290-5

Ⅰ.①胸⋯ Ⅱ.①唐⋯ Ⅲ.①胸腔镜检—胸腔外科手术 Ⅳ.①R655

中国版本图书馆CIP数据核字(2023)第038257号

AME 外科系列图书 6B031

胸外科单孔腔镜手术学

XIONGWAIKE DANKONG QIANGJING SHOUSHUXUE

主 编：唐 华

□出 版 人 吴湘华
□丛书策划 汪道远 陈海波
□项目编辑 陈海波 廖莉莉
□责任编辑 王雁芳 李沛宇
□责任印制 唐 曦 潘飘飘
□版式设计 朱三萍 林子钰
□出版发行 中南大学出版社
社址：长沙市麓山南路 邮编：410083
发行科电话：0731-88876770 传真：0731-88710482
□策 划 方 AME Publishing Company
地址：香港沙田石门京瑞广场一期，16 楼 C
网址：www.amegroups.com
□印 装 天意有福科技股份有限公司

□开 本 710×1000 1/16 □印张 19.25 □字数 374 千字 □插页
□版 次 2023 年 8 月第 1 版 □ 2023 年 8 月第 1 次印刷
□书 号 ISBN 978-7-5487-5290-5
□定 价 285.00 元

主编风采

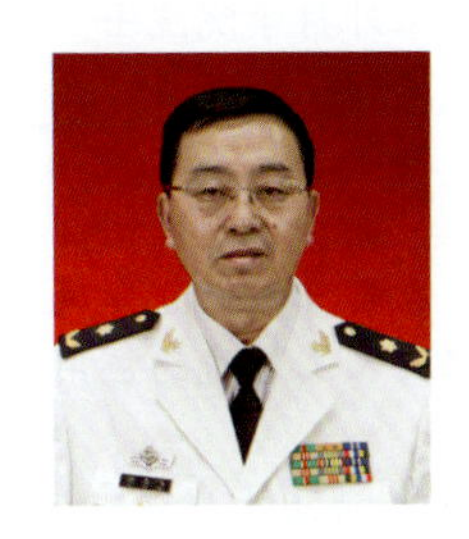

名誉主编：徐志飞

海军军医大学第二附属医院（上海长征医院）胸外微创中心

海军军医大学第二附属医院（上海长征医院）终身教授，主任医师，博士生导师。曾任中华医学会胸心血管外科学分会常务委员，中国医师协会胸外科分会常务委员，上海市医学会胸外科专科分会创始主任委员。现任上海市医学会胸外科专科分会名誉主任委员，《中华胸心血管外科杂志》副总编辑及国内多本胸外科杂志编委。
获得国家级教学成果奖二等奖1项，军队教学成果奖一等奖1项，军队重大成果奖1项，全军医疗成果奖一等奖1项、二等奖1项，上海市医学科技奖三等奖及军队科学技术进步奖三等奖多项。荣获军队院校育才奖金奖、银奖各1项，荣获中华医学会胸心血管外科分会杰出贡献奖，曾获海军军医大学第二附属医院（上海长征医院）“名医奖”，2次被评为院级优秀学科带头人，荣立二等功和三等功各1次。获得国家自然科学基金、国家科技支撑计划、军队“十二五”重大课题等项目。在国内外发表论文200余篇。获得专利20余项，相关专利成果转化2项，主编及参编专著10余部。

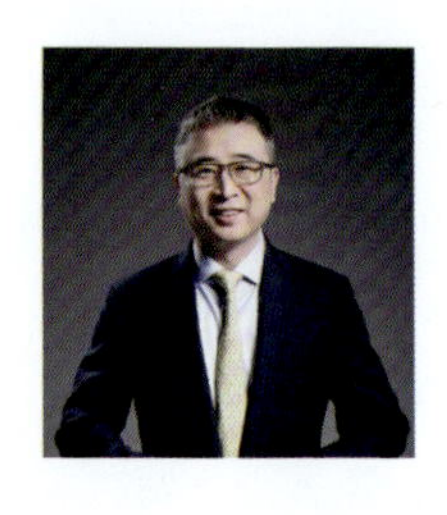

名誉主编：何建行

广州医科大学附属第一医院胸外科

国家呼吸医学中心主任，美国外科学院院士，英国皇家外科学院院士。从事肺癌与移植领域医教研及转化工作36年，创新及发展了胸外科“无管”微创手术及移植相关技术，加速患者术后康复；创建了肺癌切除范围及淋巴清扫的量化策略，并研发实时裸眼3D腔镜，提高切除精度；创建生存预测模型及术后靶向治疗模式，细分出免化疗人群，降低复发风险；推进肺癌早筛并研发血检早诊技术；拓展大数据及人工智能的应用领域，利用人工智能研究新型冠状病毒。
以第一/通讯作者在*NEJM*、*LANCET*、*Cell*、*NAT MED*等杂志上发表SCI论文332篇（SCI他引15 003次）；主编英文专著8部；获16项国家发明专利；1项研究写入WHO新型冠状病毒防治指南，1项研究列入美国临床肿瘤学会指南（ASCO指南），1项肺癌预后模型被美国国家癌症研究所Knight中心唯一推荐。牵头制定首个无管微创手术（Tubeless VATS）国际共识、2020年牵头制定《非小细胞肺癌新辅助免疫治疗国际专家共识》。获2018年国家科学技术进步奖二等奖（排名第一），中华医学科技奖一等奖（排名第一）等4项省部级奖。所在团队于2020年获国家创新争先奖牌、广东省科技进步奖特等奖及国家科学技术进步奖创新团队奖。

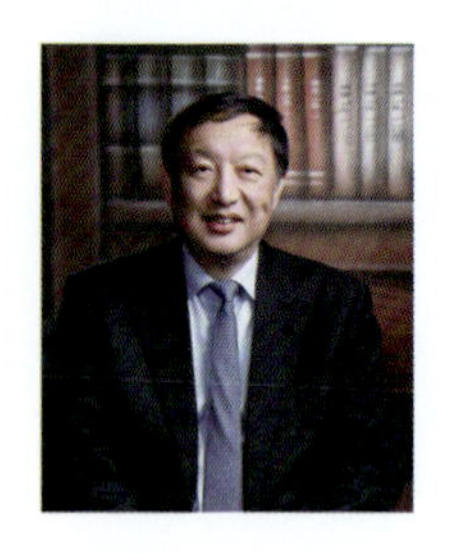

名誉主编：姜格宁

同济大学附属上海市肺科医院胸外科

教授，主任医师，博士生导师，现任同济大学附属上海市肺科医院胸外科临床首席专家、学科带头人、教研室主任，同济大学医学院外科学系副主任。任中华医学会胸心血管外科学分会常务委员及其肺癌学组组长，上海市医学会胸外科专科分会前主任委员（首届、第二届），美国外科学院院士（FACS），英国皇家外科学院院士（FRCS），美国胸外科学会会员（AATS Member）等。
享受国务院政府特殊津贴。卫生部有突出贡献中青年专家，全国卫生计生系统先进工作者，上海领军人才，上海市十佳医生。获上海医学发展杰出贡献奖、上海市五一劳动奖章，获第五届“人民名医·卓越建树”荣誉称号。
主持国家及省部级科研项目16项。发表论文583篇，主编、主译专著18部。制定国内及国际专家共识7项。获国家科学技术进步奖二等奖、上海市科技进步奖一等奖、中华医学科技奖二等奖、教育部科学技术进步奖二等奖等15项奖。

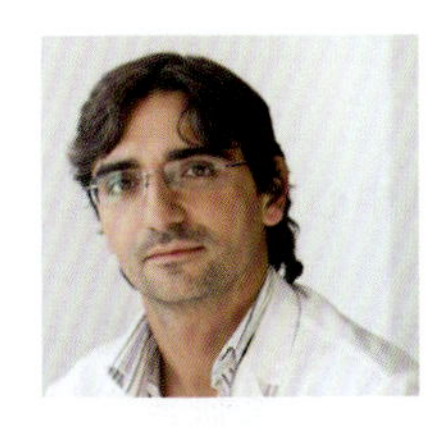

名誉主编：Diego Gonzalez-Rivas

拉科鲁尼亚大学医院胸外科、奎隆医院、圣拉斐尔和莫德罗医学中心、同济大学附属上海市肺科医院

目前任职于西班牙拉科鲁尼亚大学医院胸外科、奎隆医院、圣拉斐尔和莫德罗医学中心、同济大学附属上海市肺科医院，是奎隆医院、圣拉斐尔和莫德罗医学中心微创胸外科的创立者及同济大学附属上海市肺科医院单孔胸腔镜培训项目的负责人。活跃于欧洲胸外科医师协会（ESTS），国际微创心胸外科协会（ISMICS）等国际胸外科协会，西班牙胸外科协会2014—2017年年会组织者。担任多本国际期刊编委，*Journal of Visualized Surgery*杂志副主编。作为单孔胸腔镜手术的开拓者，在2010年完成个人首例单孔胸腔镜肺叶切除术，在2014年完成个人首例单孔非插管肺叶切除术。

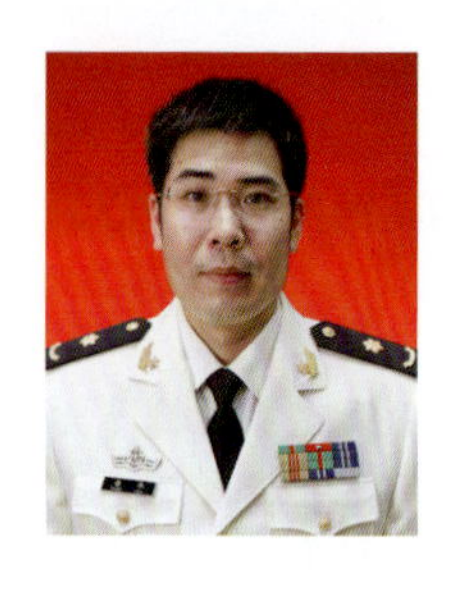

主编：唐华

海军军医大学第二附属医院（上海长征医院）胸外微创中心

博士，技术大校，硕士生导师，海军军医大学第二附属医院（上海长征医院）胸外微创中心病区主任、党支部副书记，副教授，副主任医师，上海理工大学硕士生导师，扬州大学医学院硕士生导师。兼任中国医师协会微无创医学专业委员会智慧医疗专业委员会副主任委员，中国医疗保健国际交流促进会胸外科学分会委员，上海市医学会胸外科专科分会委员，上海市医师协会胸外科分会委员，上海市医学会肿瘤靶分子专科分会青年委员。上海市晨光学者。

2011年获评军队优秀博士论文、上海市优秀博士论文；2011年获全国百篇优秀博士论文提名奖。2011年获上海市医学科技奖三等奖1项、上海市科技进步奖三等奖1项；2017年获军队科技进步奖一等奖1项；2019年获教育部科技进步奖一等奖1项、安徽省科技进步奖一等奖1项。获国家及省部级各项基金9项；发表论文40余篇，其中SCI论文16篇，单篇最高影响因子为14.3；申请专利24项。2014年入选上海卫生和计划生育委员会“上海青年医师培养资助计划”，2020年入选“上海市青年拔尖人才计划”，2020年入选海军军医大学“深蓝”人才工程计划。

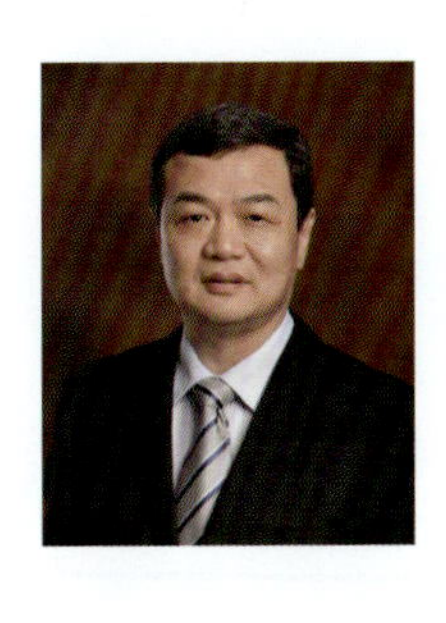

副主编：赵珩

上海交通大学附属胸科医院胸外科

医学博士，现任上海交通大学附属胸科医院胸外科主任医师。博士生导师，美国外科学院院士（FACS）。

2005年始任中华医学会胸心血管外科学分会委员、常务委员，上海市医学会胸外科专科分会副主任委员。2016年任中国医疗保健国际交流促进会胸外科分会副主任委员，中国医师协会内镜医师分会副会长，中国研究型医院学会胸外科学专业委员会副主任委员等职。2021年任上海市医学会胸外科专科分会主任委员。

承担国家级科研课题及省市级科研课题10项，在中文核心期刊及SCI专业期刊发表论文120余篇，参编专著10部。主编专著《胸外科手术学》。担任《中华胸心血管外科杂志》《中华胸部外科电子杂志》等多家专业期刊编委、副主编。

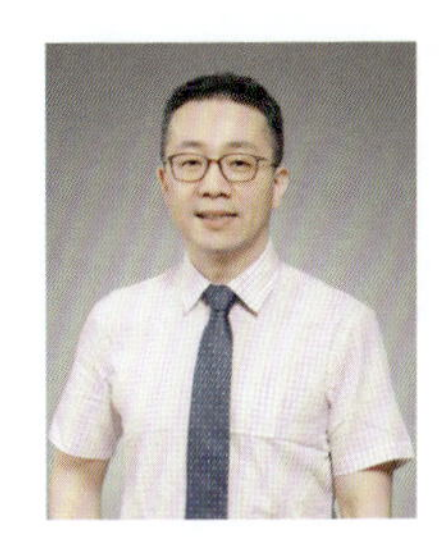

副主编：陈昶

同济大学附属上海市肺科医院胸外科

教授，博士生导师，主任医师，享受国务院政府特殊津贴，入选国家百千万人才工程、上海领军人才、上海市优秀学科带头人。

任同济大学附属上海市肺科医院党委书记、上海肺移植工程技术研究中心主任、上海市肺科医院肺移植中心主任、同济大学胸外科临床研究中心主任等。任中华医学会胸心血管外科学分会青年医师委员会副主任委员（第九届）、上海市医学会胸外科专科分会副主任委员、上海市医学会器官移植专科分会委员、中国医促会胸部肿瘤分会副主任委员、上海医药行业协会规范化诊治专业委员会委员、上海市医师协会胸外科医师分会副会长等职务。

主持国家及省部级课题10余项。近5年发表SCI论文142篇，单篇最高影响因子为44分。获专利22项，软件著作权2项。科研成果荣获省部级奖励8项。编写胸部肿瘤外科专著7部，参与制定专家共识4项，参与创办英文期刊*Current Challenges in Thoracic Surgery*。

编委会

编委（以姓氏拼音首字母为序）：

谭黎杰
复旦大学附属中山医院

王群
复旦大学附属中山医院

韦荣强
海军军医大学第二附属医院（上海长征医院）

吴彬
海军军医大学第二附属医院（上海长征医院）

吴磊磊
同济大学附属上海市肺科医院

肖海波
上海交通大学医学院附属新华医院

谢冬
同济大学附属上海市肺科医院

辛宁
海军军医大学第二附属医院（上海长征医院）

徐龙
同济大学附属上海市肺科医院

徐伟
重庆大学附属肿瘤医院

杨如松
南京大学医学院附属鼓楼医院

杨洋
同济大学附属上海市肺科医院

姚峰
上海交通大学附属胸科医院

张亚
山东大学齐鲁医院

赵德平
同济大学附属上海市肺科医院

赵晓菁
上海交通大学医学院附属仁济医院

赵永
江南大学附属医院

周逸鸣
同济大学附属上海市肺科医院

朱余明
同济大学附属上海市肺科医院

AME外科系列图书序言

我们AME旗下的心胸外科杂志*Annals of Cardiothoracic Surgery*有一位来自美国罗切斯特（Rochester）的作者，他是个左撇子。在进入外科学习的初始阶段，他遇到了很大障碍，例如，术中使用剪刀和完成打结动作时，他的动作都与教科书上要求的动作相反，于是在手术台上经常“挨老师打”。

后来，他将自己的这段经历和经验总结成文，并发表在一本期刊上，希望能够帮助到与自己“同病相怜”的其他外科医生。出乎意料的是，那篇文章发表之后，无数外科医生给他发邮件，向他请教和探讨左撇子医生应该如何接受外科培训，等等。后来，他认识了*Annals of Cardiothoracic Surgery*的主编Tristan D. Yan教授，恰好Tristan也是一位左撇子医生。Tristan鼓励他去做一名心脏外科医生，因为在心脏外科手术中，有一些步骤需要使用左手去完成缝合等动作。Tristan的观点是，外科医生最好左右手都训练好。

前段时间，我陪女儿第一天去幼儿园报到的时候，与幼儿园老师聊了一会，最后，老师问我们家长，有哪些需要注意的地方。我特地交代老师，千万不要将我女儿的用手习惯“矫正”了，让她保持自己的左撇子。老师很惊讶地问我为什么。

2013年12月7日，我们在南通大学附属医院举办了第二届AME学术沙龙，晚餐之后，复旦大学附属中山医院胸外科沈亚星医生带领我们几位学术沙龙委员去他的房间喝茶。酒店的电梯位于中间，出了电梯，先向左，再向左，再向左，再向左，再向左，然后，到了他的房间门口。我们一群人虽然被绕晕了，但是，还是有点清醒地发现他的房间其实就在电梯口的斜对面，顿时，哈哈大笑。他第一次进房间的时候，就是沿着这个路线走的，所以，第二次他带我们走同样的路。亚星说，其实，这就是“典型的”外科医生！

每一个手术步骤，每个手术动作，都是老师手把手带出来的，所以，很多外科医生喜欢亲切地称呼自己的老师为“师傅”。

如何才能成为一位手术大师？除了自身的悟性和勤奋之外，师傅的传授和教导应该是一个很重要的因素。犹如武林，各大门派，自成体系，各有优劣，这是一个不争的事实，外科界亦是如此。

于是，对于一位年轻的外科医生而言，博采众家之长，取其精华，去其糟粕，显得尤为重要。所以我们策划出版了这个系列的图书，想将国内外优秀外科团队的手术技艺、哲学思考和一些有趣的人文故事，一一传递给读者，希望能够对外科医生有一点启发和帮助。是为序。

汪道远

AME出版社社长

序（一）

近些年，随着我国医疗技术的不断发展及大众健康意识的逐步加强，胸外科各种疾病的检出率不断提高。但不管是肺癌、气管肿瘤、纵隔肿瘤还是食管癌等相关疾病，其治疗手段还是以手术为主。微创理念的普及、腔镜技术的广泛应用、循证医学模式的建立等，都为相关手术提供了更加安全、可行的技术手段。术式从最早的开放手术也逐步过渡到现在的微创手术，包括2D及3D胸腔镜下肺叶切除术、肺段切除术，达芬奇机器人下肺叶切除术、肺段切除术，食管癌根治术，经剑突下胸腔镜肺叶切除术，纵隔肿瘤切除术等。手术的切口也从最早的四孔逐步过渡到现在的单孔胸腔镜手术，使得切口更加美观、疼痛程度更小，同时安全性也能得到很好的保障。由于单孔胸腔镜手术对主刀及助手的技术要求比较高，该术式被认为是目前国内外胸外科医生高超外科技术水平的一个体现。在其发展过程中，国内涌现了大量技术精湛的主刀。

但一项优良技术的推广并不容易，需要大量的医学工作者去传承，本书很好地汇集了许多国内外优秀的胸外科医生的个人所长，将先进术式展现给大家，希望本书的出版能为全国的胸外科同道打通技术瓶颈，为胸外科的发展贡献一份力量。

徐志飞

序（二）

从多孔VATS手术到单孔RATS手术：胸外科的新时代

在胸外科手术没有任何进展的几十年后，由于微创技术的出现，一个新的时代诞生了。微创胸腔镜技术使得胸科手术患者的痛苦更少，预后更好，对大多数外科医生而言更有吸引力。

在过去的几十年里，开胸手术被认为是治疗原发性非小细胞肺癌的金标准方法。但是行该术式的患者太痛苦：大切口扩张肋骨；双腔气管插管麻醉控制，须插入硬膜外导管、中心静脉导管、动脉导管和尿管。

随着技术和手术器械的改进，大多数胸部手术都可以通过电视辅助胸腔镜手术（video-assisted thoracic surgery，VATS）进行，因此疼痛更小，住院时间更短，手术效果更好。

VATS的进步是一个不断发展的过程，VATS手术所面临的挑战永远也不会停止。过去的十年里，互联网上的信息、现场手术活动和实验课程为外科医生对微创手术的快速学习作出了贡献。传统的多切口入路虽然最初进展缓慢，但如今已演变为单切口入路（单孔VATS），该入路模拟开放手术的有利位置，同时利用非肋骨扩张的小切口。我们团队在2010年创造了这样一种肺切除技术，这是胸外科新时代的开始。在一些大中心创建特定的单孔VATS项目有助于在短时间内将该技术推广给世界各地的外科医生。

然而，我们必须继续寻找方法，尽可能地减少施行侵入性的肺切除术。麻醉技术的改进，如非插管式麻醉，可能会进一步加快术后康复。此外，由于需要降低与经胸切口相关的肋间神经损伤风险，最近出现了经剑突下单孔VATS技术用于肺切除术。

值得注意的是，在仅仅十年的时间里，单孔VATS进一步发展成为一种复杂的技术，能够执行最复杂的胸部手术，包括支气管血管袖式手术和隆突切除。此外，仪器设计和技术的快速进步带来了超高清晰度摄像机、更窄和角度更大的吻合器、密封装置，以及经过改进的胸腔镜仪器的发展。

尽管大多数手术都可以由单孔VATS进行，但技术的进一步发展对促进单孔在全球的应用与提高患者和外科医生的安全性至关重要。机器人平台[如机器人辅助胸腔镜手术（robotic-assisted thoracoscopic surgery，RATS）]正在迅速发展和进步。机器人技术的优势在于能够通过关节式或腕式器械、运动缩放和震颤过滤更精确地执行手术操作，以及借助3D高清视频改善可视化效果。然而，RATS手术传统上需要3~5个切口。由于在过去几年中获得了大量使用单孔VATS的经验，我们团队于2021年9月采用达芬奇Xi系统，通过1个切口进行了世界范围内第一例纯单孔RATS肺叶切除术。

我们坚信先进技术即将出现，包括裸眼3D图像系统、无线摄像头、改进后的单孔机器人系统等。

Diego Gonzalez-Rivas

[译者：黄可南，海军军医大学第二附属医院（上海长征医院）]

序（三）

西班牙的Diego Gonzalez-Rivas医生于2015年利用单孔胸腔镜技术完成世界首例单孔胸腔镜下肺叶切除术。从起初的被质疑到逐渐被接受，再到现在的普遍应用，其时间只有短短7~8年，其中中国胸外科医生在推广单孔胸腔镜手术工作中起着无可替代和举足轻重的作用。

单孔胸腔镜手术的应用范围从原先的肺部手术逐渐拓展到气管、胸腺和食管手术，甚至达芬奇机器人手术。当前使用该技术不是为了展示精湛的技术，而是为了减少患者的创伤。海军军医大学第二附属医院（上海长征医院）胸外科虽然2016年才开始开展单孔胸腔镜手术，起步较晚，但通过4年的努力，在全国胸外科同道的帮助下，我们从原来的单孔空白，发展到几乎能完成所有的单孔胸外科手术，既做好了肺单孔手术的传承，也做好了食管单孔手术的创新。

对胸外科医生，尤其是年轻医生，单孔手术变成了必须学会的技术。我也是从单孔“小白”，成长到目前能完成所有的单孔胸外科手术，且还在不停地创新。其实，自从接触微创手术以来，基于自己的学习经历，我一直在思考如何让更多的人掌握微创技术，因此在前期，编写了《实用腔镜手术入门》，其主要是针对本科生、规培生和低年资住院医师的教材。但是对胸外科专科来说，单孔腔镜手术一定是一个绕不开的话题。因此，为了让更多年轻医生更快、更好地掌握这项技术，使其能更好地传承和规范使用技术，我决定编写这本《胸外科单孔腔镜手术学》。同时也联系了国内很多大的医学中心，帮助我们完成这项工作，也得到了大家的鼎力支持，在这里表示衷心的感谢，感谢各位编委的努力和付出！

本书几乎囊括目前胸外科所有的单孔腔镜技术，包括经剑突下单孔胸腔镜技术等，但技术是在不断革新的，故本书总有遗漏甚至不合理的地方，希望大家批评指正，也希望在这个基础上，以后能有更多的同道更新本书内容，出版第二或者第三版。

最后，再次感谢本书所有的编委和编辑部的同志，为编辑此书花费了大量的心血！

唐华

目 录

第一部分 肺外科

第二部分　食管外科

第三部分　纵隔外科

第四部分　气管外科

第五部分　其他

第一部分
肺外科

第一章　经肋间单孔胸腔镜肺叶切除术

第一节　经肋间单孔胸腔镜右肺上叶切除术

一、临床资料

（一）简要病史

患者，男，66岁，体检发现右肺上叶占位10天，无胸闷、胸痛，无咳嗽、咳痰，无咯血，无声音嘶哑等不适症状。患者自患病以来精神状态良好，体重无明显变化，饮食、二便正常。

（二）检查资料

胸部增强CT示（图1-1~图1-2）右肺上叶肿瘤，长径约2.8 cm，边界清楚，

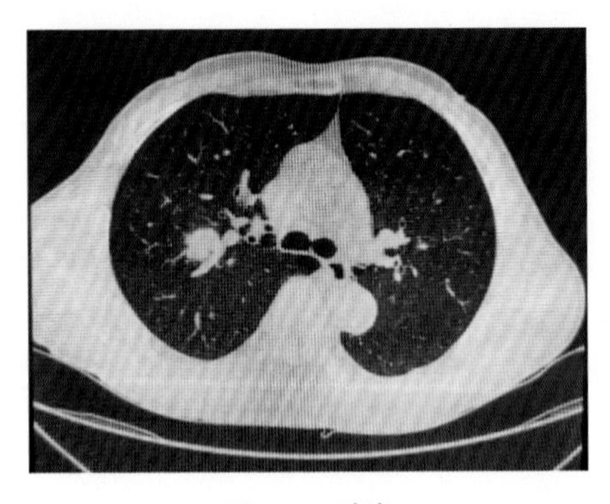

图1-1　肺窗

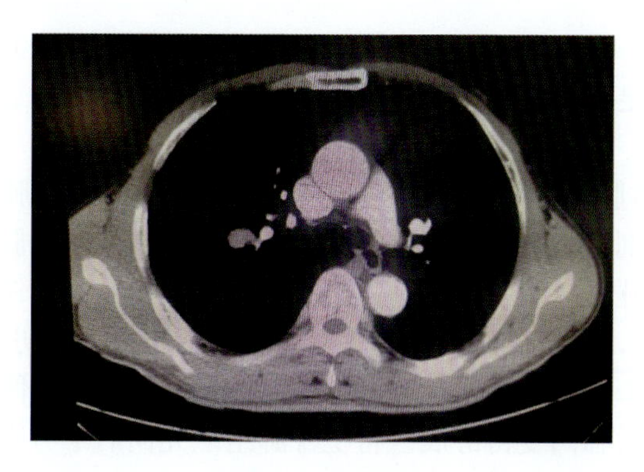

图1-2　纵隔窗

边缘毛糙，可见分叶及毛刺，伴行支气管截断，增强扫描实性部分可见中度强化，考虑恶性。纵隔内未见明显肿大淋巴结。双侧胸腔无积液，胸膜无增厚。

二、操作步骤

（一）麻醉、体位、切口选择

患者全身麻醉，双腔气管插管，取左侧卧位，胸部垫高，切口选择在右侧腋中线第5肋间，长约4 cm（图1-3）。

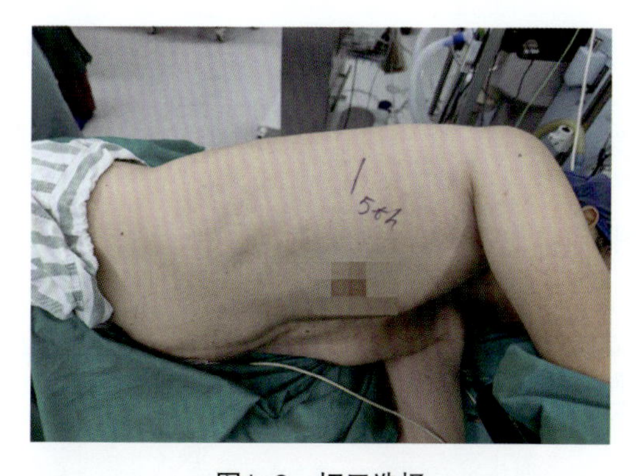

图1-3　切口选择

（二）具体操作步骤

步骤1　经探查，胸腔无粘连，水平裂发育良好。将右肺上叶向后下方牵拉暴露肺门，于肺门上缘使用能量器械打开前上纵隔胸膜，如有第10组淋巴结则予以剔除，解剖肺门上缘，可见右肺上叶尖前支动脉。

步骤2 打开动脉鞘，完整游离尖前支动脉。蛇头钳在尖前支动脉下方掏出隧道，确保有足够的空间方便直线切割缝合器安全顺利地通过，并将尖前支动脉闭合离断。

步骤3 将右肺上叶向后牵拉，充分暴露肺门前缘，自肺门上缘向前分离前纵隔胸膜，解剖出右上肺静脉，继续向肺内分离至中叶静脉、上叶静脉汇合处，仔细区分上叶静脉及中叶静脉，交替使用蛇头钳及米氏钳掏出右肺上叶静脉，以7号线带线，再次确认上叶静脉无误后使用腔内直线切割缝合器离断。

步骤4 右肺动脉主干紧贴上叶支气管前壁并向下叶延伸，在尖前支动脉及上叶静脉离断后肺门变得舒展。将上叶肺组织先向后下方牵拉，肺门前上缘暴露清晰，于肺动脉上缘将上叶支气管与肺动脉分离开。再将上叶肺组织向前牵拉，打开后纵隔胸膜，右总支气管位于肺门后上方，继续沿右总支气管向肺实质分离可解剖出右上叶支气管后壁（膜部）。自此右上叶支气管前后壁均已与周围组织分离，剔除上叶支气管周围淋巴结（第11组淋巴结）或将淋巴结往右肺上叶方向剥离，使其可随上叶病变肺一并移除。掏出右肺上叶支气管，用腔内直线切割缝合器将其夹闭。请麻醉医生鼓肺，确认右肺中叶及下叶膨胀良好后激发腔内直线切割缝合器，离断右肺上叶支气管。

步骤5 向上提起上叶肺组织，沿远端支气管壁向上叶肺实质内解剖，同时剔除肺动脉主干表面的纤维组织和淋巴结，此时其后壁显现的第1支血管为右肺上叶后升支动脉，偶有2支。以腔内直线切割缝合器离断后升支动脉，或以2个组织闭合夹（hem-o-lock）自根部夹闭后升支动脉，随后使用超声刀在远端离断后升支动脉。

步骤6 使用腔内直线切割缝合器分离水平裂，切下右肺上叶病变肺并移除。

步骤7 清扫第2、4组及第7组淋巴结，胸腔止血，冲洗胸腔，放置胸腔引流管引流，关胸。

具体图示见图1-4~图1-19。

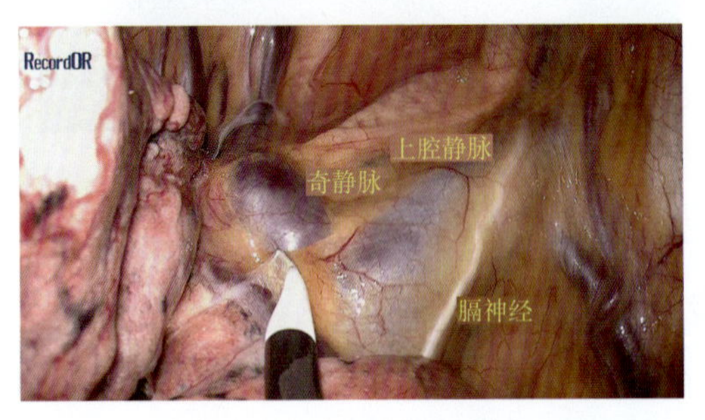

打开前上纵隔胸膜，以解剖出右肺上叶尖前支动脉。

图1-4 步骤1

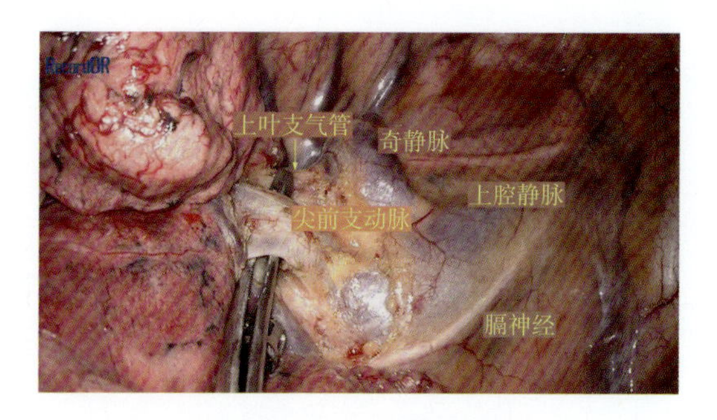

游离右肺上叶尖前支动脉。

图1-5　步骤2（1）

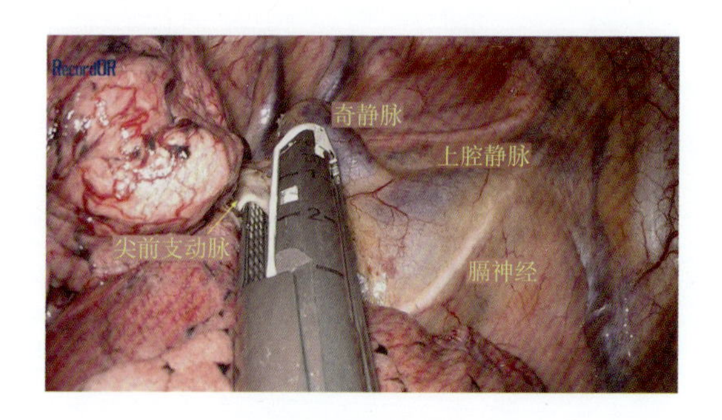

离断尖前支动脉。

图1-6　步骤2（2）

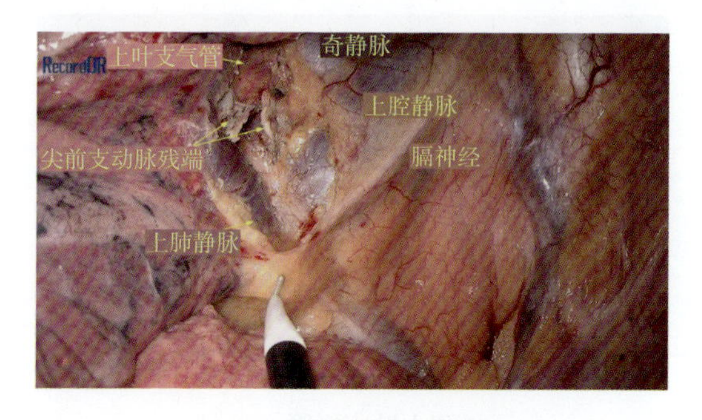

打开前纵隔胸膜以游离上肺静脉。

图1-7　步骤3（1）

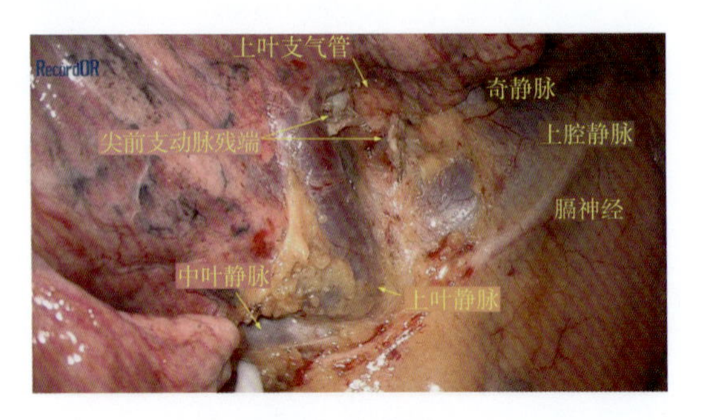

剥离出上叶静脉。

图1-8　步骤3（2）

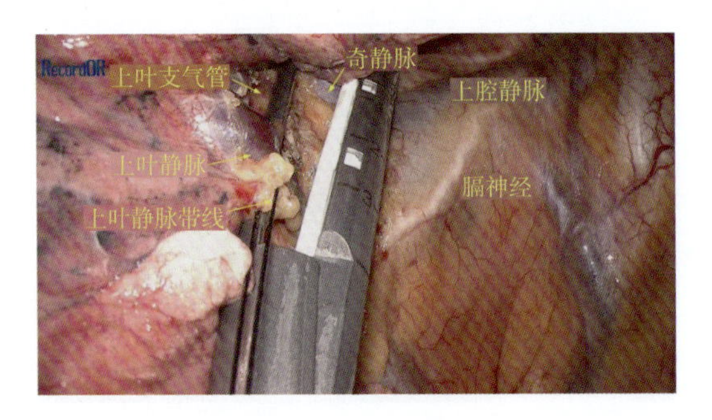

离断上叶静脉。

图1-9　步骤3（3）

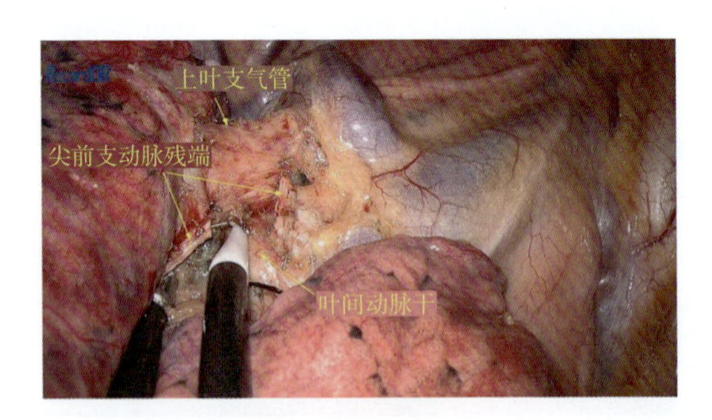

游离上叶支气管。

图1-10　步骤4（1）

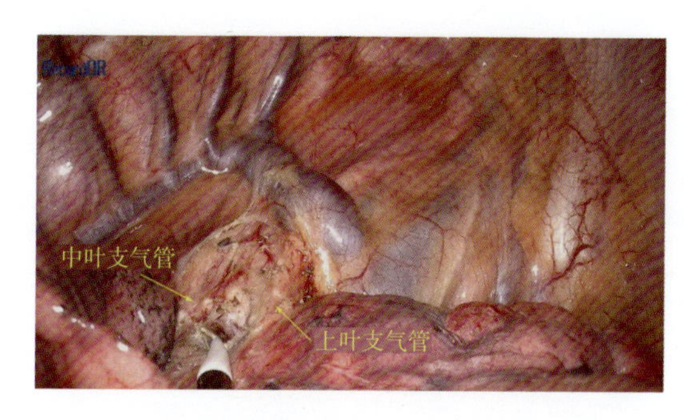

打开后纵隔胸膜进一步游离气管。

图1–11　步骤4（2）

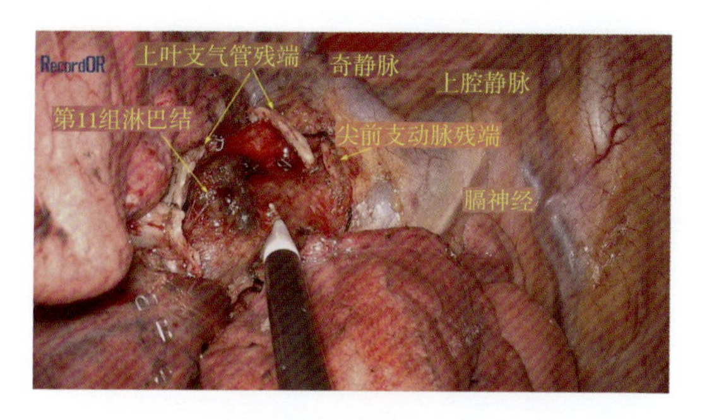

剔除第11组淋巴结。

图1–12　步骤4（3）

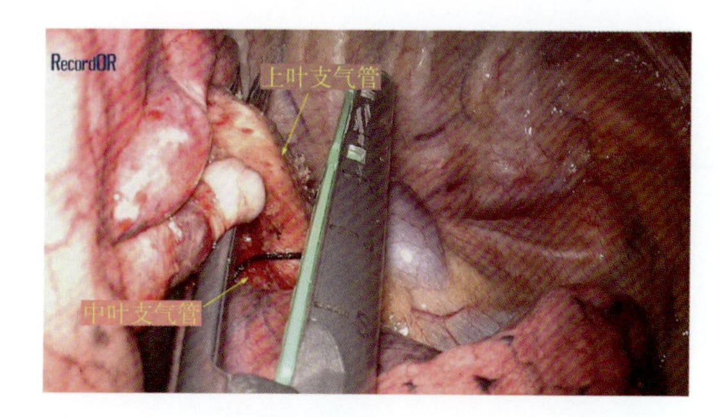

离断右肺上叶支气管。

图1–13　步骤4（4）

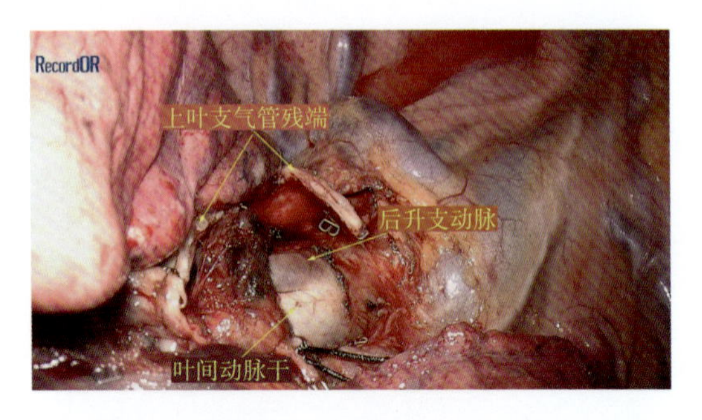

游离右上肺后升支动脉。

图1-14　步骤5（1）

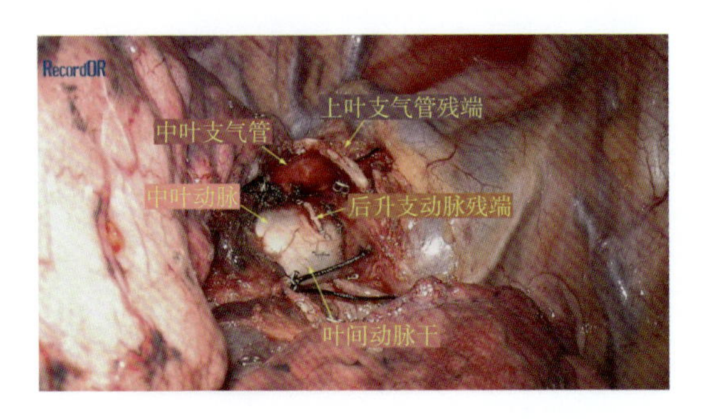

离断后升支动脉。

图1-15　步骤5（2）

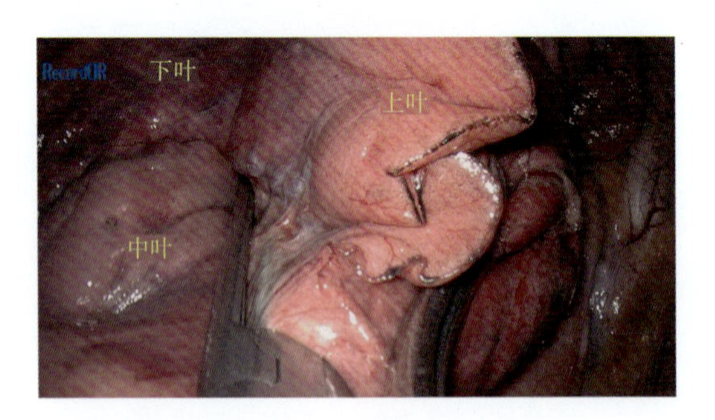

区分右肺上、中、下3叶，打开水平裂。

图1-16　步骤6（1）

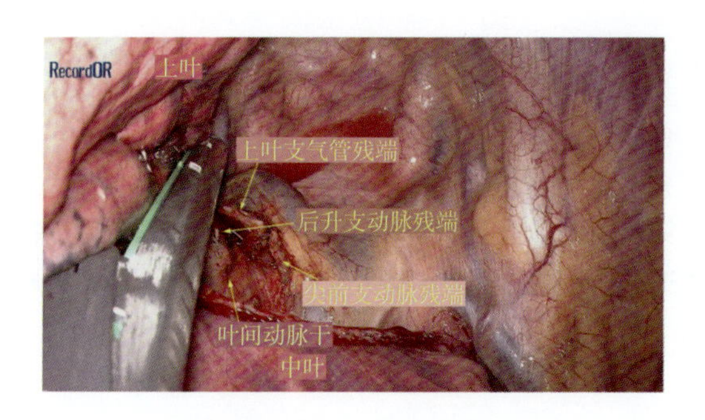

沿水平裂切下右肺上叶病变肺并移除。

图1-17　步骤6（2）

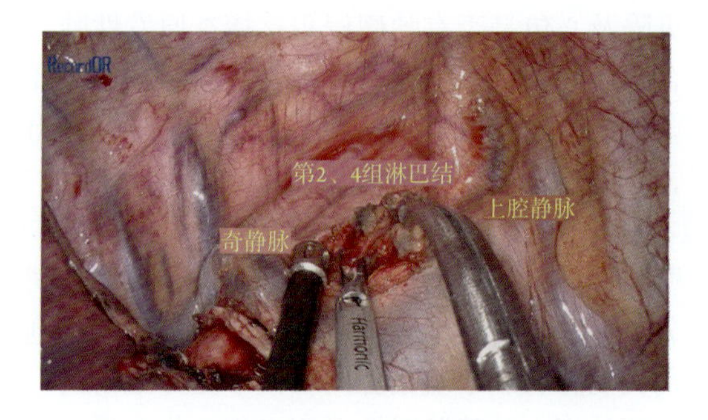

清扫第2、4组淋巴结。

图1-18　步骤7（1）

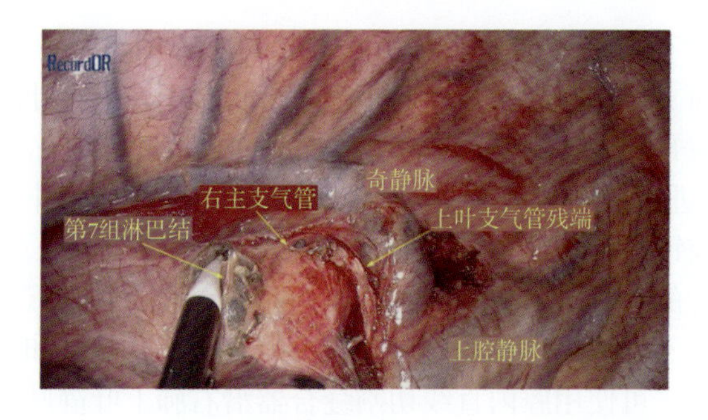

清扫第7组淋巴结。

图1-19　步骤7（2）

三、术后情况

术后病理检查示浸润性腺癌，淋巴结无转移。

术后予以对症支持治疗。术后第1天复查胸部X线片，提示右肺中、下叶复张良好，术后第3天胸腔引流管内24 h引流量<200 mL，患者咳嗽时胸腔引流瓶中无明显气体逸出，予以拔除胸腔引流管，患者术后第5天顺利出院。

四、讨论

在单孔胸腔镜肺叶切除术中，组织的充分暴露是手术的关键，成功的单孔胸腔镜手术应在安全的前提下流畅地进行，只有当目标组织被良好地显露后，手术才能安全顺利地完成。手术开始前应先探查整个胸腔情况，探查脏层胸膜、壁层胸膜、纵隔及心包是否有肿瘤侵犯；探查原发性肿瘤及肺门淋巴结情况，评估是否适合开展胸腔镜手术；探查是否有胸腔粘连及纤维素带，如有则松解离断并止血。如在胸腔镜手术中遇到致密胸腔粘连、大出血等腔镜下无法处理的意外情况，应毫不犹豫地将手术转为开放手术。

单孔胸腔镜右肺上叶切除术中，打开前上纵隔胸膜后，可见右肺动脉主干自上腔静脉后壁与奇静脉夹角间自前上向外下进入肺实质间。右肺动脉进入肺门即发出第一分支——尖前支动脉，因此尖前支动脉的解剖较为固定，易辨认，优先处理尖前支动脉有利于疏松肺门，便于更好地游离上叶静脉。在使用腔内直线切割缝合器处理上叶静脉时也可不必担心伤及后上方的尖前支动脉。部分患者上叶尖前支动脉与上叶静脉距离较近，当术者对该术式较为熟练时，可用腔内直线切割缝合器同时离断上叶尖前支动脉与上叶静脉，为患者节省手术费用。

肺部血管常存在变异，术者在手术过程中应特别注意辨别变异血管。右肺动脉发出尖前支动脉后进入肺实质，行进于斜裂中，称为叶间动脉；叶间动脉在叶裂中段发出第二批分支，多数为1支，进入上叶后段称为后升支，少数分出2支，分别进入后段和前段，后者称为前升支；偶有前升支起始于中叶动脉，在单孔胸腔镜右肺上叶切除术中应避免漏处理。

在右肺上叶的动脉、静脉及气管均处理完毕后切除右肺上叶肺组织时，如遇到水平裂发育不全或未发育的情况，可根据右肺上叶静脉和中叶静脉辨别右肺的上叶和中叶。可使用腔内直线切割缝合器沿右肺上叶静脉断端和中叶静脉间切割肺组织，取下右肺上叶。

在解剖、游离组织过程中对所遇淋巴结可予以切除，也可将其往病肺侧剥离，随病肺一并切下移出体外，如此操作可节约手术时间、提高手术效率。

扫码观看手术操作视频
http://ame.pub/29hWbLUz

第二节　经肋间单孔胸腔镜右肺中叶切除术

一、临床资料

（一）简要病史

患者，女，55岁，体检发现右肺中叶占位3周，无胸闷、胸痛，无咳嗽、咳痰，无呼吸困难，无声音嘶哑等不适症状。患者自患病以来精神状态良好，体重无明显变化，饮食、二便正常。

（二）检查资料

胸部增强CT示（图1-20~图1-21）右肺中叶外侧段占位，大小为1.4 cm，

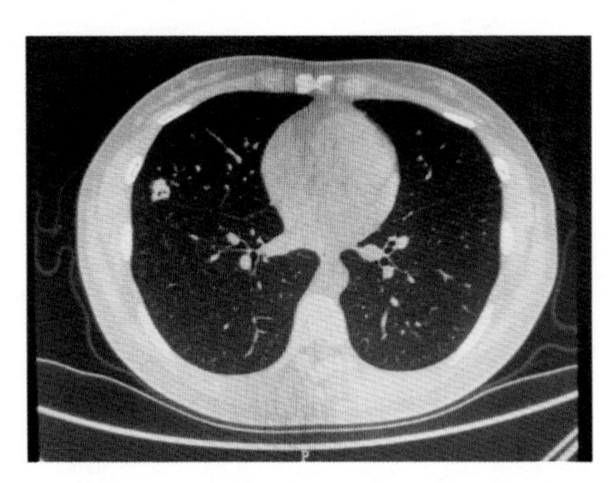

图1-20　肺窗

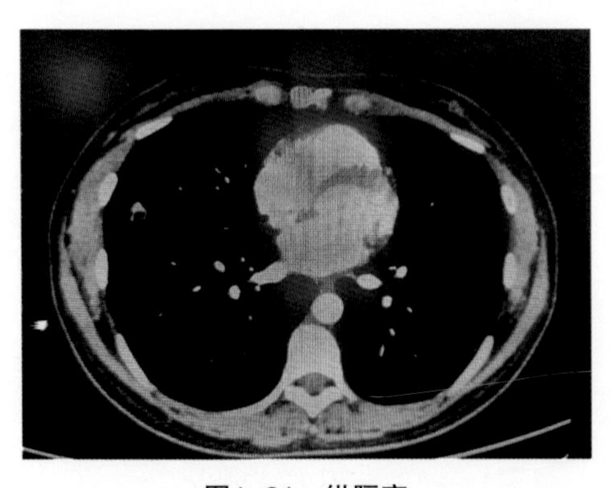

图1-21　纵隔窗

部分边缘可见磨玻璃影，内见含气空腔，边缘可见分叶，增强扫描实性部分可见轻度强化，邻近胸膜凹陷，可考虑恶性。纵隔内未见明显肿大淋巴结。双侧胸腔无积液，胸膜无增厚。

二、操作步骤

（一）麻醉、体位、切口选择

患者全身麻醉，双腔气管插管，取左侧卧位，胸部垫高，切口选择在右侧腋中线第5肋间，切口长约4 cm（图1-22）。

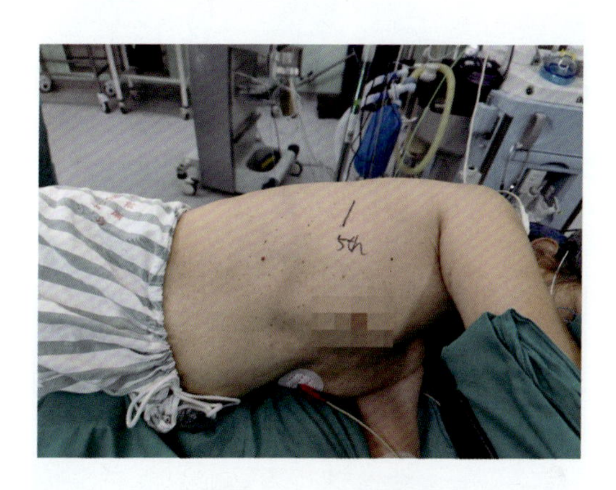

图1-22　切口选择

（二）具体操作步骤

步骤1　经探查，胸腔无粘连，叶裂发育良好。将中叶向后上方提起，在膈神经内侧自下而上解剖肺门，打开前纵隔胸膜，切除第10组淋巴结，游离中叶静脉并带线，离断中叶静脉。

步骤2　将中叶向前牵拉，于斜裂中段打开叶间动脉鞘，叶间动脉前壁向中叶发出的分支为中叶动脉，通常中叶动脉为2支（外侧段动脉、内侧段动脉），少数为单支。依次离断中叶动脉及中叶外侧段动脉。有时为了节省手术耗材费用，内侧段动脉可不单独游离、离断，在离断中叶外侧段动脉后，最后使用腔内直线切割缝合器，将其与水平裂一同离断切除。

步骤3　处理完中叶静脉及动脉后，将中叶向上提起即可暴露中叶支气管并带线，分离中叶支气管周围组织，获得安全距离后使用腔内直线切割缝合器夹闭，请麻醉医生鼓肺，确认右肺上叶及下叶膨胀无误后离断右肺中叶支气管。最后打开水平裂，沿水平裂切除中叶病变肺。

步骤4 清扫第2、4组及第7组淋巴结，游离下肺韧带，同时切除第9组淋巴结。胸腔止血，冲洗胸腔，放置胸腔引流管引流，关胸。

具体图示见图1-23~图1-36。

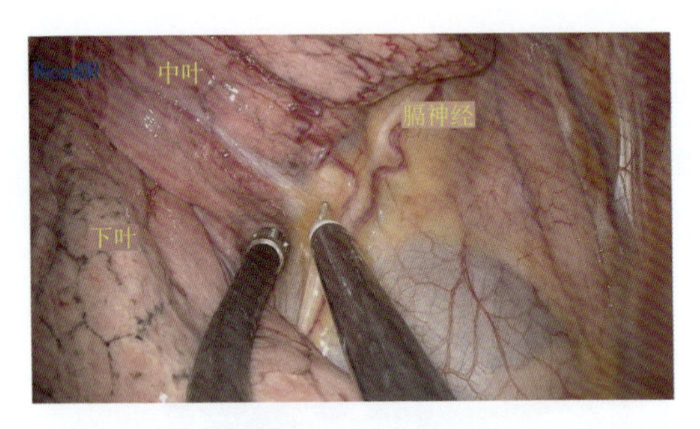

打开前纵隔胸膜，游离中叶静脉。

图1-23　步骤1（1）

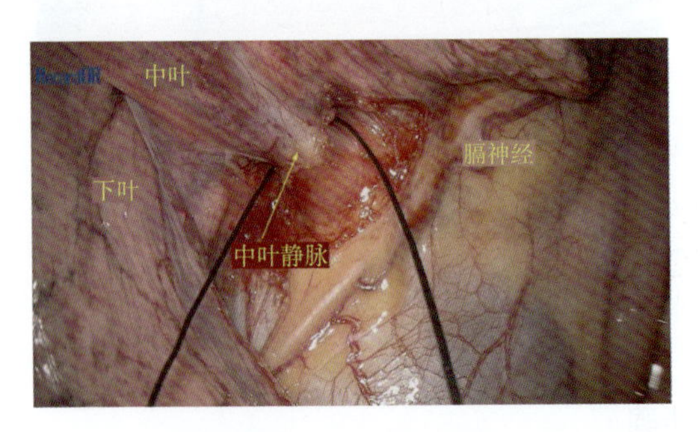

完整游离中叶静脉并带线。

图1-24　步骤1（2）

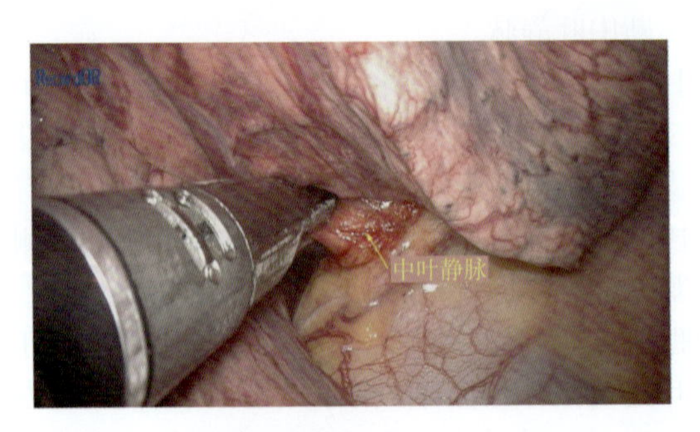

离断中叶静脉。

图1-25　步骤1（3）

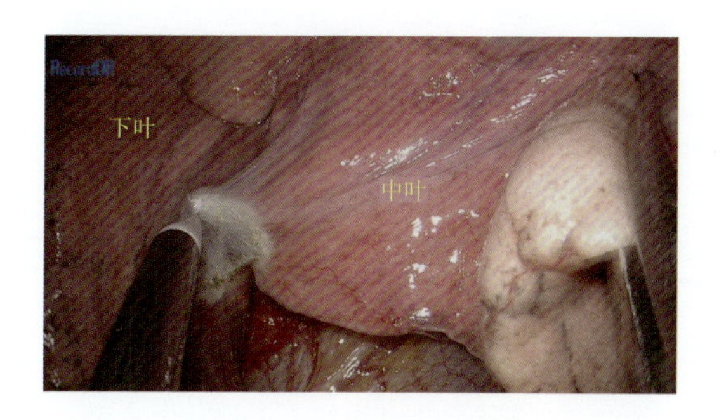

打开斜裂，解剖肺门，游离中叶动脉并离断。

图1-26 步骤2（1）

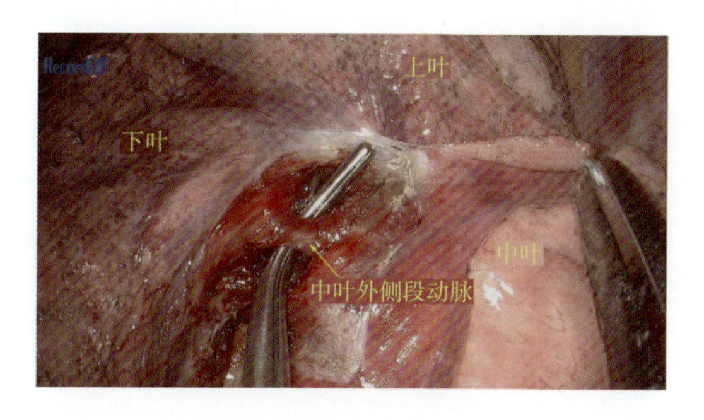

游离中叶外侧段动脉并离断。

图1-27 步骤2（2）

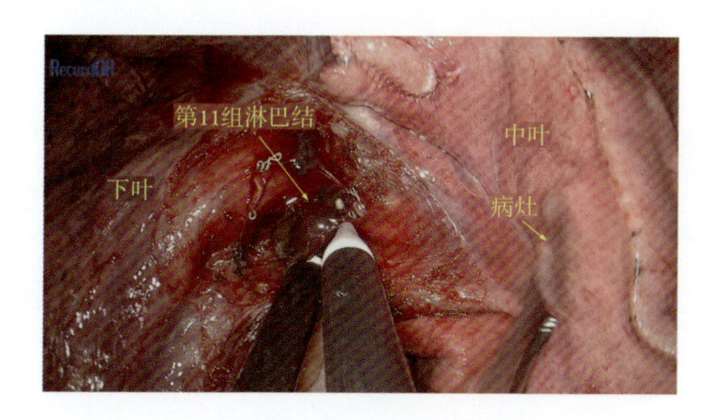

切除第11组淋巴结。

图1-28 步骤2（3）

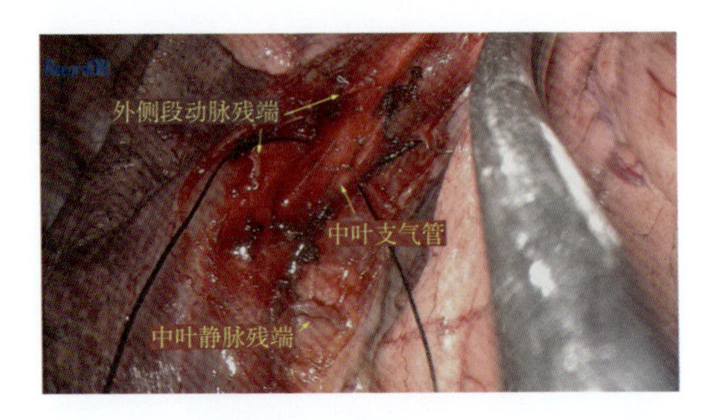

暴露中叶支气管并带线。

图1-29 步骤3（1）

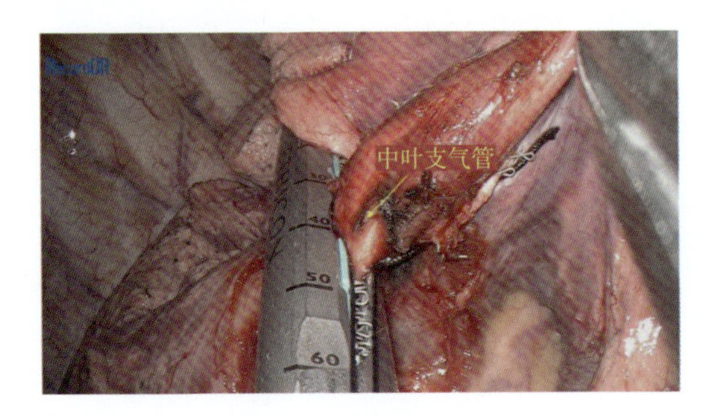

离断右肺中叶支气管。

图1-30 步骤3（2）

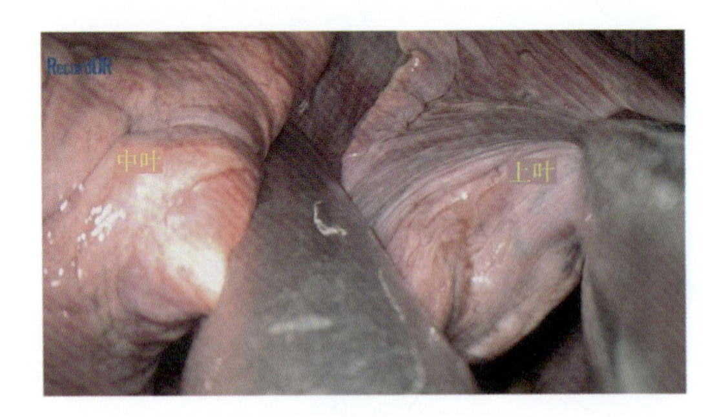

打开水平裂。

图1-31 步骤3（3）

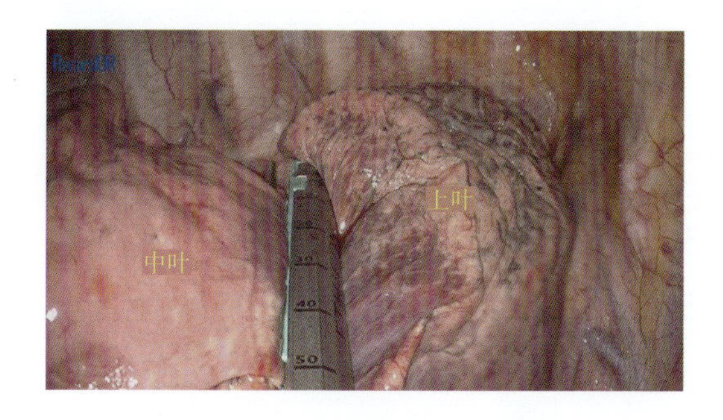

沿水平裂切除右肺中叶病变肺。

图1–32　步骤3（4）

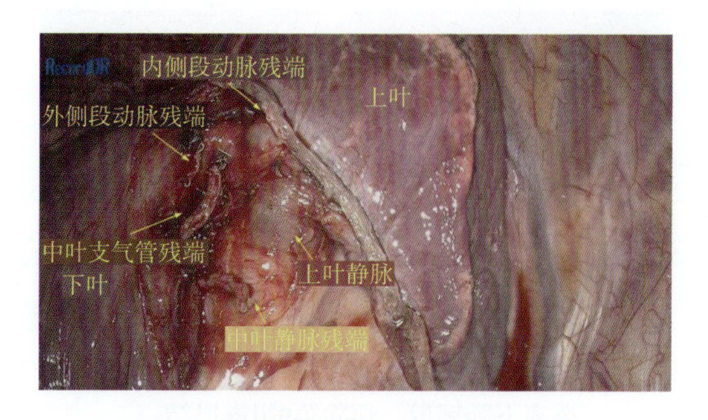

右肺中叶病变肺切除后肺门正面观。

图1–33　步骤3（5）

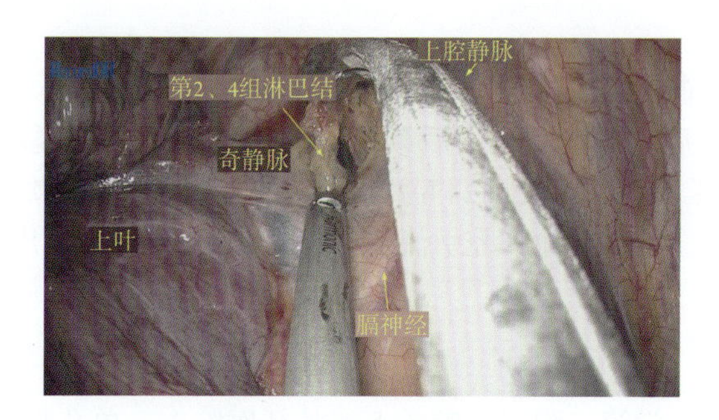

清扫第2、4组淋巴结。

图1–34　步骤4（1）

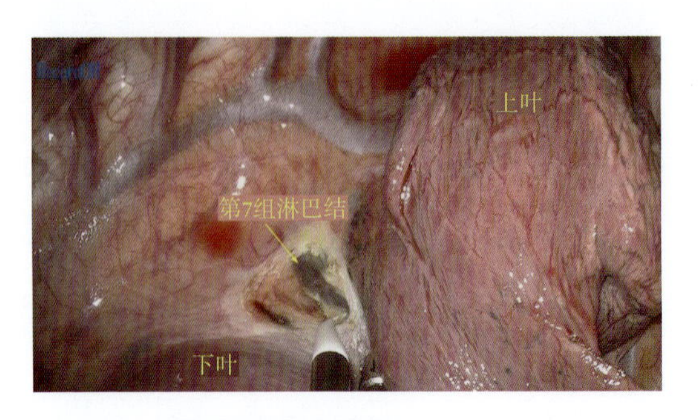

清扫第7组淋巴结。

图1-35　步骤4（2）

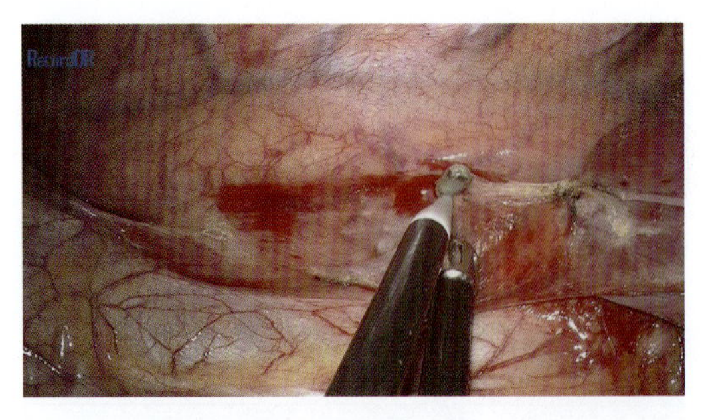

游离下肺韧带，切除第9组淋巴结。

图1-36　步骤4（3）

三、术后情况

术后病理检查示浸润性腺癌，淋巴结无转移。

术后予以对症支持治疗。术后第1天复查胸部X线片，提示右侧余肺复张良好，术后第3天胸腔引流管内24 h引流量<200 mL，患者咳嗽时胸腔引流瓶中无明显气体逸出，予以拔除胸腔引流管，患者术后第4天顺利出院。

四、讨论

在海军军医大学第二附属医院（上海长征医院），单孔胸腔镜肺叶切除术的切口通常选择在腋中线第5肋间，但单孔胸腔镜右肺中叶切除术的切口可选择在腋中线稍靠腋前线的位置，以便在离断血管、支气管时能够获得较为合适的过“枪”（腔内直线缝合器）角度。

右上肺静脉由上、下两支汇合而成，上支为上叶静脉，下支为中叶静脉，在肺叶前纵隔面，水平裂位于上肺静脉的上叶支和中叶支之间，因此将水平裂完全分开有助于确定中叶静脉及上叶静脉。同样地，如水平裂发育不全，可根据中叶静脉、上叶静脉切割肺组织分离上叶及中叶。

处理中叶动脉须提防将前内基底段动脉误作中叶动脉处理，这种情况可能发生在前斜裂发育不全、基底段动脉分支较高或中叶动脉分支偏低的情况下，将中叶与下叶间的斜裂完全分开使中叶及下叶完全脱离即可判别。

在彻底清扫第2、4组淋巴结后，少部分患者术后可能出现乳糜漏，为了避免这种情况出现，导致患者住院时间延长，在术中清扫完第2、4组淋巴结并止血后，应对淋巴结窝进行仔细地观察，对可能出现乳糜漏的地方予以钛夹夹闭，必要时可在淋巴结窝内塞入可吸收的止血材料（止血纱、明胶海绵等）。

扫码观看手术操作视频
http://ame.pub/gKqnJqii

第三节　经肋间单孔胸腔镜右肺下叶切除术

一、临床资料

（一）简要病史

患者，男，65岁，体检发现右肺下叶占位9个月。患者病程中无胸闷、胸痛，无咳嗽、咳痰，无畏寒、发热等不适症状。患者自患病以来精神状态良好，体重无明显变化，饮食、二便正常。

（二）检查资料

胸部增强CT示（图1–37~图1–38）右肺下叶混杂性磨玻璃结节（ground glass nodule，GGN），大小约1.8 cm×1.4 cm，边界清晰，其内可见空泡，边缘可见分叶及毛刺，邻近胸膜牵拉。增强扫描实性部分可见强化，考虑恶性。纵隔内未见明显肿大的淋巴结，双侧胸腔无积液，胸膜无增厚。

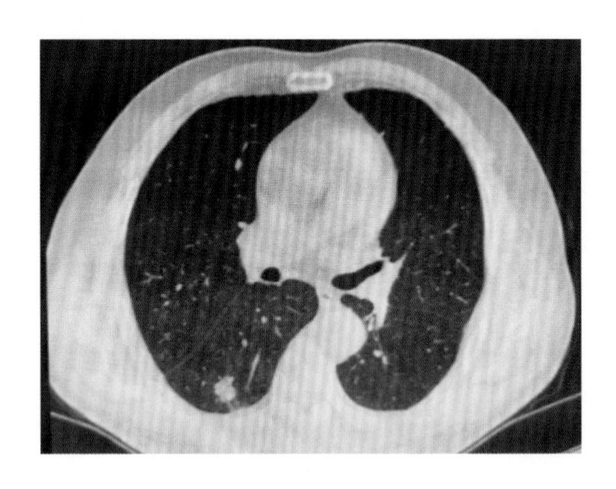

图1–37　肺窗

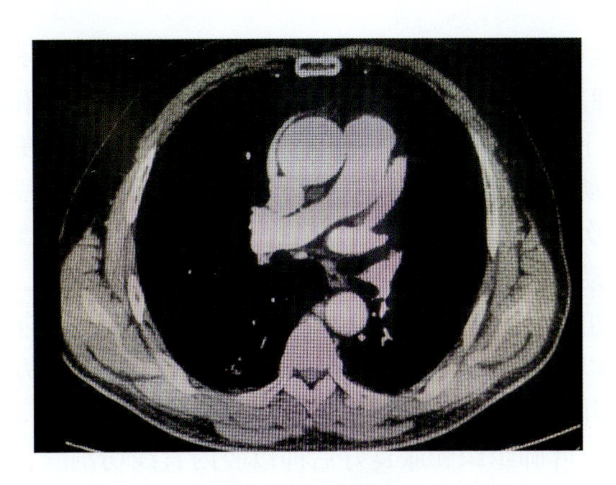

图1-38　纵隔窗

二、操作步骤

（一）麻醉、体位、切口选择

患者全身麻醉，双腔气管插管，取左侧卧位，胸部垫高，取右侧腋中线第5肋间，做一长约4 cm的切口（图1-39）。

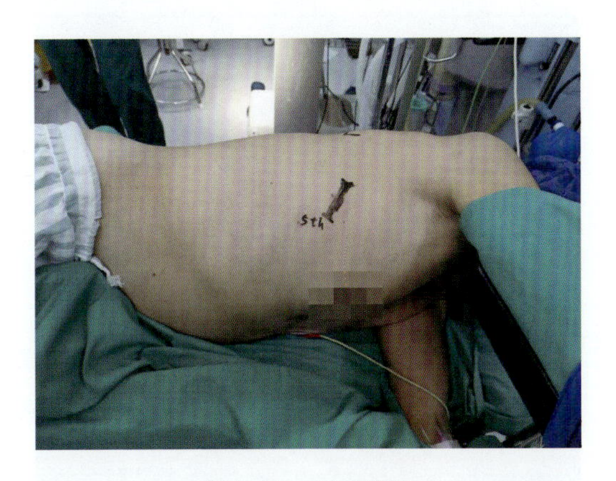

图1-39　切口选择

（二）具体操作步骤

步骤1　探查胸腔，叶裂发育良好，见少量粘连，予以松解。将右肺下叶向前上牵拉，用能量器械分离下肺韧带，同时切除第9组淋巴结。接近下肺韧带上止点时下肺静脉隐约显露，分离下肺静脉周围纵隔胸膜，向上提起下叶肺组织，用蛇头钳完整掏出下肺静脉，使用腔内直线切割缝合器离断下肺静脉。

步骤2 继续将右肺下叶向上牵拉暴露隆突，清扫第7组淋巴结。

步骤3 处理下肺动脉时，将上、中、下3叶分别向头端和足端牵开，打开斜裂在上、中、下3叶交界处解剖肺门，右肺动脉叶间干即在此处，打开动脉鞘，解剖出下肺动脉各分支。游离右肺下叶基底段动脉及背段动脉，以腔内直线切割缝合器依次离断，如操作较为方便且对手术操作较为熟悉时，也可一并处理下叶基底段动脉及背段动脉。

步骤4 肺动脉处理完成后，位于深面的下叶支气管即自然暴露，游离下叶气管周围组织以获得安全距离，气管周围淋巴结可往下叶方向剥离，以方便同下叶病变肺一并移除。以腔内直线切割缝合器夹闭下叶支气管，请麻醉医生鼓肺，确认中、上叶肺组织膨胀良好后即以腔内直线切割缝合器离断下叶支气管。移除病变肺。

步骤5 胸腔止血，冲洗胸腔，放置胸腔引流管引流，关胸。

具体图示见图1-40~图1-50。

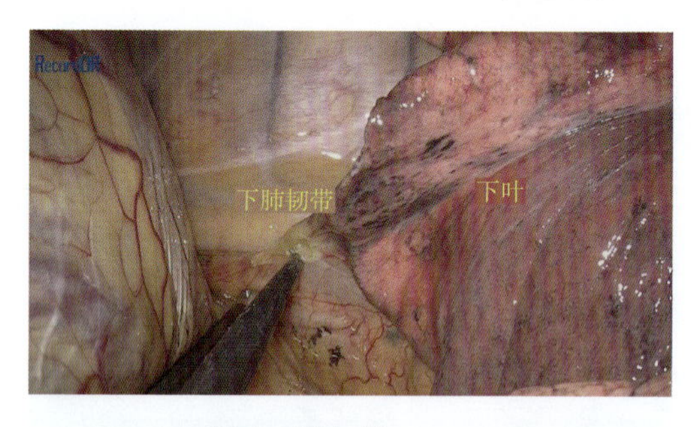

游离下肺韧带。

图1-40 步骤1（1）

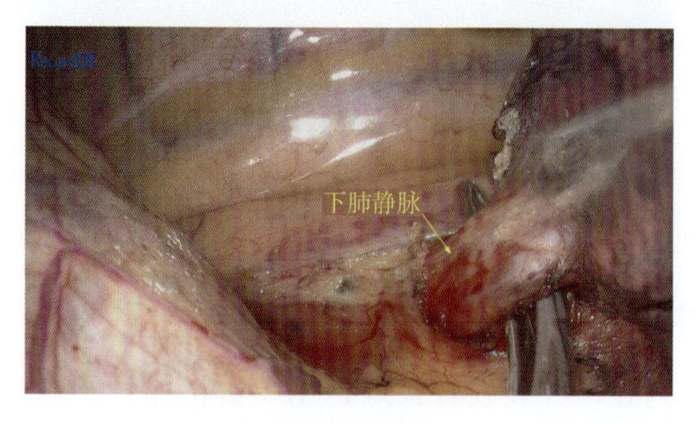

游离右下肺静脉。

图1-41 步骤1（2）

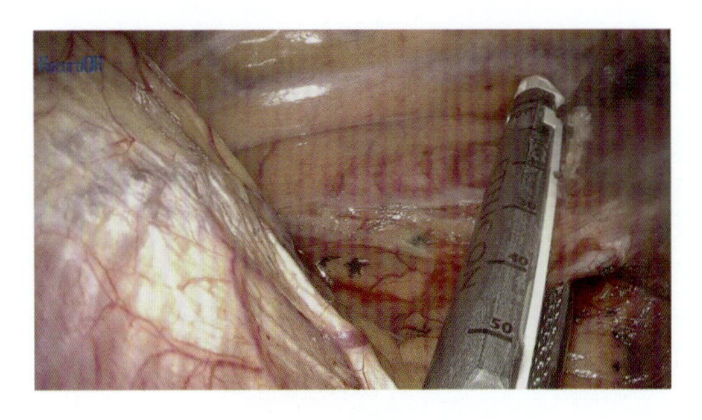

离断右下肺静脉。

图1–42　步骤1（3）

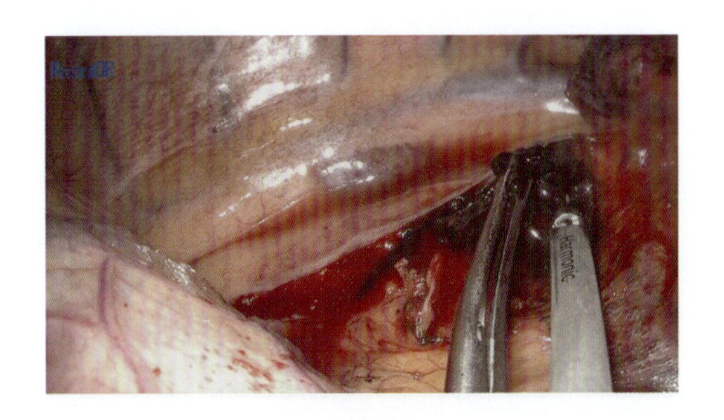

清扫第7组淋巴结。

图1–43　步骤2

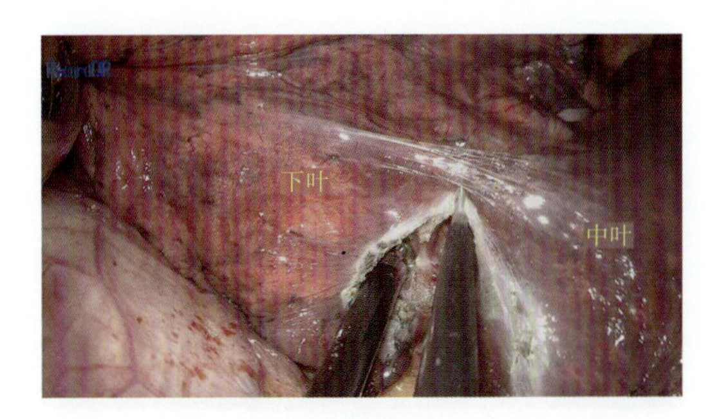

打开斜裂以解剖肺门。

图1–44　步骤3（1）

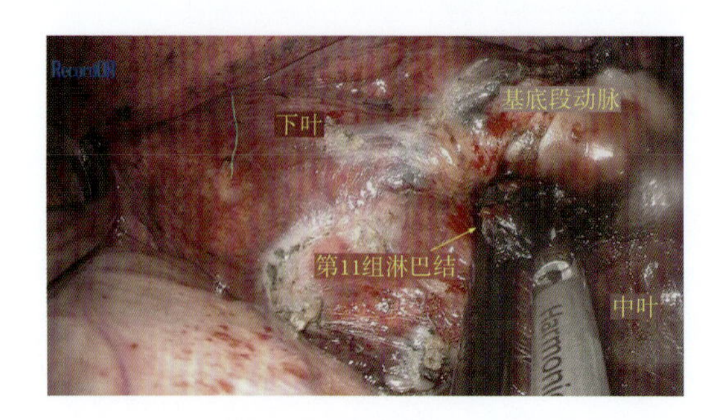

切除第11组淋巴结。

图1-45　步骤3（2）

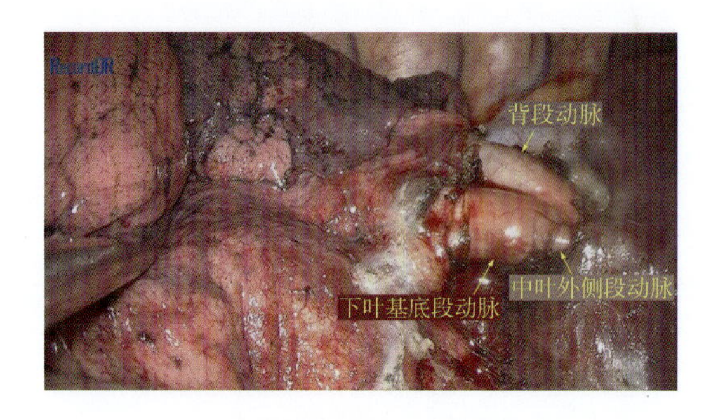

解剖游离下叶动脉。

图1-46　步骤3（3）

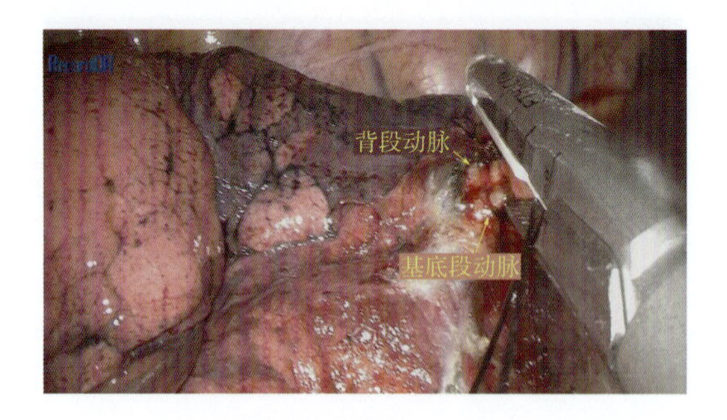

离断下叶动脉。

图1-47　步骤3（4）

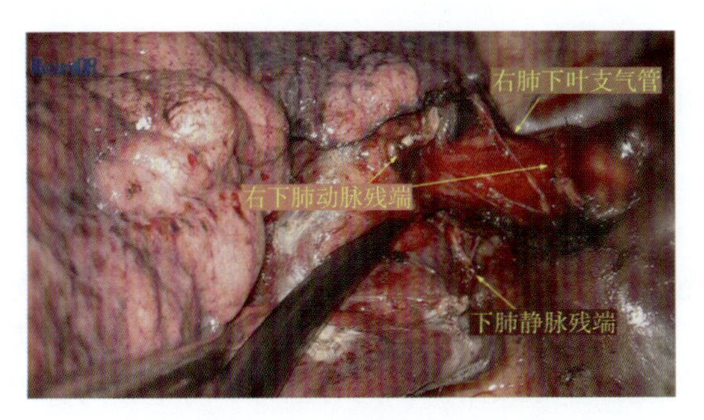

游离下叶支气管周围组织。

图1-48　步骤4（1）

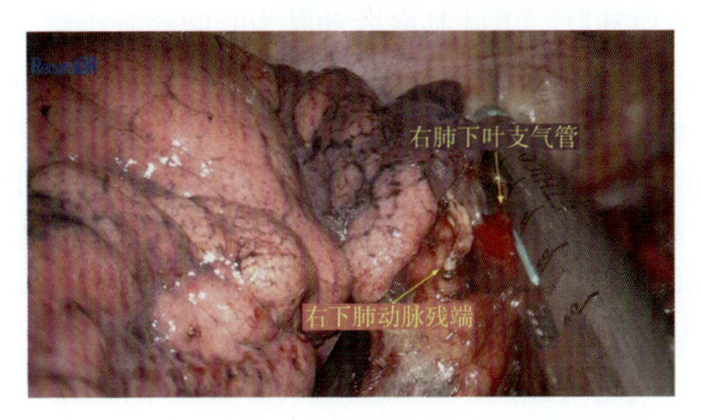

离断下叶支气管。

图1-49　步骤4（2）

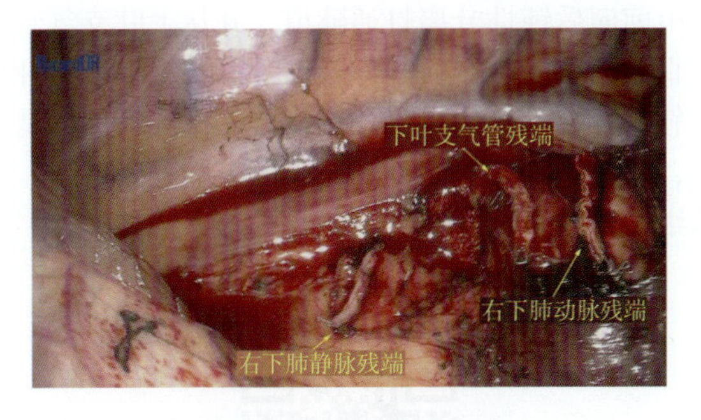

右肺下叶切除后肺门正面观。

图1-50　步骤4（3）

三、术后情况

术后病理检查示浸润性腺癌，淋巴结无转移。

术后予以对症支持治疗。术后第1天复查胸部X线片提示右肺中上叶复张良好，术后第4天胸腔引流管内24 h引流量<200 mL，且患者咳嗽时胸腔引流瓶中无明显气体逸出，予以拔除胸腔引流管，患者术后第6天顺利出院。

四、讨论

在单孔胸腔镜右肺下叶切除术中，解剖下肺静脉时可将周围组织适当向肺实质内剥离一段，以获得足够的安全距离。由于静脉壁较为薄弱，为了避免解剖血管过程中误伤血管壁导致出血，同时也为了防止腔内直线切割缝合器离断静脉后血管断端出现渗血情况，在游离下肺静脉时不需要做到完全骨骼化静脉血管。

在单孔胸腔镜视角下，进入下叶肺实质内，动脉分支从前至后应依次是下叶基底段动脉和背段动脉。下叶基底段动脉为叶间动脉干终末支，向肺实质内分为2支，分别是前内段动脉和后外段动脉，也有分为3支或4支直接进入各基底段的，基底段动脉以上为背段动脉。背段动脉是在与中叶相对偏下的位置，自叶间动脉干后壁向下叶发出，进入下叶背段的一支动脉。叶间动脉干前壁向前发出进入中叶者为中叶动脉，一般为2支，部分为单支。此处叶间动脉干分支较多，处理前须仔细辨认。

对第7组淋巴结的清扫，建议在离断下叶支气管前进行。因为通过牵拉下叶肺组织或下叶支气管可以有效地暴露隆突，方便第7组淋巴结的清扫和淋巴结窝的止血。

如遇斜裂发育不全，可使用隧道法打开叶间裂，即在肺上、中、下叶交界处解剖肺门，找到叶间动脉并打开动脉鞘，同时打开后纵隔胸膜，以蛇头钳沿叶间动脉干表面由前向后钝性分离打通隧道，并从上叶支气管和中间段支气管之间穿出，腔内直线切割缝合器通过该隧道分离肺组织以打开后斜裂；如下叶与中叶交界的前斜裂发育不全，也可使用该方法分离，即沿基底段动脉向前下钝性分离肺组织，从右肺中叶静脉以下突破前纵隔胸膜穿出，使用腔内直线切割缝合器分离肺组织，打开前斜裂。

扫码观看手术操作视频
http://ame.pub/F8sHjYFa

第四节　经肋间单孔胸腔镜左肺上叶切除术（前后翻）

一、临床资料

（一）简要病史

患者，男，70岁，体检发现左肺上叶占位1周，病程中无胸闷、胸痛，无咳嗽、咳痰，无低热、呼吸困难、声音嘶哑、痰中带血等症状，有锁骨下动脉支架植入术病史。

（二）检查资料

胸部CT平扫+增强扫描示（图1-51~图1-52）左肺上叶前段见一实性结

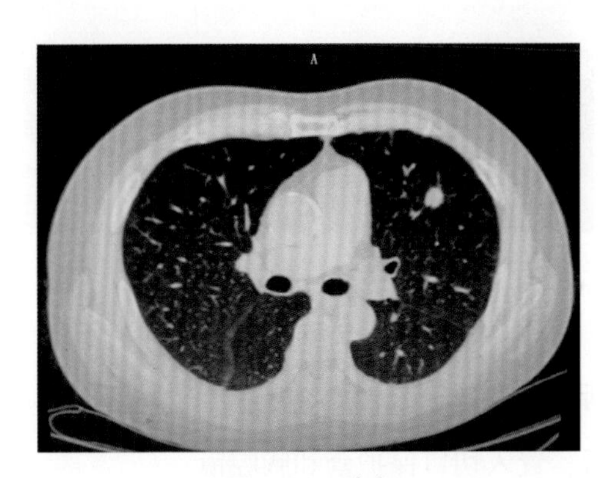

图1-51　肺窗

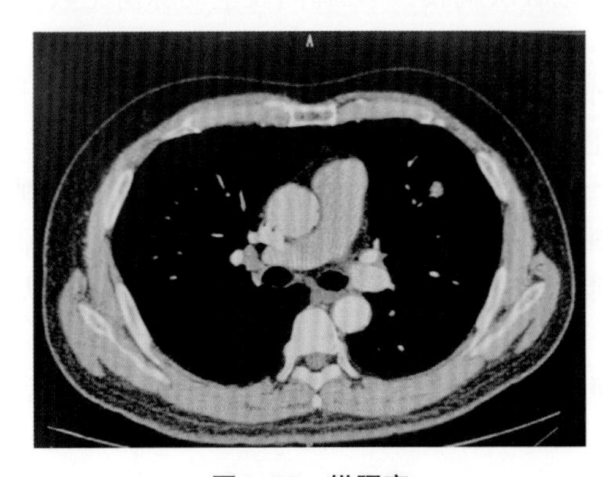

图1-52　纵隔窗

节，长径约1.4 cm，边缘见分叶、毛刺，形态不规则，增强扫描后见强化；双肺另见数枚小结节，部分结节表现为磨玻璃影，长径均<0.5 cm，边界清晰。纵隔未见明显肿大的淋巴结。初步诊断为左肺上叶周围型肺癌，双肺多发结节。

二、操作步骤

（一）麻醉、体位、切口选择

患者全身麻醉，气管插管，取右侧卧位，取左侧腋中线第5肋间，做一长约4 cm的切口（图1–53）。

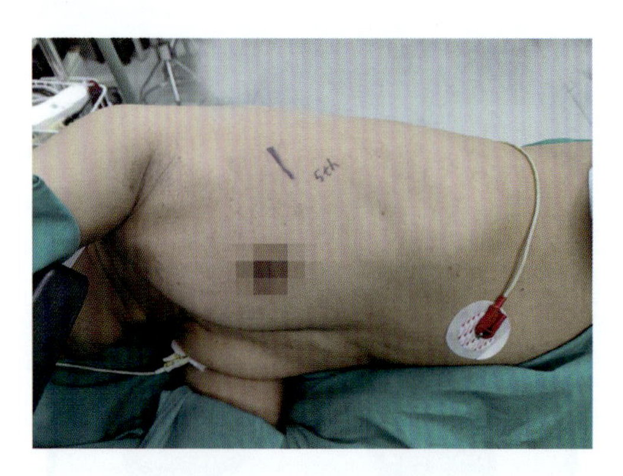

图1–53　切口选择

（二）具体操作步骤

步骤1　进胸后，置入切口保护套和胸腔镜。

步骤2　经探查，胸腔无粘连，肿瘤位于左肺上叶前段、大小约1.4 cm×1.4 cm×1.2 cm、未侵犯脏层胸膜，第2肺门及主动脉窗见数枚肿大淋巴结。决定行左肺上叶切除术+纵隔淋巴结清扫术。

步骤3　将左肺上叶向后牵拉，暴露肺门纵隔胸膜，用电凝钩切开纵隔胸膜，清扫第10组淋巴结及第5、6组淋巴结。

步骤4　解剖、显露左上肺静脉，用35 mm血管直线切割缝合器将其离断。

步骤5　暴露斜裂，切开斜裂处胸膜，于斜裂中解剖、游离肺动脉干。

步骤6　将左肺上叶向前牵拉，电凝钩切开肺门背侧纵隔胸膜，暴露肺动脉干。

步骤7　经后向斜裂背侧探通一条隧道，用60 mm血管直线切割缝合器经隧道离断后斜裂。

步骤8　于斜裂中解剖、暴露左肺上叶舌段动脉（A4+5），用35 mm血管直线切割缝合器将其离断。

步骤9　将左肺上叶向后下牵拉，解剖、暴露左肺上叶A1+2+3肺动脉干，用35 mm血管直线切割缝合器将其离断。

步骤10　将左肺上叶向前上牵拉，于斜裂中游离左肺上叶支气管周围结缔组织。

步骤11　离断前斜裂，清扫第11组淋巴结。

步骤12　继续将左肺向上牵拉，暴露左肺上叶支气管，距支气管开口0.5 cm处，用60 mm血管直线切割缝合器夹闭支气管，鼓肺示左肺下叶复张良好后，离断支气管，移去肺标本，术中冰冻病理检查提示左肺上叶为浸润性腺癌，支气管残端未见癌累及。

步骤13　清扫第7、8组淋巴结。

步骤14　检查残端，止血；胸腔冲洗，肺及支气管残端试漏；经切口置胸腔引流管，引流，逐层关胸。

具体图示见图1-54~图1-75。

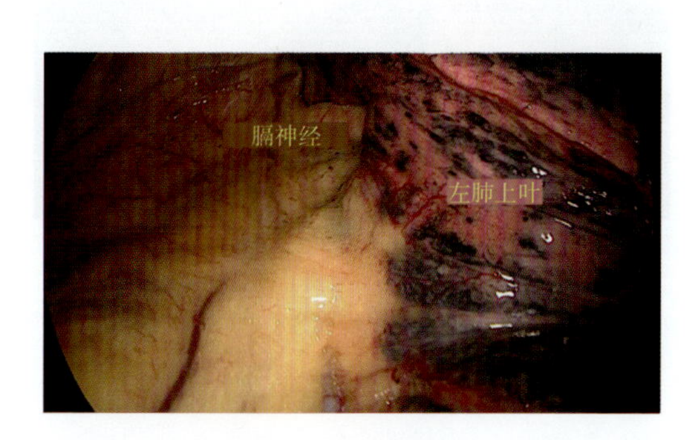

暴露肺门纵隔胸膜。

图1-54　步骤3（1）

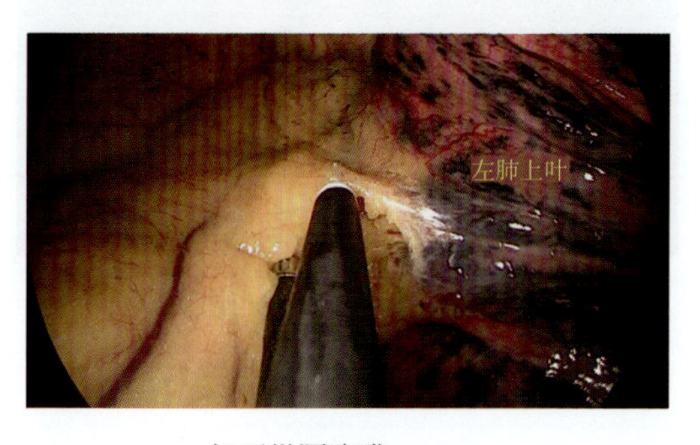

切开纵隔胸膜。

图1-55　步骤3（2）

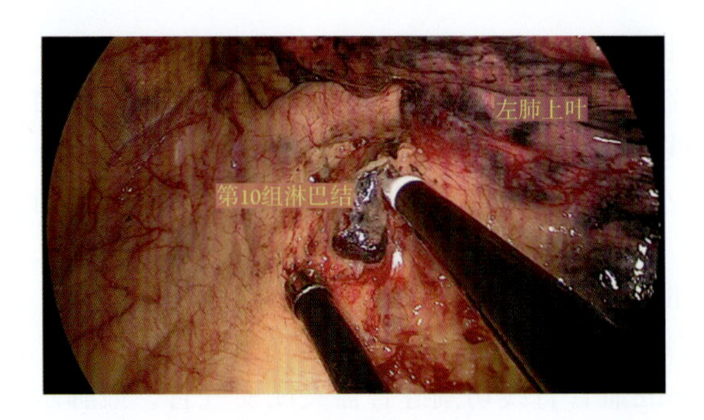

清扫第10组淋巴结。

图1–56　步骤3（3）

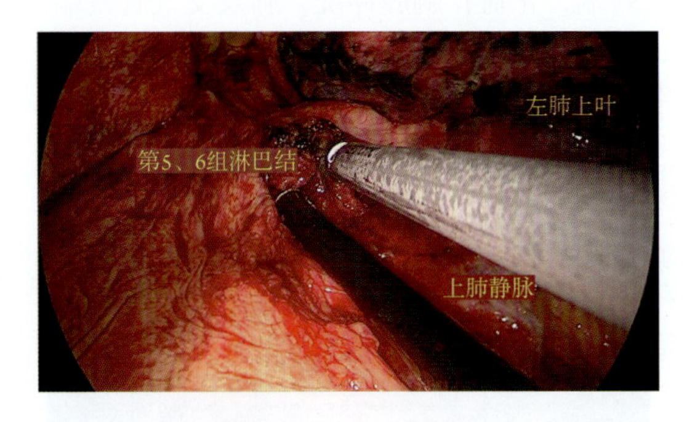

清扫第5、6组淋巴结。

图1–57　步骤3（4）

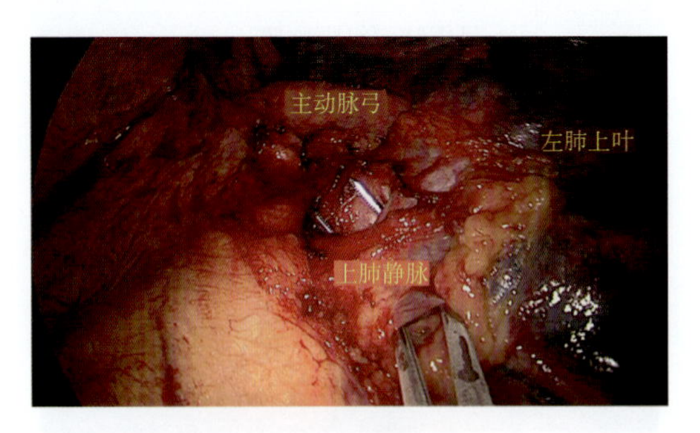

解剖、暴露左上肺静脉。

图1–58　步骤4（1）

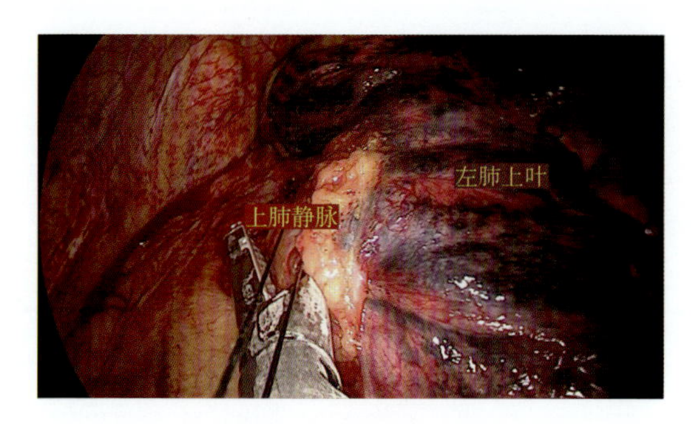

离断左上肺静脉。

图1-59　步骤4（2）

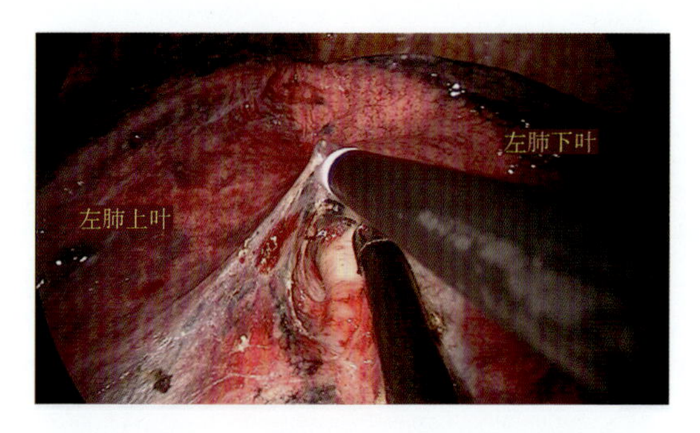

暴露斜裂，于斜裂中解剖、游离肺动脉干。

图1-60　步骤5

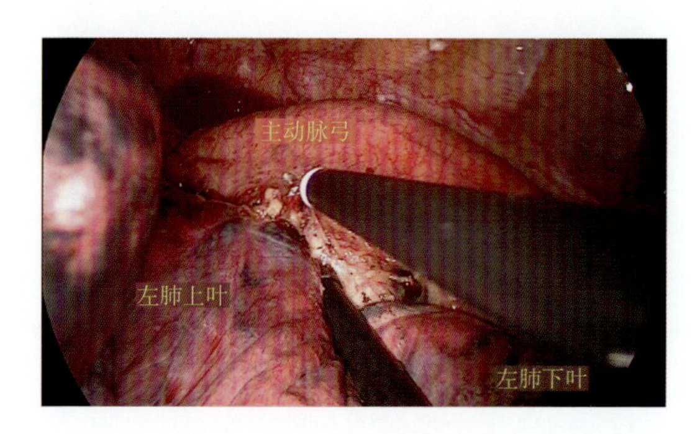

切开肺门背侧纵隔胸膜。

图1-61　步骤6

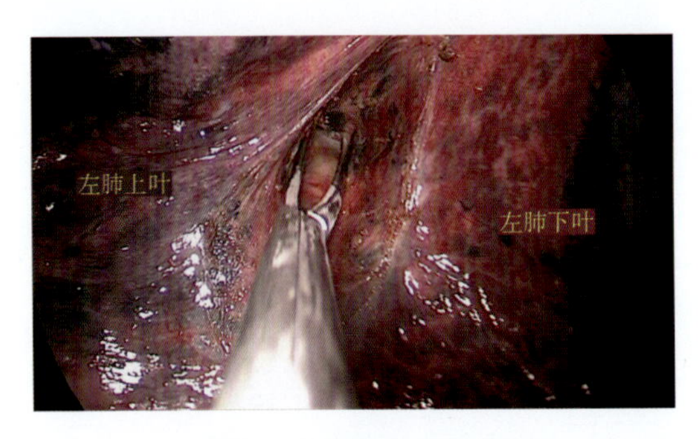

经后斜裂向背侧探通一条隧道。

图1–62　步骤7（1）

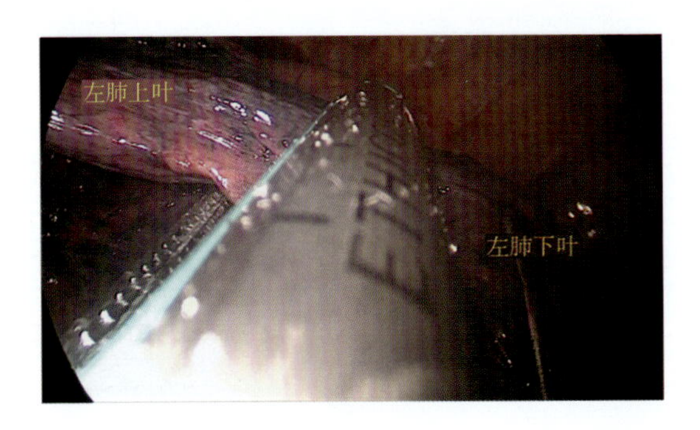

离断后斜裂。

图1–63　步骤7（2）

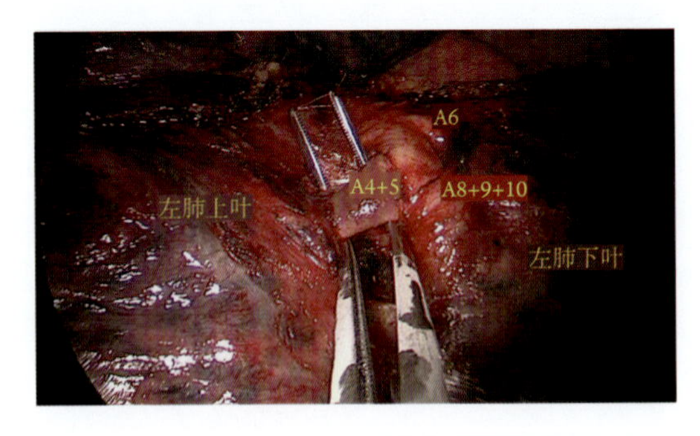

解剖、暴露左上肺舌段动脉（A4+5）。

图1–64　步骤8（1）

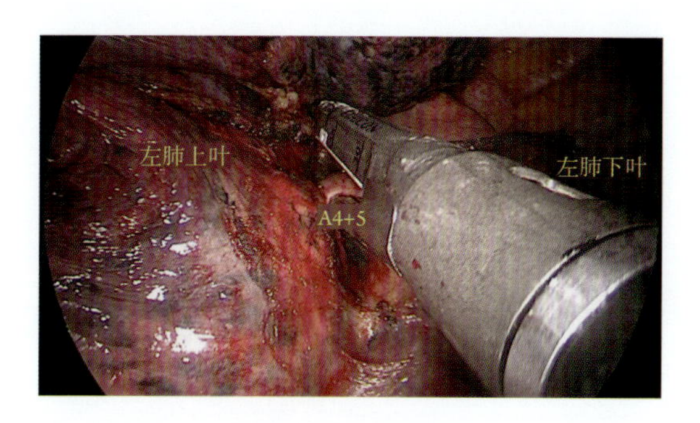

离断左上肺舌段动脉（A4+5）。

图1–65　步骤8（2）

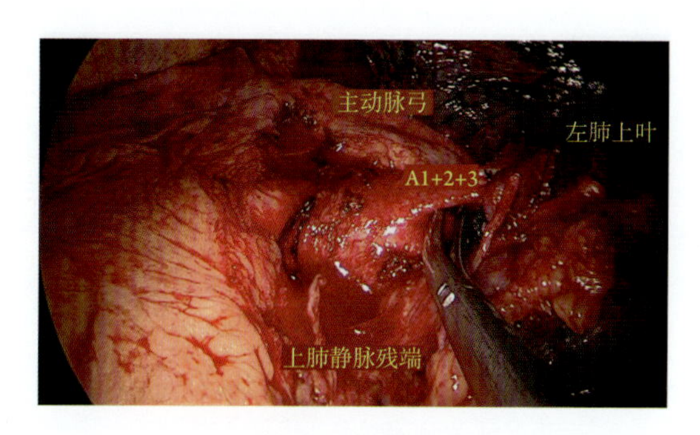

解剖、暴露A1+2+3肺动脉干。

图1–66　步骤9（1）

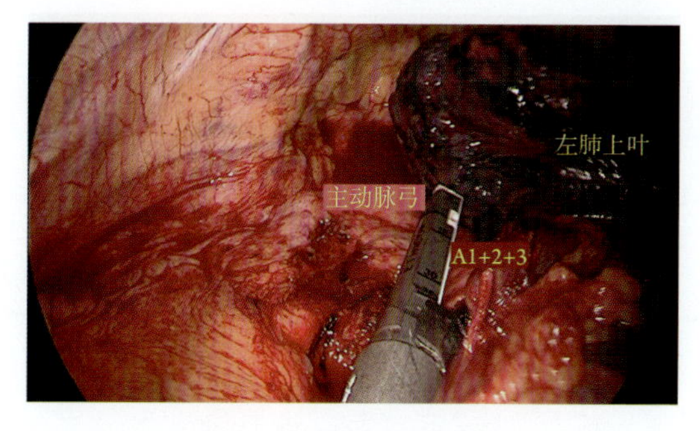

离断A1+2+3肺动脉干。

图1–67　步骤9（2）

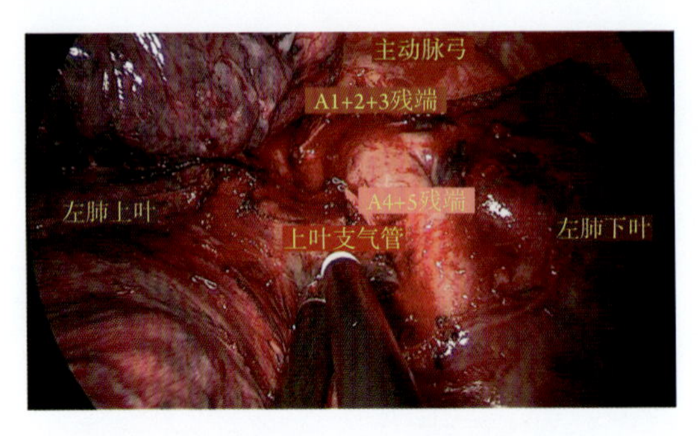

于斜裂中游离左肺上叶支气管周围结缔组织。

图1–68　步骤10

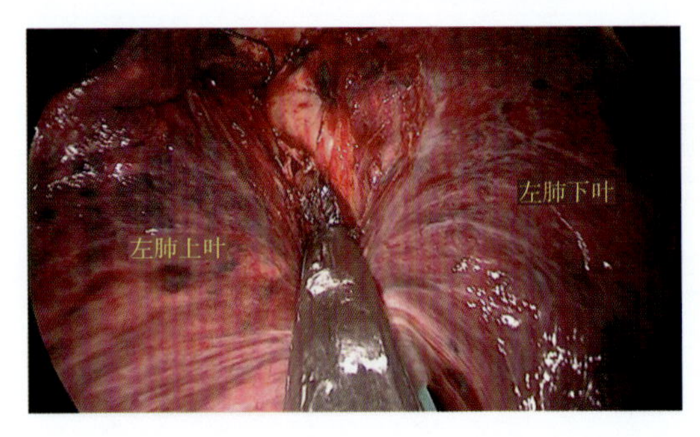

离断前斜裂。

图1–69　步骤11（1）

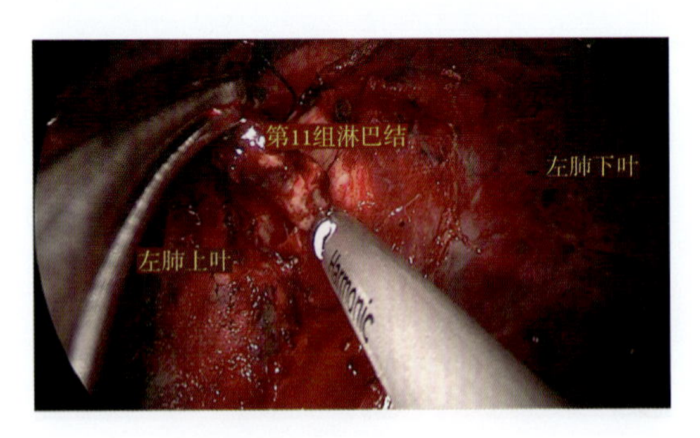

清扫第11组淋巴结。

图1–70　步骤11（2）

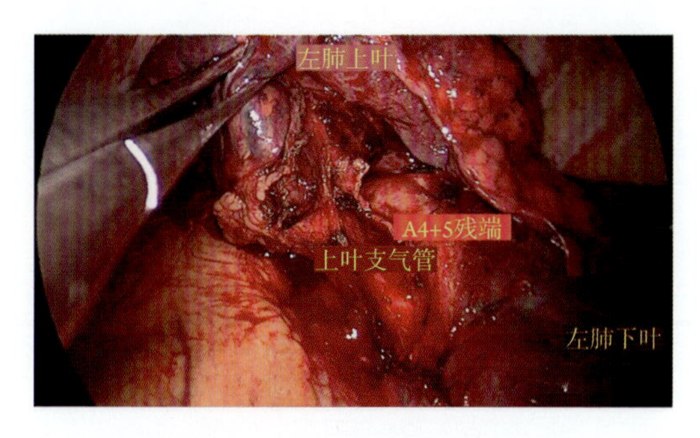

游离、暴露左肺上叶支气管周围组织。

图1-71　步骤12（1）

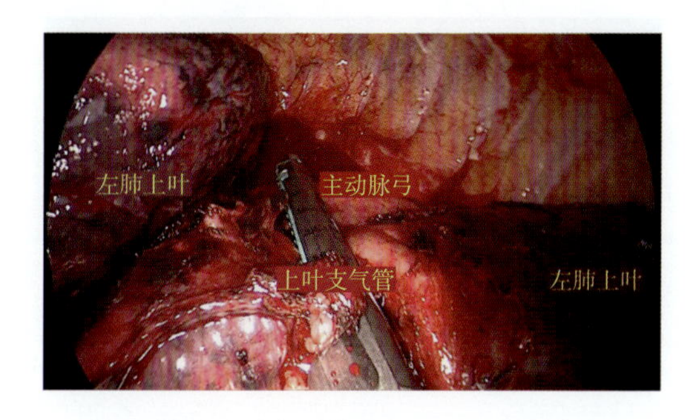

夹闭支气管后，鼓肺示复张良好，予以离断支气管。

图1-72　步骤12（2）

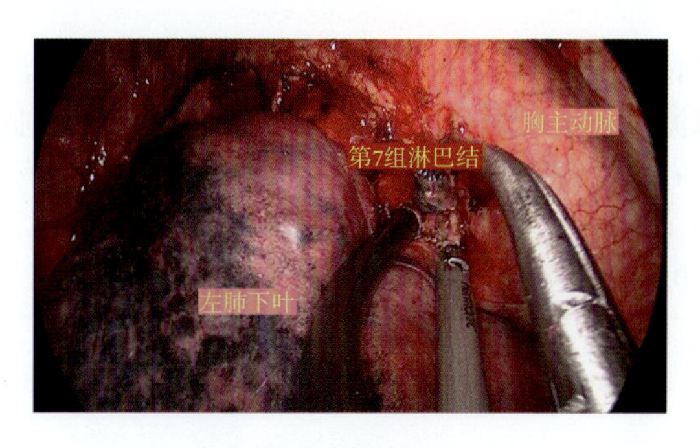

清扫第7组淋巴结。

图1-73　步骤13（1）

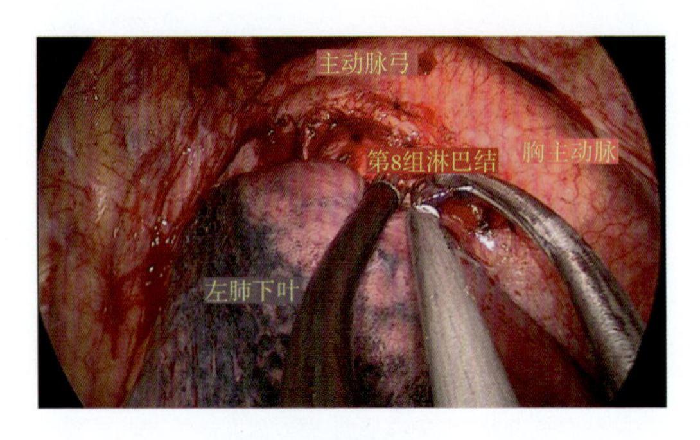

清扫第8组淋巴结。

图1-74　步骤13（2）

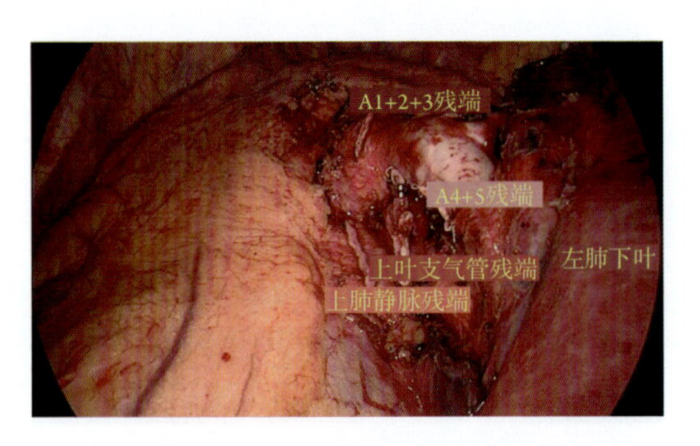

术后肺动脉、肺静脉、支气管残端。

图1-75　步骤14

三、术后情况

术后予以补液、止血、预防感染、雾化、对症支持等治疗，术后第3天拔出胸腔闭式引流管，术后第4天出院。术后病理检查示左肺上叶为浸润性腺癌，气腔播散（+），脉管癌栓（-），支气管残端及脏层胸膜未见癌累及；支气管旁淋巴结（0/6），第10组淋巴结（0/9），第5、6组淋巴结（0/1），第11组淋巴结（0/2），第8组淋巴结（0/2），第7组淋巴结（0/3）均未见癌转移。

四、讨论

左上肺动脉存在多种变异，此例左肺上叶虽然只有2支动脉，但术中须仔细辨别，必要时术前行胸部CT+三维重建，确定解剖情况。

单孔胸腔镜下，前后翻的手术路径须频繁变换术野，术野的暴露对术者有较高要求。

处理斜裂时，对后斜裂发育不全的病例，探通后斜裂隧道是关键。

清扫第5、6组淋巴结时，注意保护迷走神经和喉返神经。

扫码观看手术操作视频

http://ame.pub/CtYV9zBz

第五节　经肋间单孔胸腔镜左肺上叶切除术（单向式）

一、临床资料

（一）简要病史

患者，女，64岁，体检发现左肺上叶结节1个月，病程中无胸闷、胸痛，无咳嗽、咳痰，无低热、呼吸困难、声音嘶哑、痰中带血等症状，无特殊病史。

（二）检查资料

胸部CT平扫+增强扫描示（图1-76~图1-77）左肺上叶前段见实性结节

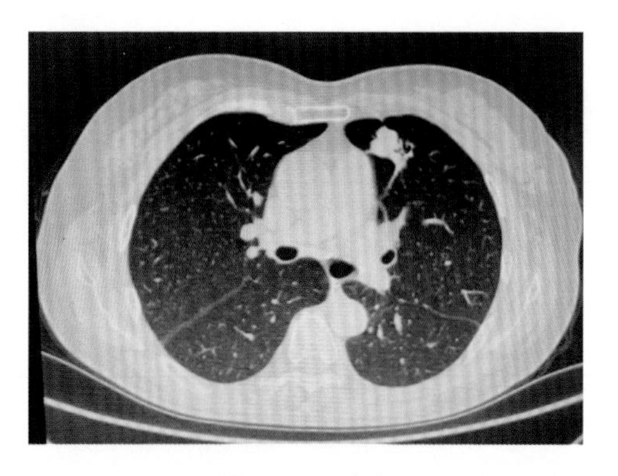

图1-76　肺窗

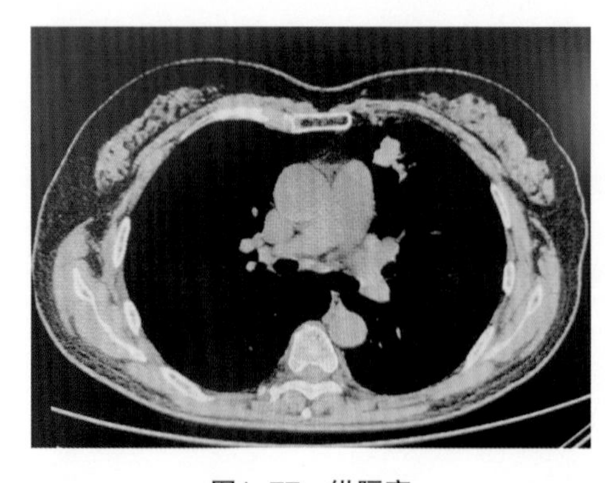

图1-77　纵隔窗

影，长径约1.6 cm，增强扫描后见轻度强化，界清，局部支气管稍扩张，周围可见长短不一毛刺影及胸膜牵拉；两肺见多发结节；纵隔未见肿大淋巴结。初步诊断为左肺上叶占位，考虑恶性可能。

二、操作步骤

（一）麻醉、体位、切口选择

患者全身麻醉，气管插管，取右侧卧位，取左侧腋中线第5肋间做一长约4 cm的切口（图1–78）。

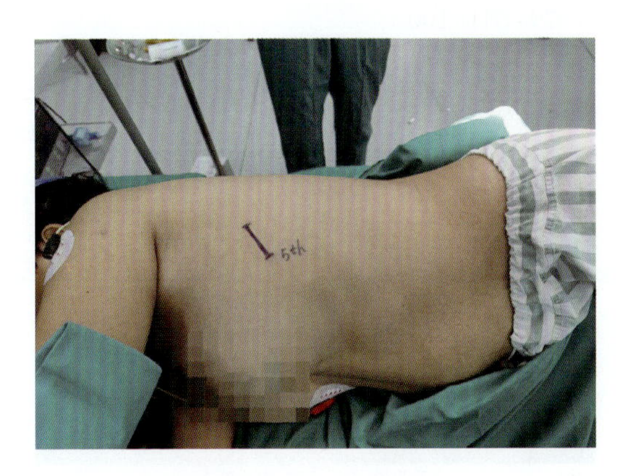

图1–78　切口选择

（二）具体操作步骤

步骤1　进胸后，置入切口保护套和胸腔镜。

步骤2　经探查，胸腔无粘连，肺结节位于左肺上叶前段、大小约2 cm×1.5 cm×1 cm、侵犯脏层胸膜，表面有脐凹征，肺裂发育不全。决定行左肺上叶切除术+纵隔淋巴结清扫术。

步骤3　将左肺上叶向后牵拉，暴露肺门，用电凝钩切开肺门纵隔胸膜，清扫第10组淋巴结，解剖、暴露左上肺静脉，以35 mm血管直线切割缝合器离断左上肺静脉。

步骤4　继续将左肺上叶向后牵拉，解剖、暴露左上肺前段动脉（A3），以35 mm血管直线切割缝合器将其离断，然后用hem-o-lock夹闭细支动脉，以超声刀将其离断。

步骤5　继续解剖、暴露左上肺动脉各支，依次暴露A1+2（a+b）支及A1+2（c）支，然后用35 mm血管直线切割缝合器将它们离断。

步骤6 解剖、暴露左肺上叶支气管，距支气管开口0.5 cm处，用60 mm血管直线切割缝合器将其夹闭。鼓肺，见左肺下叶复张良好，遂用直线切割缝合器切断左肺上叶支气管。

步骤7 清扫第11组淋巴结，于斜裂中游离左上肺舌段动脉（A4+5），用hem-o-lock夹闭后，以超声刀将其离断。

步骤8 用60 mm血管直线切割缝合器离断斜裂，移去肺标本，术中冰冻病理检查提示左肺上叶为浸润性癌，支气管残端未见癌累及。

步骤9 清扫第5、6组淋巴结及第7组淋巴结。

步骤10 探查支气管残端动脉，止血；胸腔冲洗，肺及支气管残端试漏；经切口置胸腔引流管引流，逐层关胸。

具体图示见图1-79~图1-100。

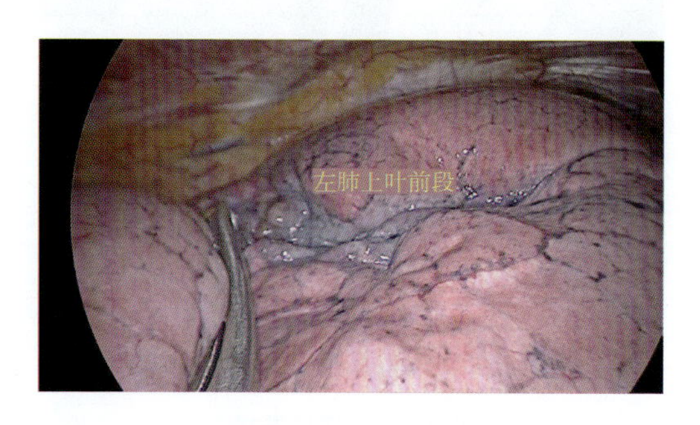

肺结节位于左肺上叶前段，侵犯脏层胸膜，有脐凹征。

图1-79　步骤2（1）

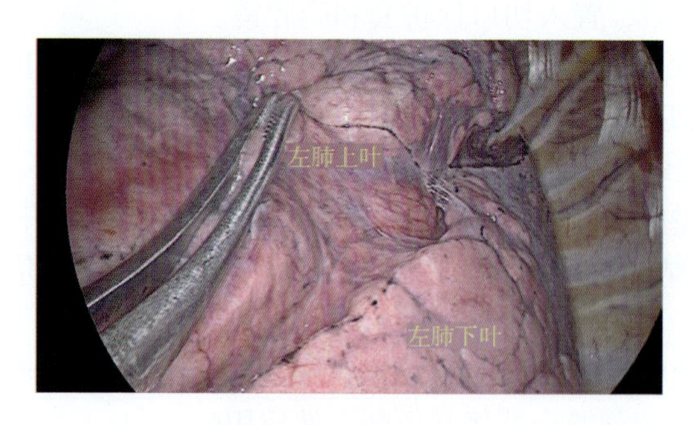

肺裂发育不全。

图1-80　步骤2（2）

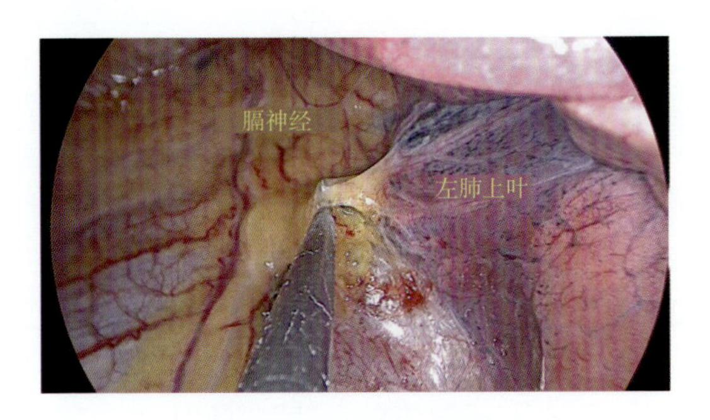

暴露肺门，切开纵隔胸膜。

图1-81　步骤3（1）

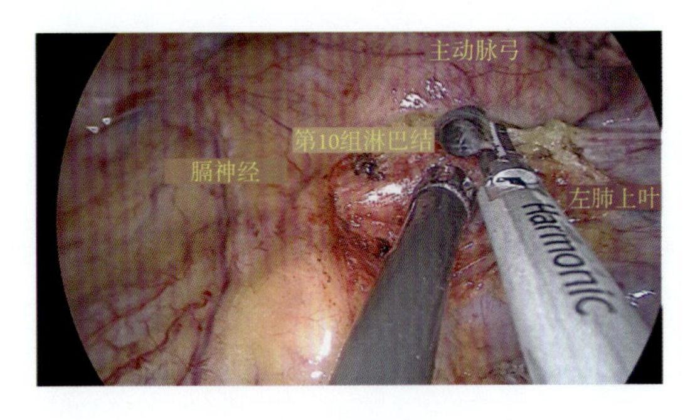

清扫第10组淋巴结。

图1-82　步骤3（2）

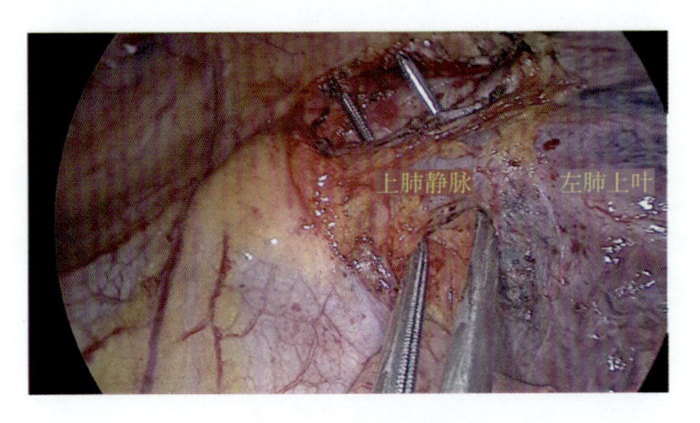

解剖、暴露左上肺静脉。

图1-83　步骤3（3）

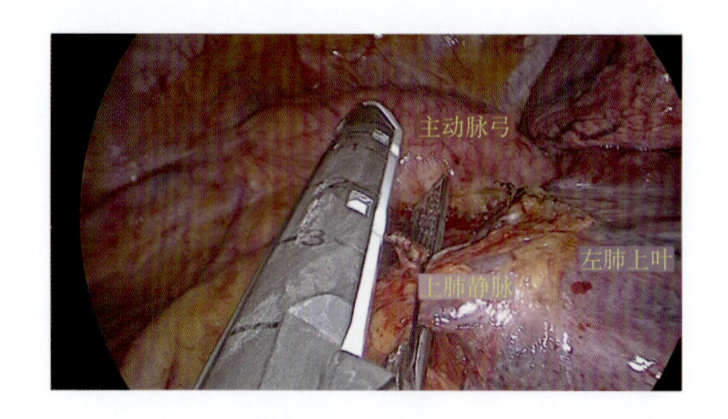

离断左上肺静脉。

图1-84　步骤3（4）

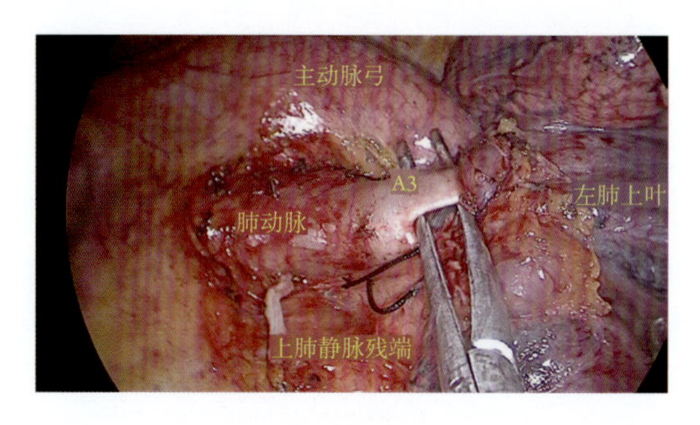

解剖、暴露左肺上叶A3支。

图1-85　步骤4（1）

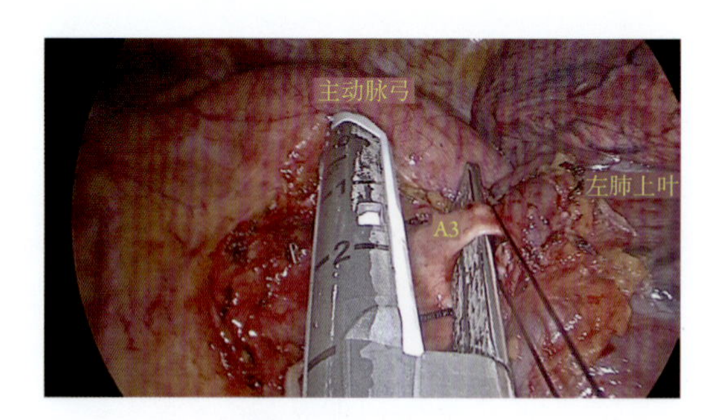

离断左肺上叶A3支。

图1-86　步骤4（2）

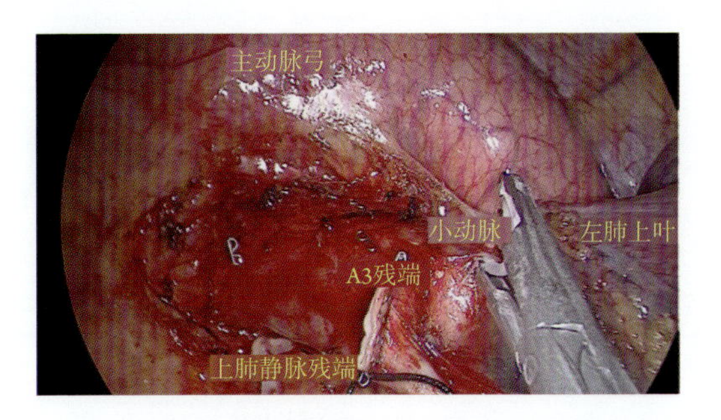

hem-o-lock夹闭细支动脉，以超声刀将其离断。

图1–87　步骤4（3）

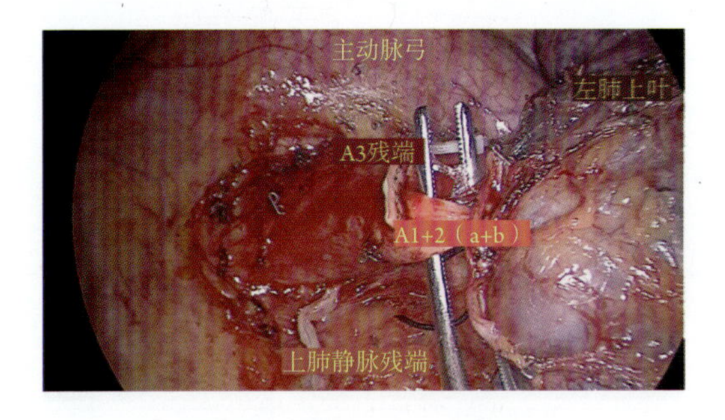

暴露左肺上叶A1+2（a+b）支。

图1–88　步骤5（1）

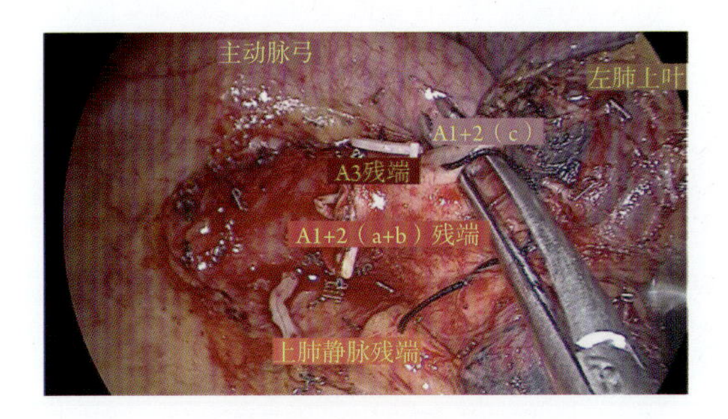

暴露左肺上叶A1+2（c）支。

图1–89　步骤5（2）

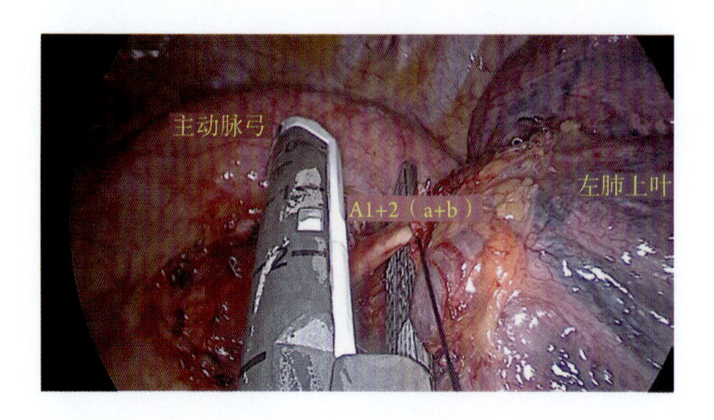

离断左肺上叶A1+2（a+b）支。

图1-90　步骤5（3）

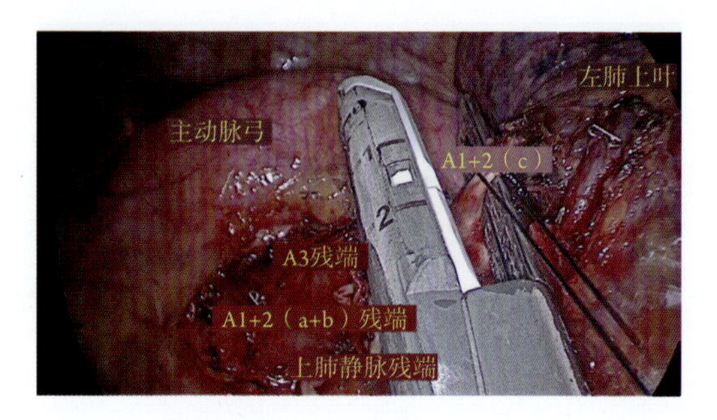

离断左肺上叶A1+2（c）支。

图1-91　步骤5（4）

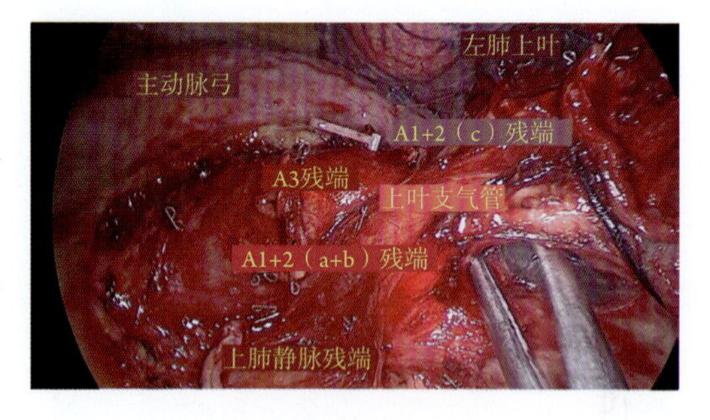

解剖、暴露左肺上叶支气管。

图1-92　步骤6（1）

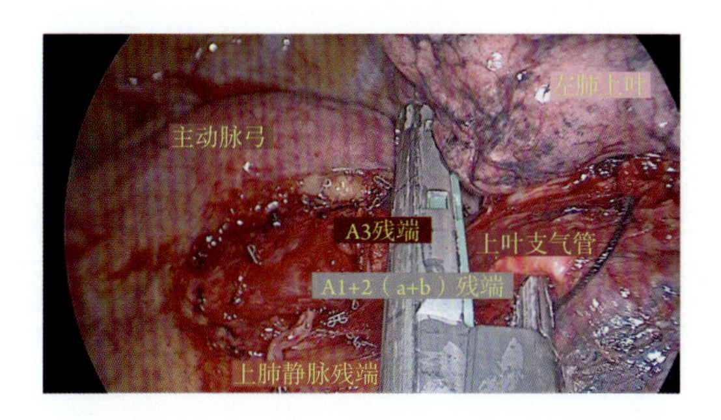

夹闭左肺上叶支气管，鼓肺，复张良好，将其离断。

图1-93　步骤6（2）

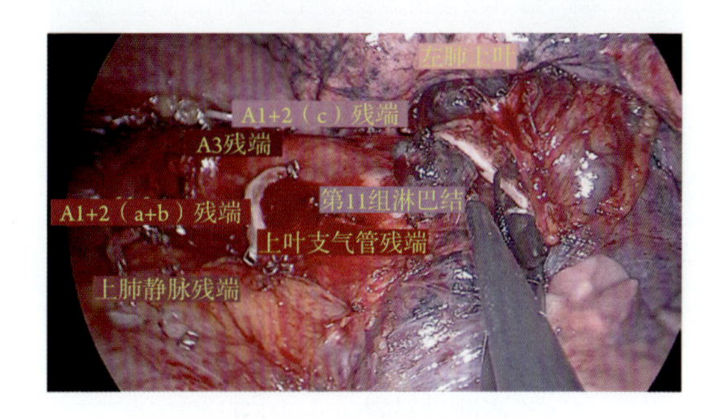

清扫第11组淋巴结。

图1-94　步骤7（1）

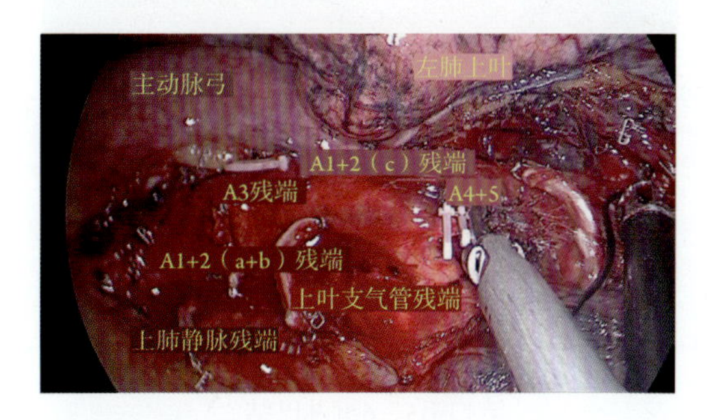

游离左肺上肺A4+5支，用hem-o-lock夹闭后，以超声刀将其离断。

图1-95　步骤7（2）

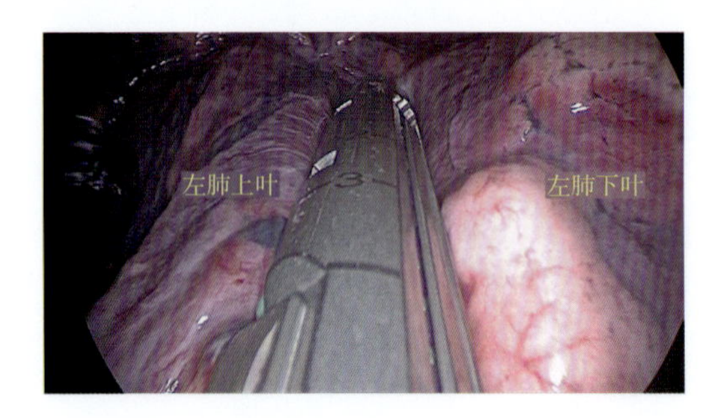

离断前斜裂。

图1-96　步骤8（1）

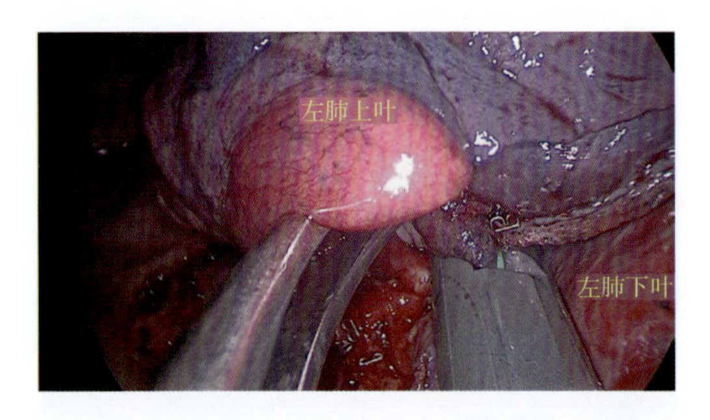

离断后斜裂。

图1-97　步骤8（2）

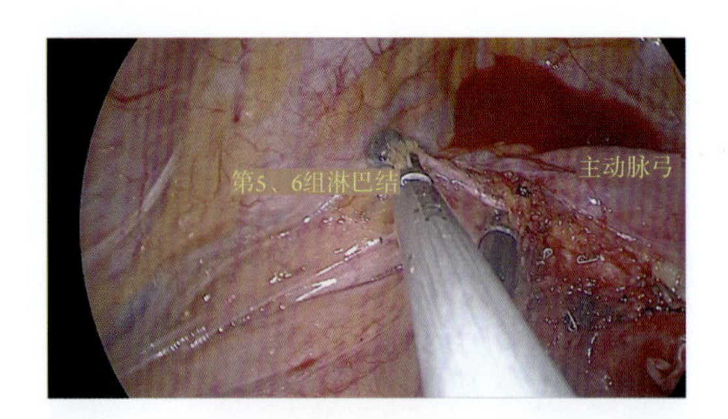

清扫第5、6组淋巴结。

图1-98　步骤9（1）

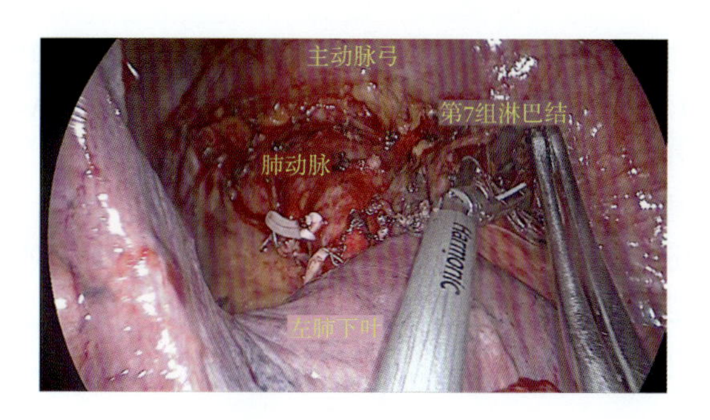

清扫第7组淋巴结。

图1-99　步骤9（2）

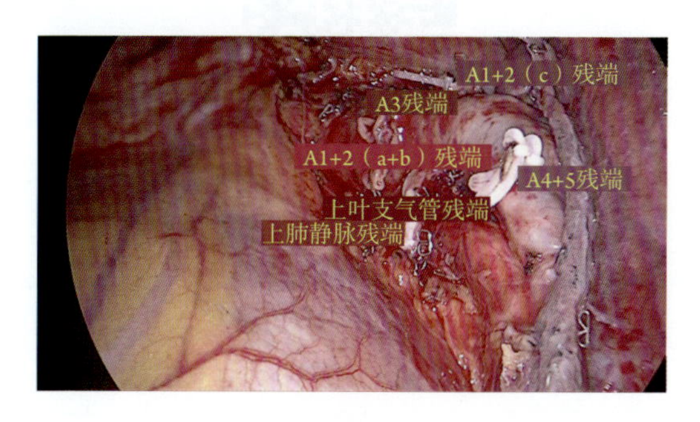

术后肺动脉、肺静脉及支气管残端。

图1-100　步骤10

三、术后情况

术后予以补液、止血、预防感染、雾化、对症支持等治疗。术后第3天拔出胸腔闭式引流管，术后第4天出院。术后病理检查示左肺上叶浸润性腺癌，以腺泡生长为主，伴少量贴壁生长，紧贴脏层胸膜（未穿透）；支气管残端未见癌累及；支气管旁淋巴结（0/1）、第10组淋巴结（0/2）、第5、6组淋巴结（0/2）、第11组淋巴结（0/4）、第7组淋巴结（0/1）均未见癌转移。

四、讨论

对斜裂发育不全的病例，传统的肺叶切除术中游离肺裂的难度大、风险高，而单向式的手术路径可先忽略肺裂发育情况，手术最后再处理斜裂，其较传统手术路径具有一定优势。

术前应充分评估解剖关系，必要时术前行胸部CT+三维重建确定解剖位置。

左肺上叶单向式手术路径，离断顺序比较固定为上肺静脉—上肺A3支—上肺A1+2（a+b）支—上肺A1+2（c）支—上叶支气管—上肺A4+5支—肺裂。

清扫第5、6组淋巴结时，注意保护迷走神经和喉返神经。

须注意纵隔型舌段动脉。

手术路径的选择应以患者安全、术者操作简捷为原则，对斜裂发育完全的病例，不必刻意强求使用单向式手术路径。

扫码观看手术操作视频
http://ame.pub/NfFZJdrq

第六节　经肋间单孔胸腔镜左肺下叶切除术（前后翻）

一、临床资料

（一）简要病史

患者，女，70岁，体检发现左肺下叶结节3年余。患者因右胸背疼痛至当地医院就诊，胸部CT示左肺结节（具体不详），定期复查，左肺结节未予以特殊处理。经复查，胸部CT示左肺下叶亚实性结节伴实性结节伴空洞，可能为恶性病变，为进一步治疗遂来医院就诊。患者病程中无胸闷、胸痛，无咳嗽、咳痰，无低热、呼吸困难、声音嘶哑、痰中带血等症状，有6年高血压病病史、可药物控制。

（二）检查资料

胸部CT平扫+增强扫描示（图1–101~图1–102）左肺下叶内前基底段斜裂下可见一含囊腔结节，长径约1.8 cm，壁厚薄不一，最厚处约0.4 cm。增强扫描壁中度强化，远端肺组织亚段不张。双肺散在数枚结节，界清，最大者位于左肺下叶外基底段，为混杂性磨玻璃结节，长径约1 cm，实性部分长约0.7 cm，纵隔内未见明显肿大淋巴结。初步诊断：左肺下叶内前基底段病灶，考虑原发性周围型肺癌；双肺多发结节，其中左肺下叶的混杂性磨玻璃结节，考虑恶性可能。

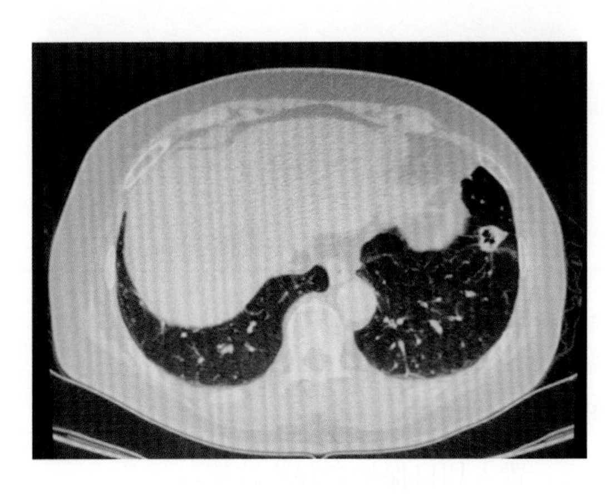

图1–101　左肺下叶病灶1

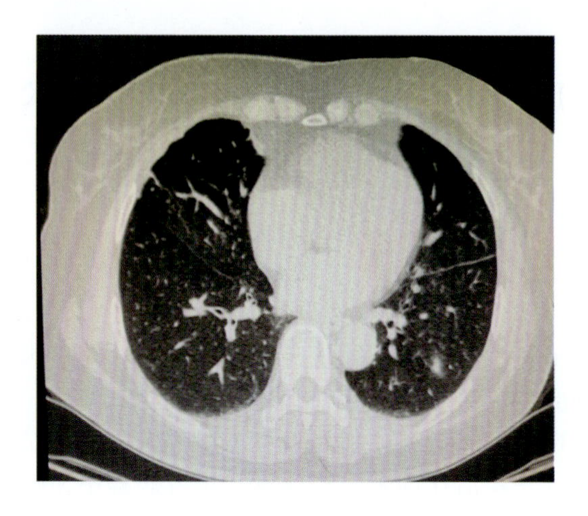

图1-102　左肺下叶病灶2

二、操作步骤

（一）麻醉、体位、切口选择

患者全身麻醉，气管插管，取右侧卧位，取左侧腋中线第5肋间做一长约4 cm的切口（图1-103）。

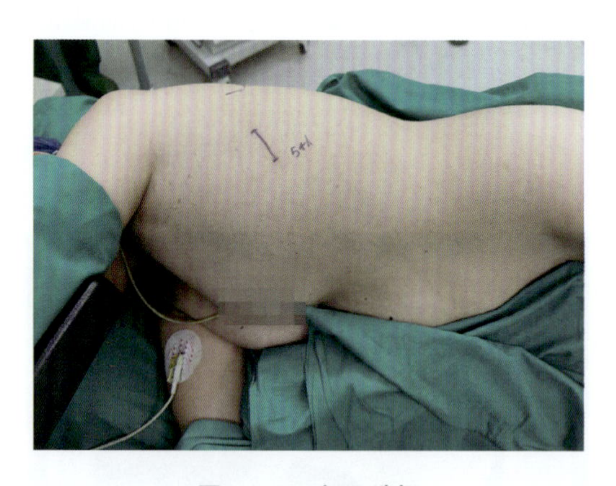

图1-103　切口选择

（二）具体操作步骤

步骤1　进胸后，置入切口保护套和胸腔镜。

步骤2　经探查，胸腔无粘连，肺裂发育良好，左肺下叶前段可扪及肿块、大小约1.8 cm×1.5 cm×1.5 cm、质硬，肺表面有脐凹征，左肺下叶外基底段可扪及长径约1.2 cm结节、质硬，纵隔见数枚肿大淋巴结。可行左肺下叶切除术+纵隔淋巴结清扫术。

步骤3　将左肺下叶向上方牵拉，电凝钩切开纵隔胸膜，暴露离断下肺韧带，向上游离至下肺静脉，解剖暴露左下肺静脉，用60 mm血管切割缝合器离断左肺下叶静脉，并清扫第9组淋巴结。

步骤4　暴露斜裂，于斜裂中游离、暴露肺动脉干。

步骤5　以60 mm血管直线切割缝合器离断前斜裂，继续于斜裂中游离肺动脉分支，并清扫第11组淋巴结。

步骤6　切开肺门背侧纵隔胸膜，于斜裂中游离暴露肺动脉干及肺动脉分支。

步骤7　于斜裂中解剖出左下肺背段动脉（A6），以60 mm血管直线切割缝合器将其夹闭后离断。

步骤8　于斜裂中解剖出左下肺基底段动脉（A8+9+10），以60 mm血管直线切割缝合器将其夹闭后离断。

步骤9　将下肺向前上方牵拉，游离暴露左肺下叶支气管及周围结缔组织，并清扫第7组淋巴结；将下肺向后下方牵拉，继续解剖支气管周围结缔组织，在距支气管开口0.5 cm处，用60 mm血管直线切割缝合器夹闭支气管。鼓肺，左肺上叶复张良好，离断支气管，移去肺标本。术中冰冻病理检查提示左肺上叶结节1为浸润性腺癌，结节2为腺癌，支气管残端未见癌累及。

步骤10　清扫第5、6组淋巴结。

步骤11　探查手术残端，止血；胸腔冲洗，肺及支气管残端试漏；经切口置胸腔引流管引流，逐层关胸。

具体图示见图1-104~图1-121。

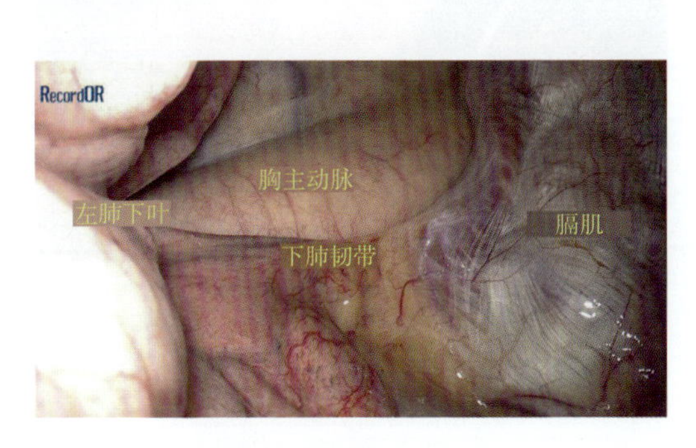

暴露下肺韧带。

图1-104　步骤3（1）

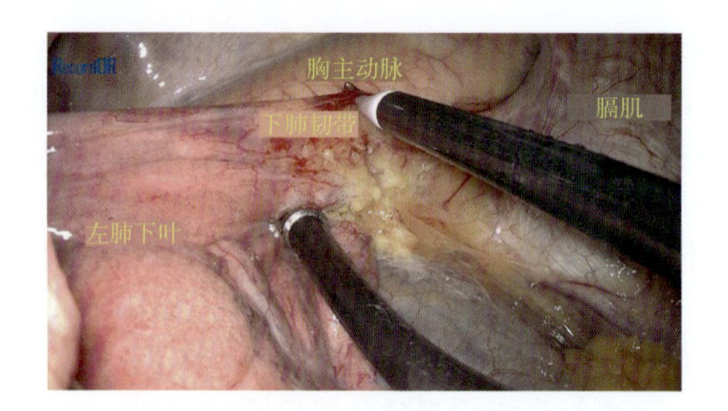

离断下肺韧带，向上游离至下肺静脉。

图1-105 步骤3（2）

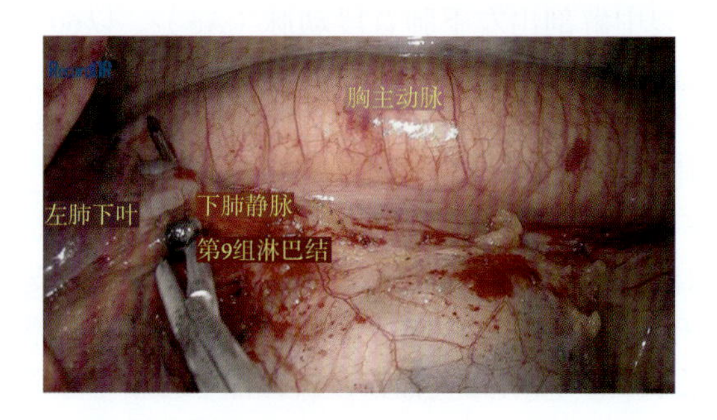

游离暴露左下肺静脉。

图1-106 步骤3（3）

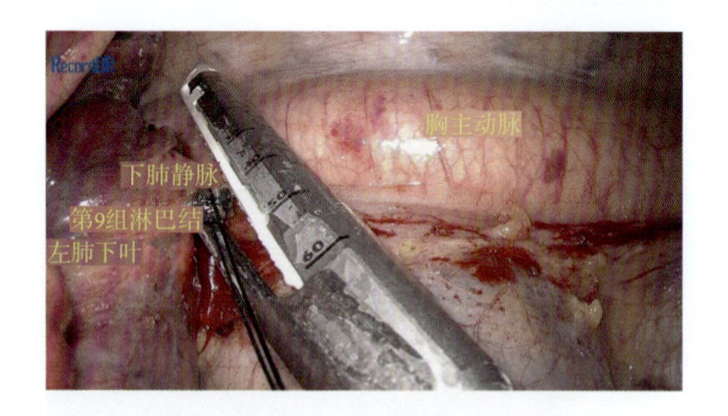

离断左下肺静脉，清扫第9组淋巴结。

图1-107 步骤3（4）

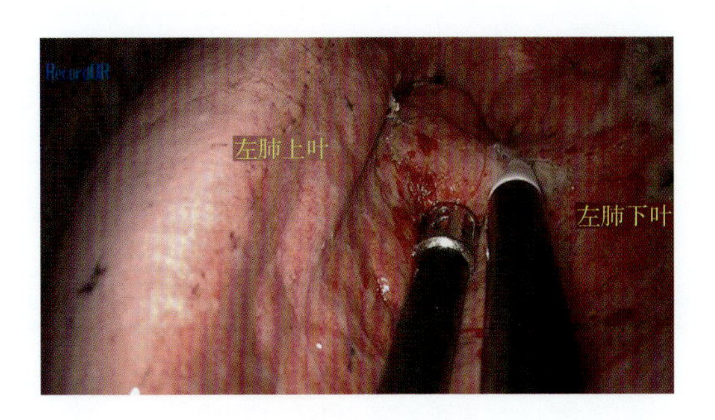

暴露斜裂，于斜裂中游离暴露肺动脉干。

图1–108 步骤4

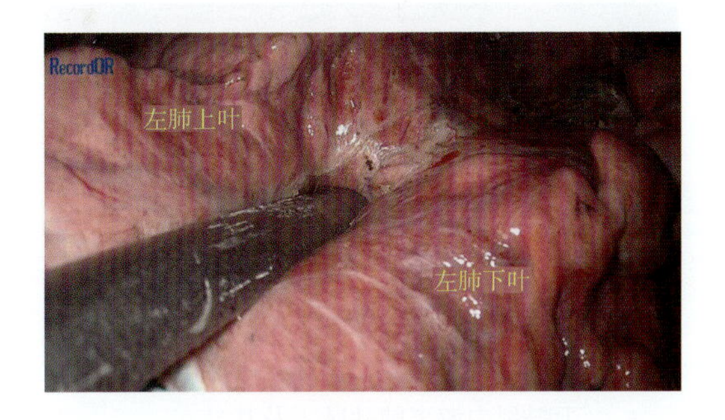

离断前斜裂。

图1–109 步骤5（1）

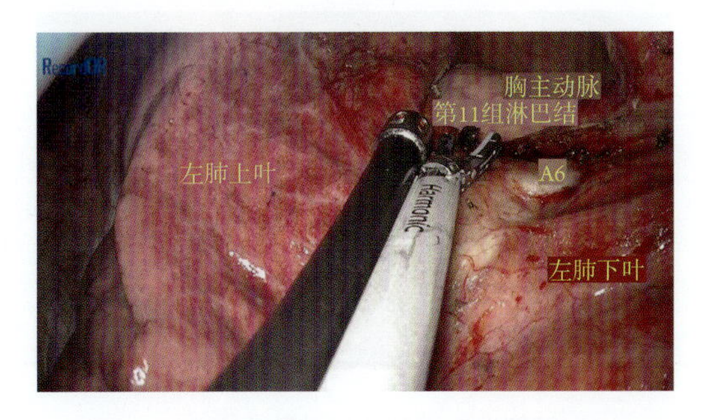

斜裂中游离肺动脉分支，清扫第11组淋巴结。

图1–110 步骤5（2）

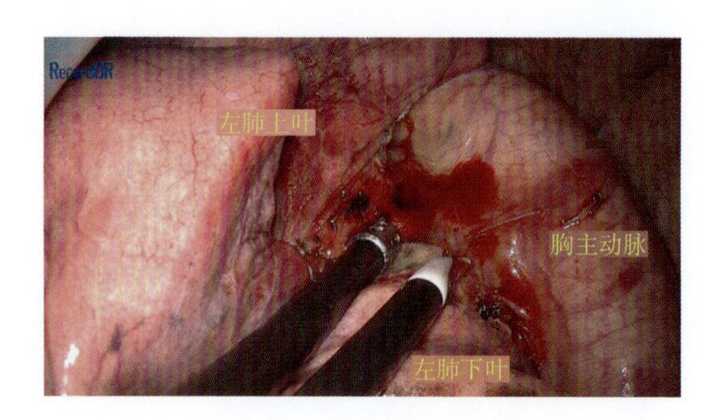

切开肺门背侧纵隔胸膜。

图1–111　步骤6（1）

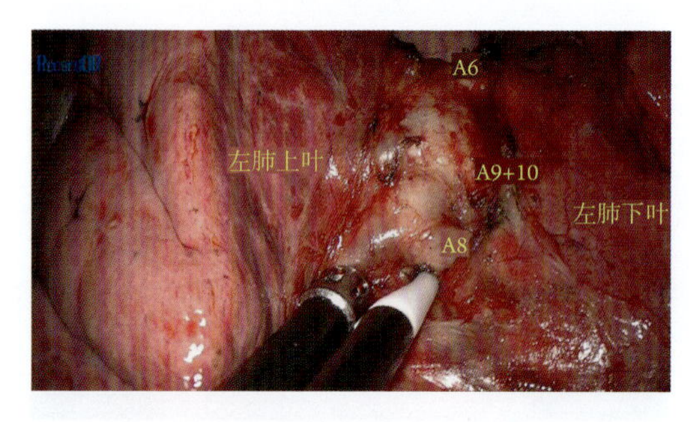

于斜裂中游离肺动脉干及其分支。

图1–112　步骤6（2）

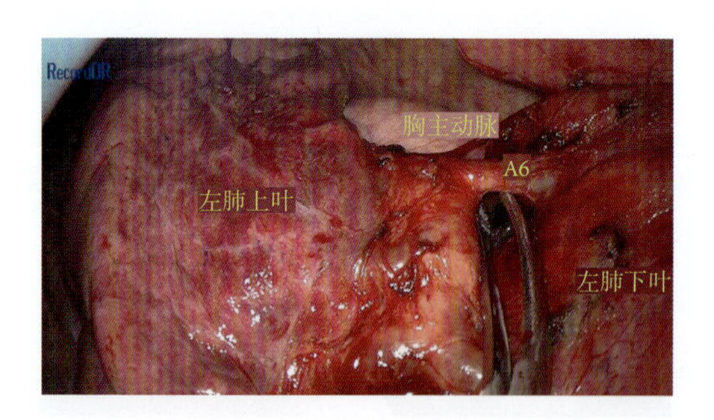

解剖出左下肺背段动脉（A6）。

图1–113　步骤7（1）

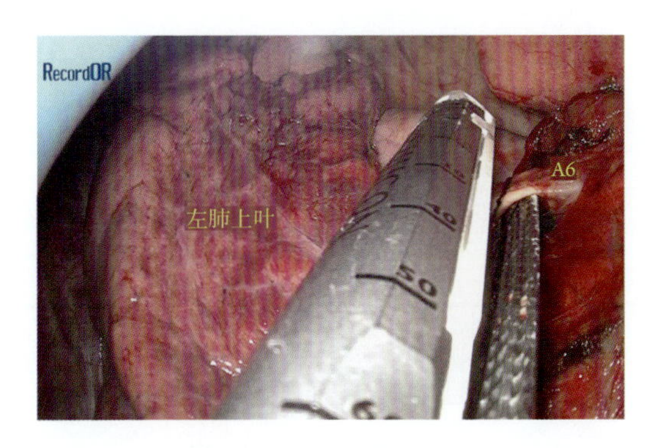

离断左下肺背段动脉（A6）。

图1-114　步骤7（2）

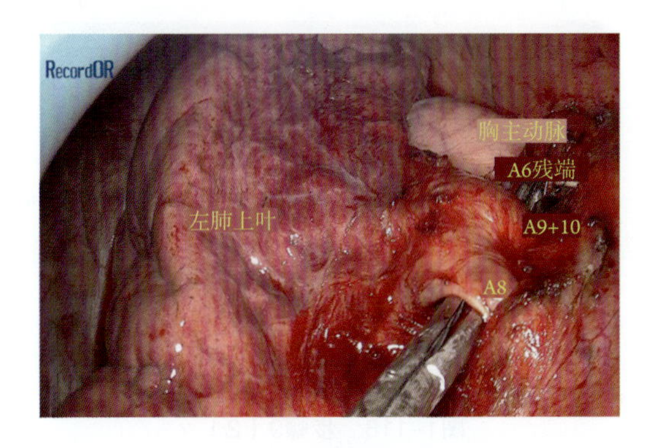

解剖出左下肺基底段动脉（A8+9+10）。

图1-115　步骤8（1）

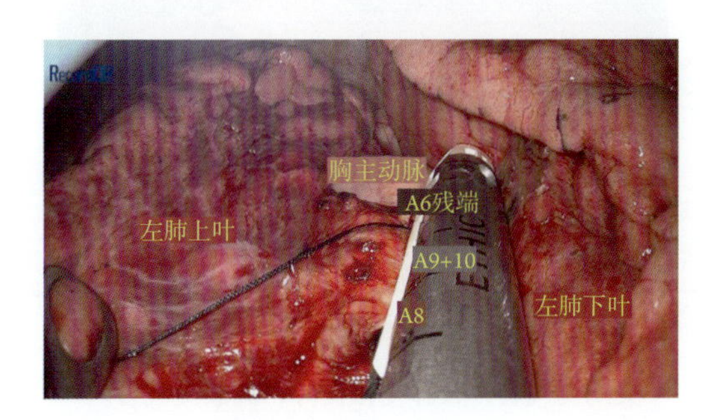

离断左下肺A8+9+10。

图1-116　步骤8（2）

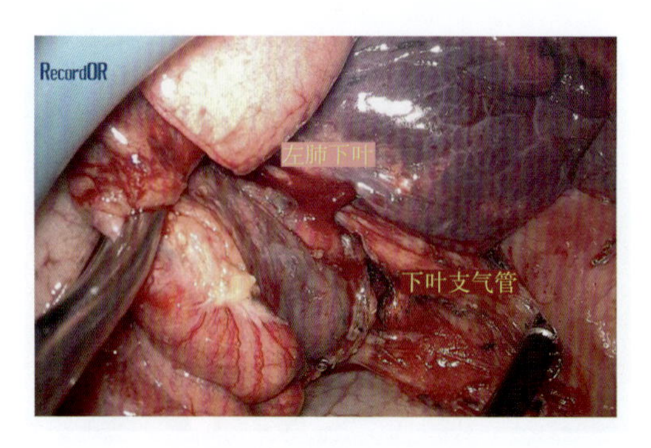

游离暴露左肺下叶支气管。

图1-117　步骤9（1）

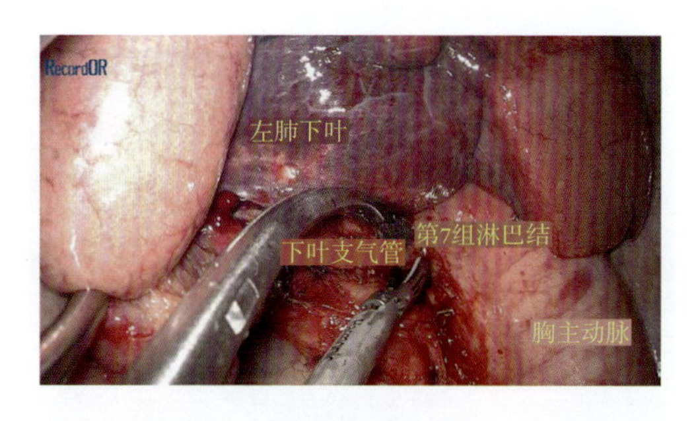

清扫第7组淋巴结。

图1-118　步骤9（2）

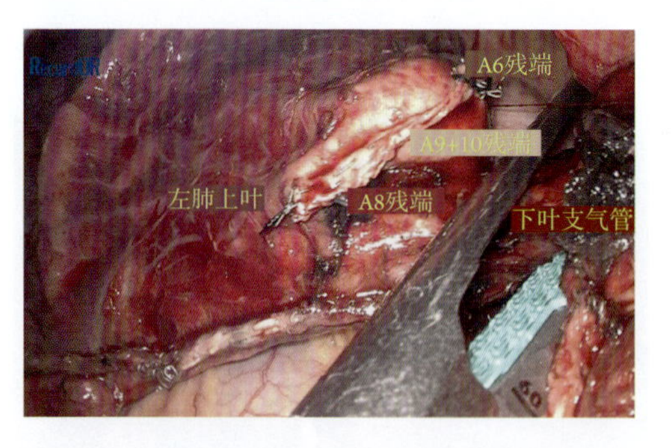

夹闭支气管，鼓肺复张良好，离断支气管。

图1-119　步骤9（3）

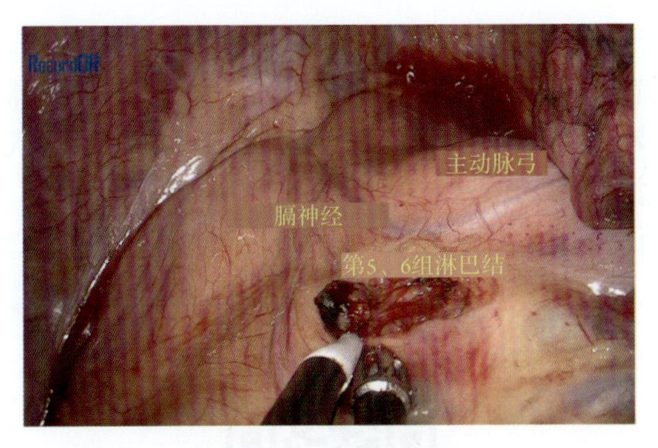

清扫第5、6组淋巴结。

图1-120　步骤10

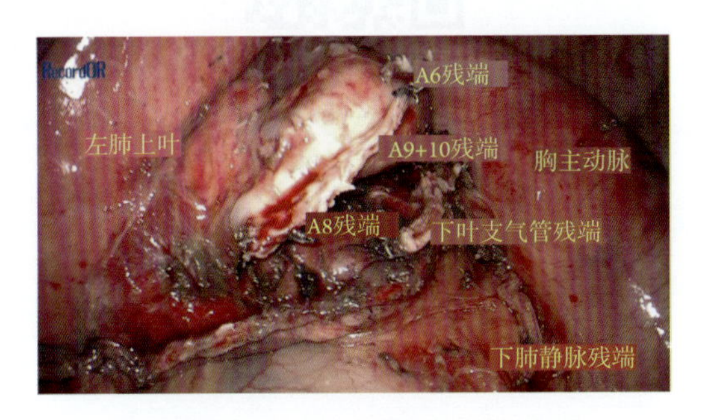

探查肺动脉、肺静脉及支气管残端。

图1-121　步骤11

三、术后情况

术后予以补液、止血、预防感染、雾化、对症支持等治疗，术后第3天拔出胸腔闭式引流管，术后第5天出院。术后病理检查示左肺下叶病灶2处，大者为浸润性腺癌，以乳头状生长为主（70%），局灶微乳头生长（20%），小者为微浸润性腺癌，以腺泡生长为主；肺气腔播散（-），脏层胸膜及支气管残端均未见癌累犯；支气管旁淋巴结（0/5），第11组淋巴结（0/2），第9组淋巴结（0/2），第7组淋巴结（0/1），第5、6组淋巴结（0/1）均未见癌转移。

四、讨论

单孔左肺下叶切除术，一般先处理下肺韧带，然后是下肺静脉，接着是下肺动脉各支、下叶支气管，最后是肺裂。

本例手术中使用60 mm血管直线切割缝合器离断血管，因其钉仓较长，加上在单孔路径下，其方便性及安全性不及30 mm或35 mm血管直线切割缝合器；建议离断血管时，使用30 mm或35 mm血管直线切割缝合器。

在离断下叶支气管前，先清扫第7组淋巴结，是因为支气管被离断后不利于牵拉暴露第7组淋巴结的位置。

术前充分评估解剖关系，必要时在术前行胸部CT+三维重建确定解剖情况。

扫码观看手术操作视频

http://ame.pub/wZfvYxWg

第七节　经肋间单孔胸腔镜左肺下叶切除术（单向式）

一、临床资料

（一）简要病史

患者，女，64岁，患者体检发现左肺下叶结节1个多月，病程中无胸闷、胸痛，无咳嗽、咳痰，无低热、呼吸困难、声音嘶哑、痰中带血等症状。有10年高血压病病史，可药物控制。

（二）检查资料

胸部CT平扫+增强扫描（图1-122~图1-123）示左肺下叶外基底段见一结

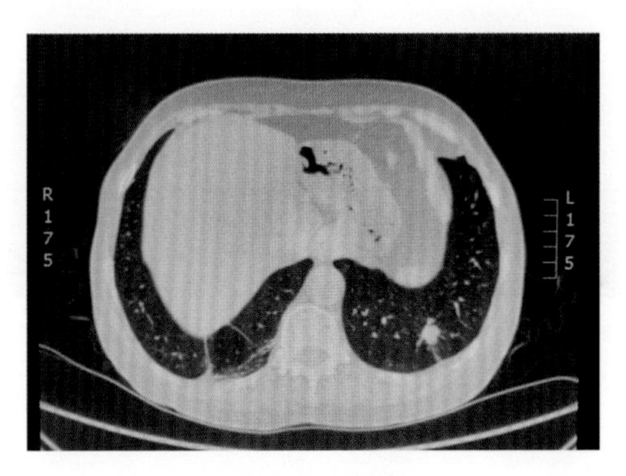

图1-122　肺窗

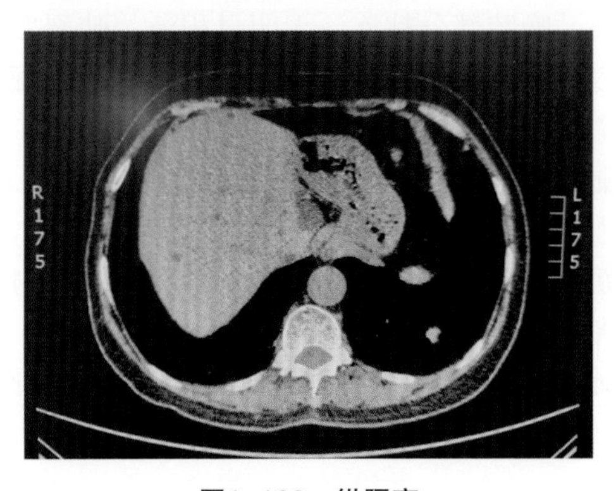

图1-123　纵隔窗

节，长径约1.4 cm，边缘毛糙，见毛刺及分叶，增强扫描示延迟强化；双肺可见多发性、大小不等的实性或磨玻璃结节，其中右肺上叶及左肺下叶背段磨玻璃结节长径约5 mm，边界清晰。初步诊断：左肺下叶外基底段为周围型肺癌；两肺多发实性及磨玻璃结节。

二、操作步骤

（一）麻醉、体位、切口选择

患者全身麻醉，气管插管，右侧卧位，取左侧腋中线第5肋间做一长约4 cm的切口（图1-124）。

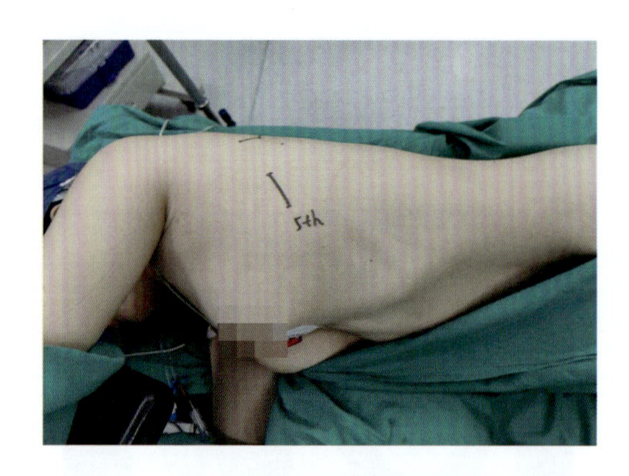

图1-124　切口选择

（二）具体操作步骤

步骤1　进胸后，置入切口保护套和胸腔镜。

步骤2　经探查，胸腔部分粘连，无明显积液，肺裂发育不全，结节位于左肺下叶基底段、大小约1.5 cm×1.5 cm×1 cm，肺表面无明显脐凹征，纵隔可见数枚肿大淋巴结。决定行左肺下叶切除术+纵隔淋巴结清扫术。

步骤3　将左肺下叶向前上方牵拉，暴露下肺韧带，电凝钩离断下肺韧带，向上游离至下肺静脉。

步骤4　解剖暴露左下肺静脉，用60 mm血管直线切割缝合器将其离断，并清扫第9组淋巴结。

步骤5　将下肺向前上方牵拉，切开肺门背侧纵隔胸膜，清扫第8组淋巴结，游离左肺下叶支气管背侧组织。

步骤6　将下肺向上牵拉，游离支气管腹侧组织，完整暴露左肺下叶支气管，距支气管开口0.5 cm处，用60 mm血管直线切割缝合器夹闭支气管。鼓肺，观察左肺上叶复张良好后，离断支气管。

步骤7　暴露斜裂，用60 mm血管直线切割缝合器离断前斜裂，继续由前向后离断斜裂及下肺动脉各支，移去肺标本。术中冰冻病理检查提示左肺上叶为浸润性腺癌，支气管残端未见癌累及。

步骤8　清扫第7组淋巴结，清扫第6组淋巴结。

步骤9　探查手术残端，止血；胸腔冲洗，肺及支气管残端试漏未见明显漏气；经切口置胸腔引流管引流，逐层关胸。

具体图示见图1-125~图1-141。

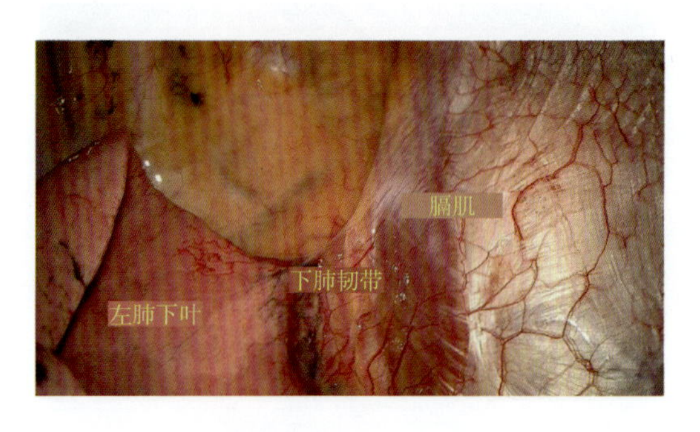

暴露下肺韧带。

图1-125　步骤3（1）

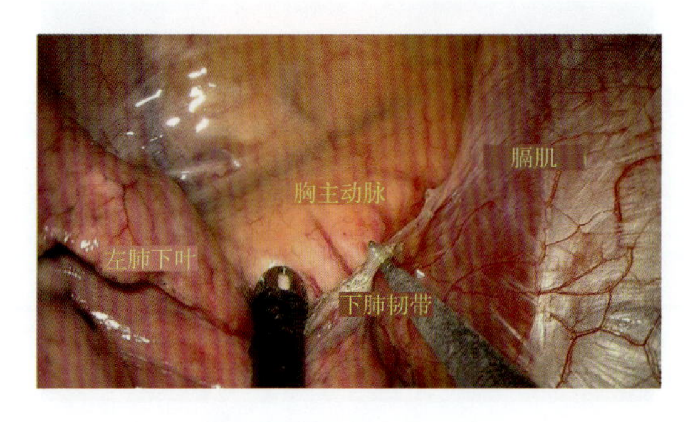

离断下肺韧带。

图1-126　步骤3（2）

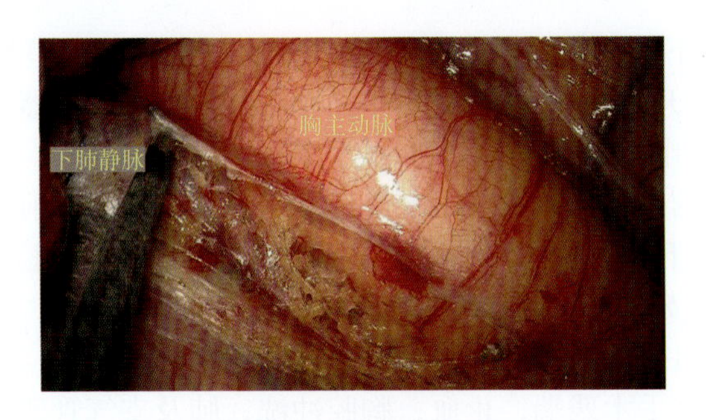

向上游离至下肺静脉。

图1–127　步骤3（3）

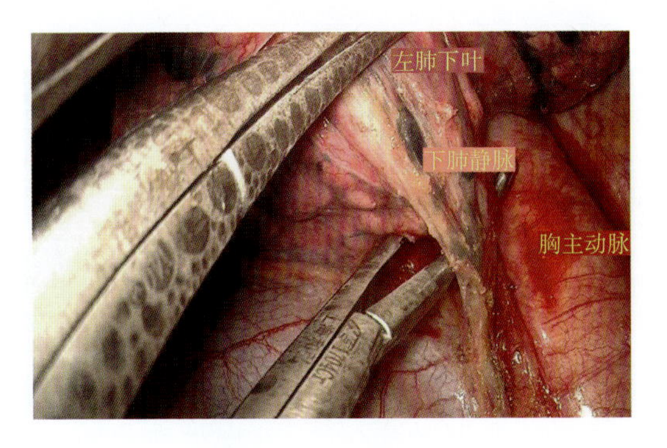

解剖出左下肺静脉。

图1–128　步骤4（1）

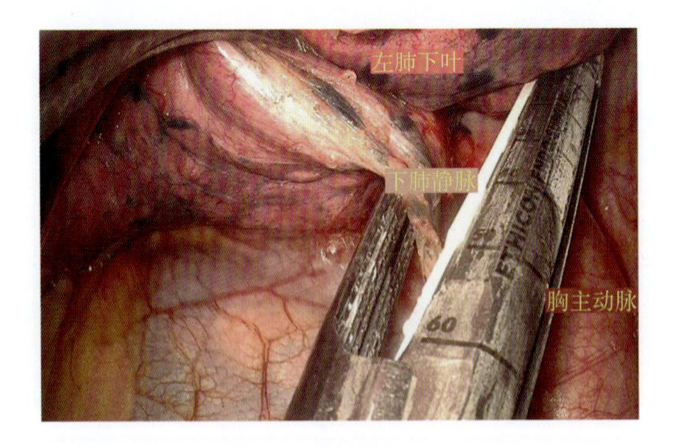

离断左下肺静脉。

图1–129　步骤4（2）

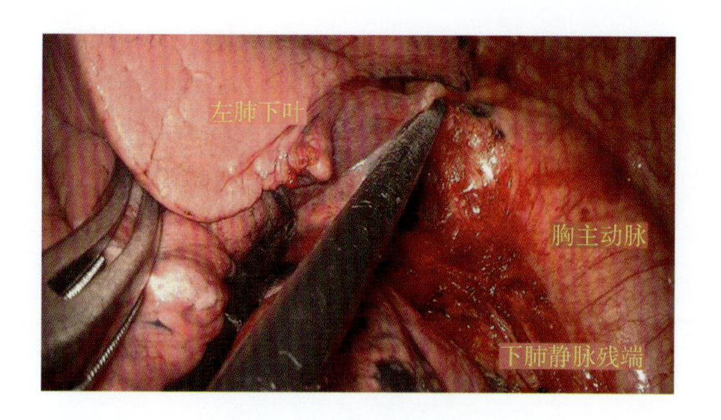

切开肺门背侧纵隔胸膜。

图1-130　步骤5（1）

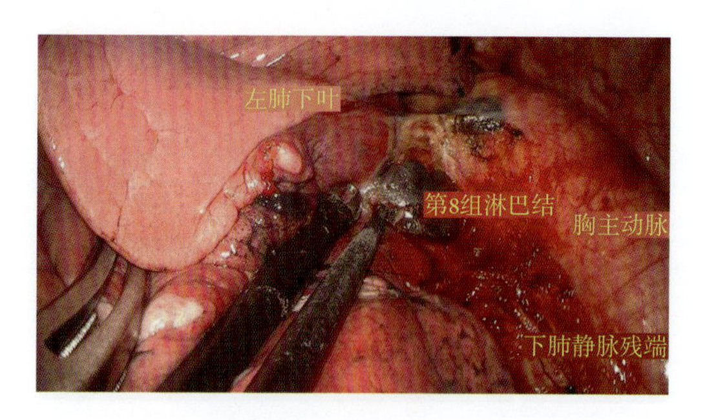

清扫第8组淋巴结。

图1-131　步骤5（2）

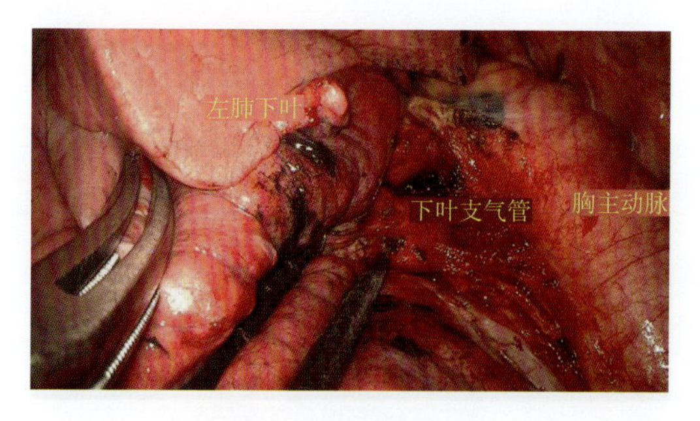

游离支气管背侧组织。

图1-132　步骤5（3）

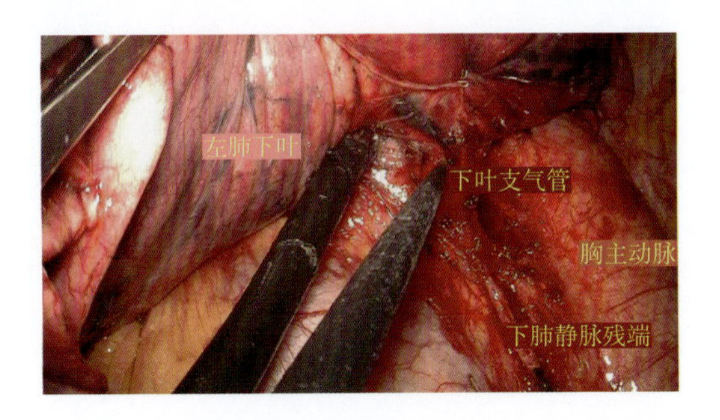

游离支气管腹侧组织。

图1-133　步骤6（1）

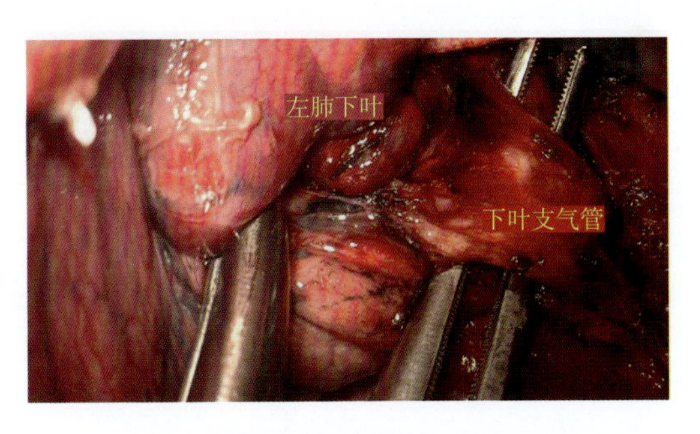

完整暴露支气管。

图1-134　步骤6（2）

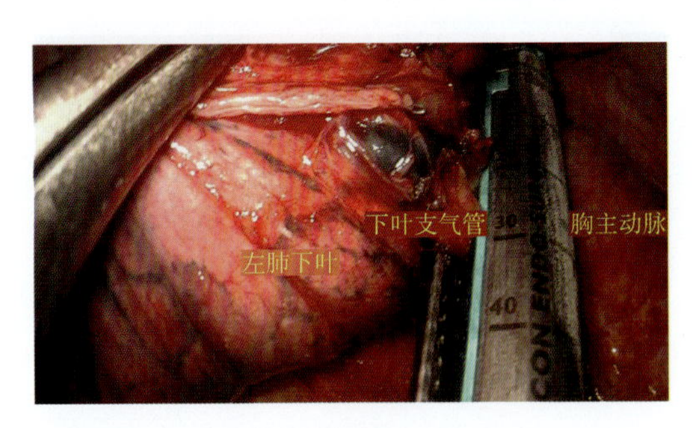

夹闭支气管，鼓肺复张良好，离断支气管。

图1-135　步骤6（3）

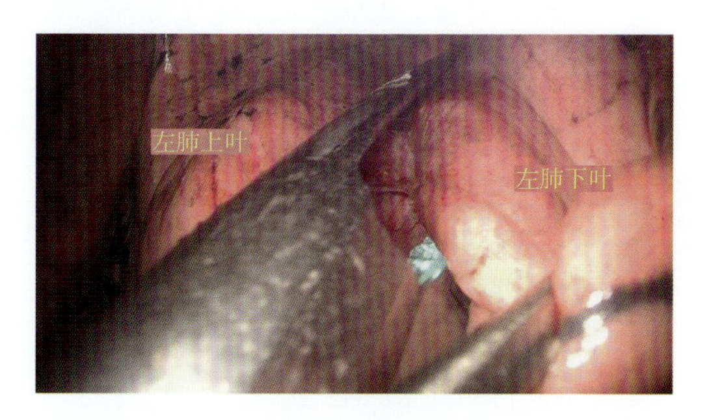

暴露斜裂，离断前斜裂。

图1–136　步骤7（1）

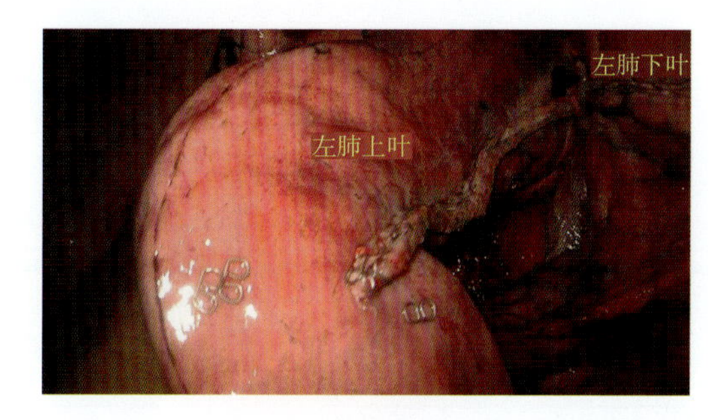

由前向后离断斜裂。

图1–137　步骤7（2）

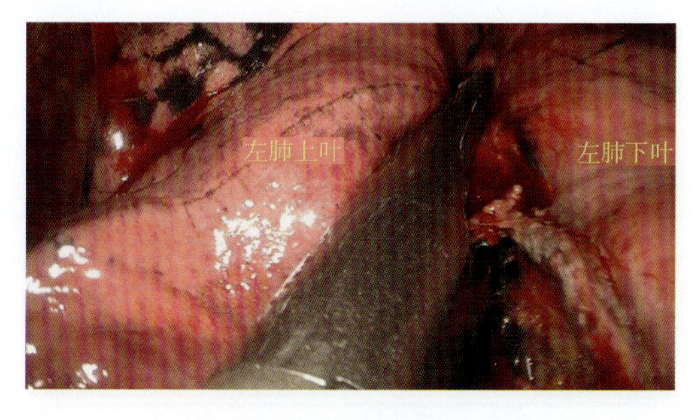

离断肺组织及下肺动脉各支。

图1–138　步骤7（3）

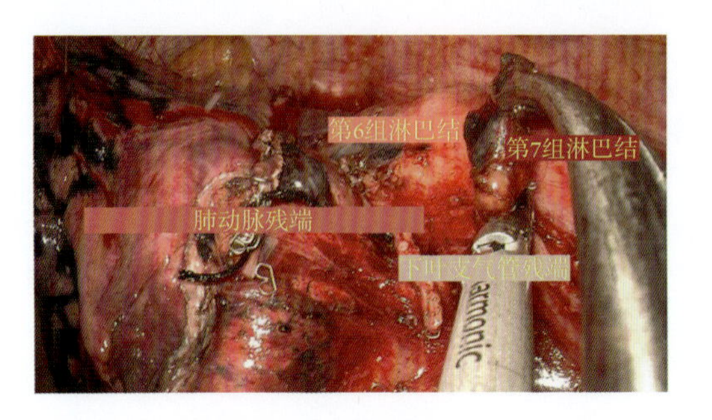

清扫第7组淋巴结。

图1-139　步骤8（1）

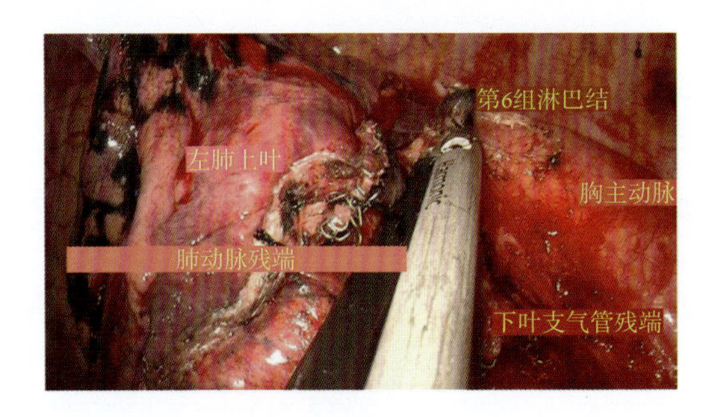

清扫第6组淋巴结。

图1-140　步骤8（2）

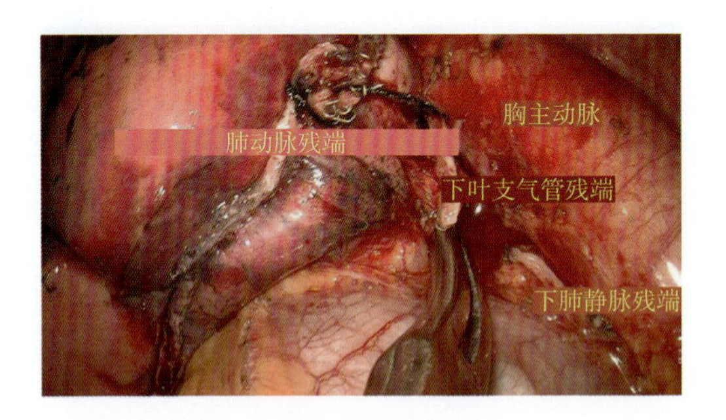

探查手术残端。

图1-141　步骤9

三、术后情况

术后予以补液、止血、预防感染、雾化、对症支持等治疗，术后第3天拔出胸腔闭式引流管，术后第5天出院。术后病理检查示左肺下叶为浸润性腺癌，呈腺泡状、乳头状及微乳头状（5%）生长，脏层胸膜及支气管残端未见癌累及；支气管旁淋巴结（0/2），第8组淋巴结（0/1），第7组淋巴结（0/1），第5、6组淋巴结（0/1），第10组淋巴结（0/1），第9组淋巴结（0/1）均未见癌转移。

四、讨论

单向式手术路径自下而上完成下肺切除，最后处理肺裂，较传统手术路径具有一定优势。

术前充分评估解剖关系，必要时术前行胸部CT+三维重建确定解剖情况。

左肺下叶单向式手术路径，离断顺序比较固定，一般顺序是：下肺静脉—下叶支气管—下肺动脉各支—肺裂。

对斜裂发育完全的病例，不必刻意强求使用单向式手术路径。

扫码观看手术操作视频
http://ame.pub/VSYLkQZT

第八节　经肋间单孔胸腔镜全肺切除术

一、临床资料

（一）简要病史

患者，男，67岁，咳嗽20天后入院。患者20天前因受凉出现咳嗽，夜间为甚，伴发热（最高体温38.5 ℃），伴黄脓痰、流汗，就诊于当地医院。查胸部CT示肺部感染，予以抗感染治疗，病情稍好转；进一步查纤维支气管镜示左肺上叶舌段开口外压性狭窄；舌段开口处予以刷检，病理示低分化癌，倾向腺癌。有10年高血压病病史，可药物控制；40年前患急性黄疸性肝炎，已治愈。

（二）检查资料

胸部CT平扫+增强扫描（图1-142~图1-143）示左肺上叶尖后段、上舌段及下叶背段见多处、大片状磨玻璃影，边界欠清晰，病灶内见网格影；双肺见多个类圆形实性结节影或磨玻璃影，边界光滑。纵隔内未见明显肿大淋巴结。初步诊断：左肺多发磨玻璃结节；双肺多发小结节。

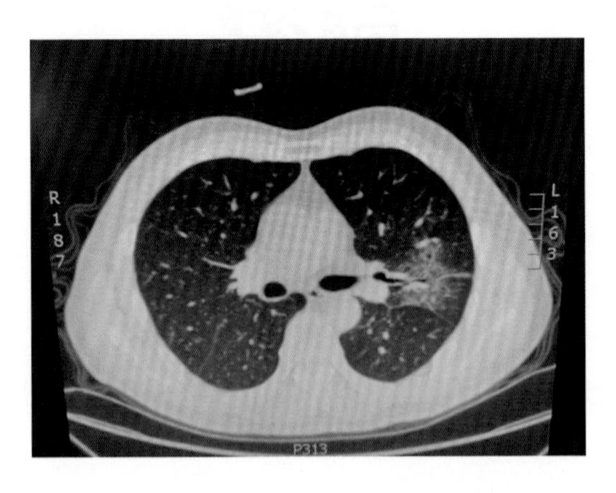

图1-142　左肺上叶大片状磨玻璃影

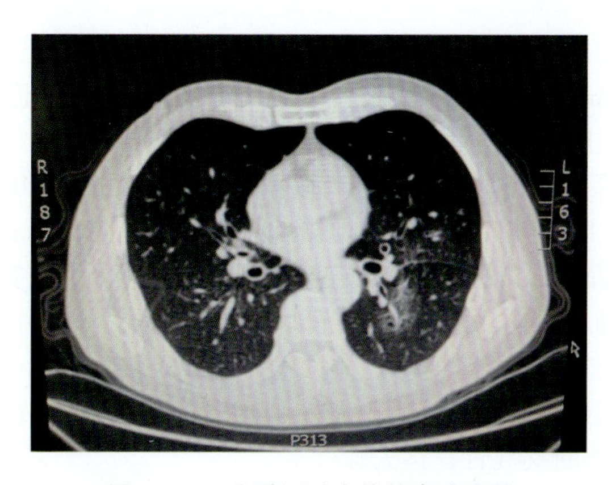

图1-143　左肺下叶大片状磨玻璃影

二、操作步骤

（一）麻醉、体位、切口选择

患者全身麻醉，气管插管，右侧卧位，取左侧腋中线第5肋间做一长约4 cm的切口（图1-144）。

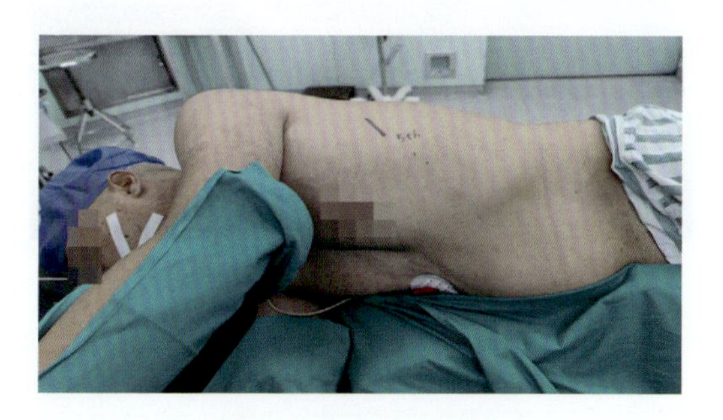

图1-144　切口选择

（二）具体操作步骤

步骤1　进胸后，置入切口保护套和胸腔镜。

步骤2　经探查，胸腔无粘连，肺裂发育不全，无明显积液，左肺上叶可扪及大小约4 cm×3 cm×2 cm占位，左肺下叶背段近肺裂处可扪及大小约3 cm×2 cm×1.5 cm结节，肺表面无明显脐凹征，纵隔可见数枚肿大淋巴结。

步骤3　暴露斜裂，于斜裂中将左肺下叶背段动脉解剖离断，并清扫第11组淋巴结；将左肺下叶背段支气管解剖离断；用60 mm血管直线切割缝合器离断下叶背段肺组织，术中冰冻病理检查提示浸润性腺癌。考虑到左肺下叶背段结节长径约3 cm，且距离肺裂较近，为保证R0切除，遂决定行全肺切除术。

步骤4 将左肺上叶向后下牵拉，电凝钩切开纵隔胸膜，解剖出左上肺静脉，以60 mm血管直线切割缝合器将上肺静脉离断，清扫第10组淋巴结。

步骤5 将左肺下叶向上牵拉，电凝钩离断下肺韧带，清扫第9组淋巴结；解剖暴露左下肺静脉，以60 mm血管直线切割缝合器离断，清扫第7组淋巴结。

步骤6 将肺组织向后下牵拉，解剖显露左肺动脉干，用60 mm血管直线切割缝合器离断。

步骤7 解剖显露左肺支气管，距左肺支气管开口0.5 cm处，用60 mm血管直线切割缝合器离断支气管，移去肺标本。

步骤8 清扫第5、6组淋巴结。

步骤9 探查支气管残端的支气管动脉，止血；胸腔冲洗，气管残端试漏；经切口置胸腔引流管引流，逐层关胸。

具体图示见图1-145~图1-164。

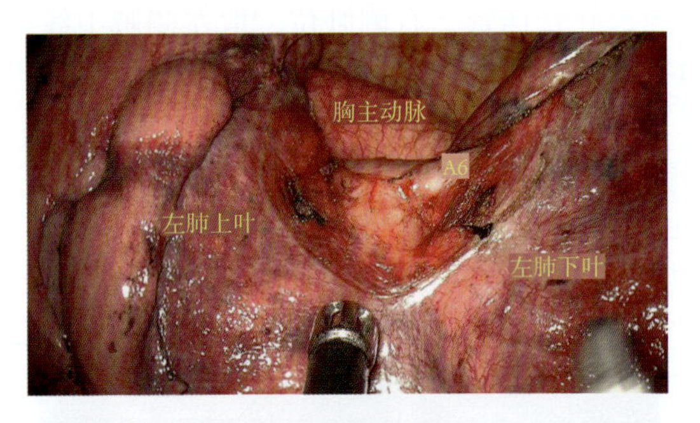

暴露斜裂，于斜裂中解剖左肺下叶背段动脉。

图1-145 步骤3（1）

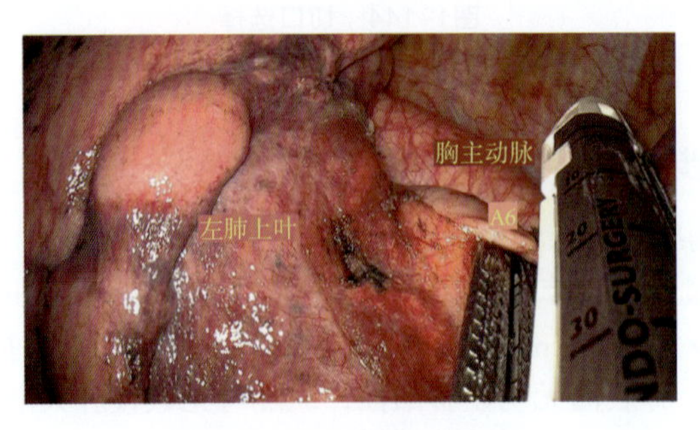

离断左肺下叶背段动脉。

图1-146 步骤3（2）

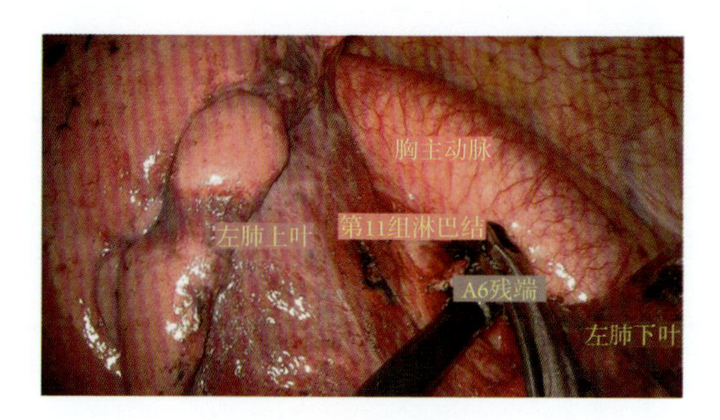

清扫第11组淋巴结。

图1-147 步骤3（3）

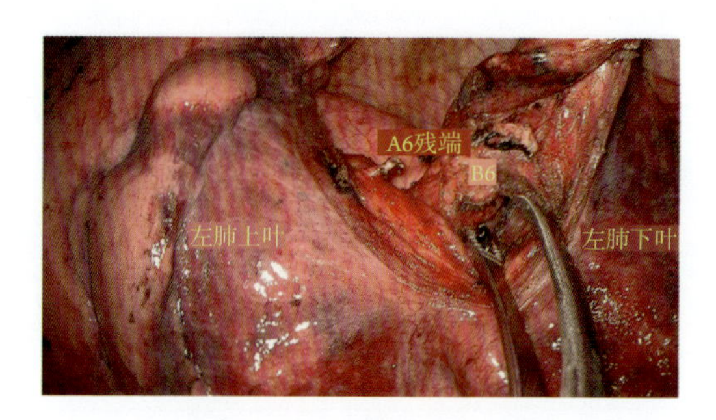

解剖出左肺下叶背段支气管。

图1-148 步骤3（4）

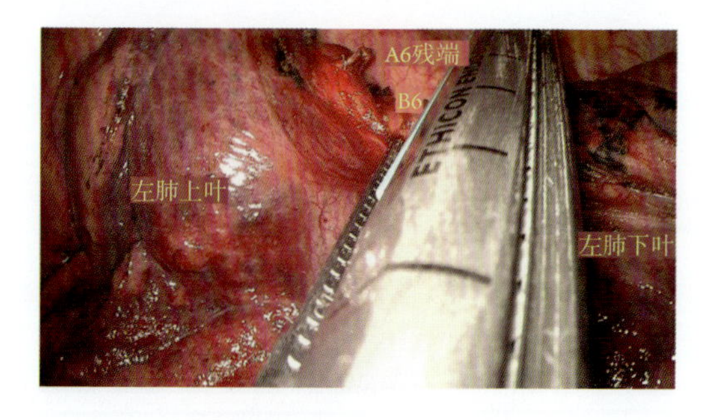

离断左肺下叶背段支气管。

图1-149 步骤3（5）

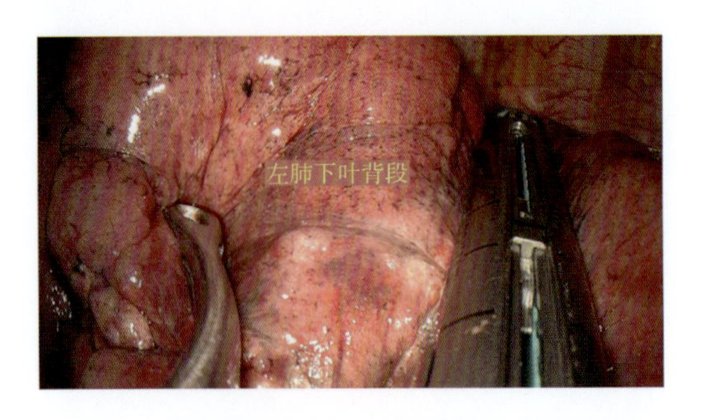

离断左肺下叶背段肺组织。

图1-150　步骤3（6）

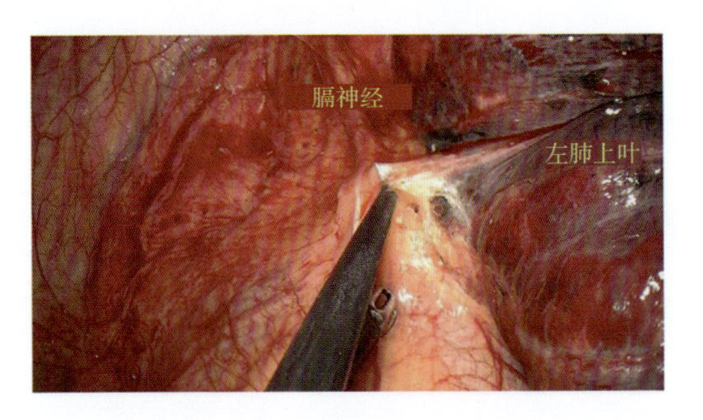

切开左肺门纵隔胸膜。

图1-151　步骤4（1）

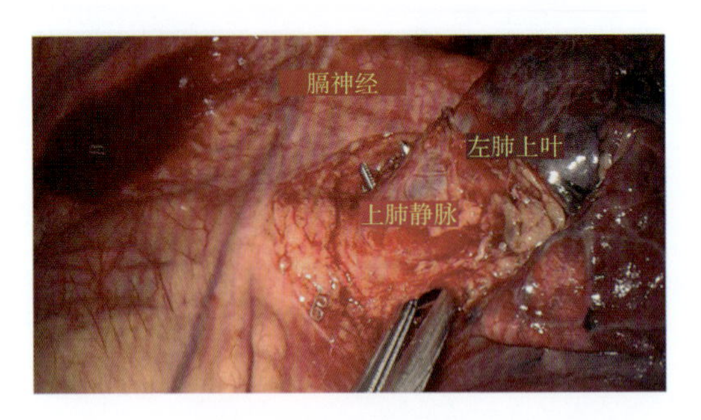

解剖出左上肺静脉。

图1-152　步骤4（2）

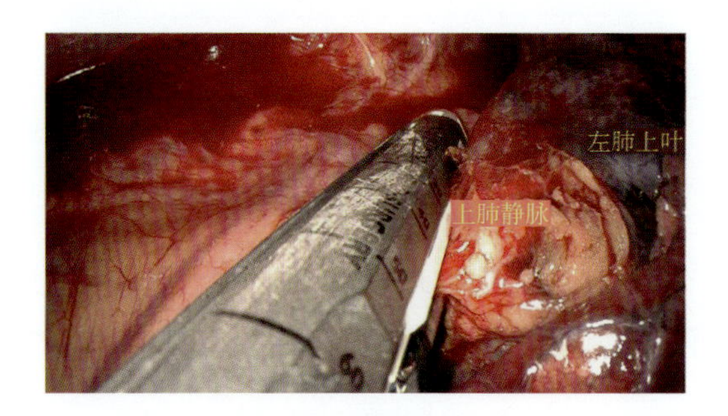

离断左上肺静脉。

图1–153　步骤4（3）

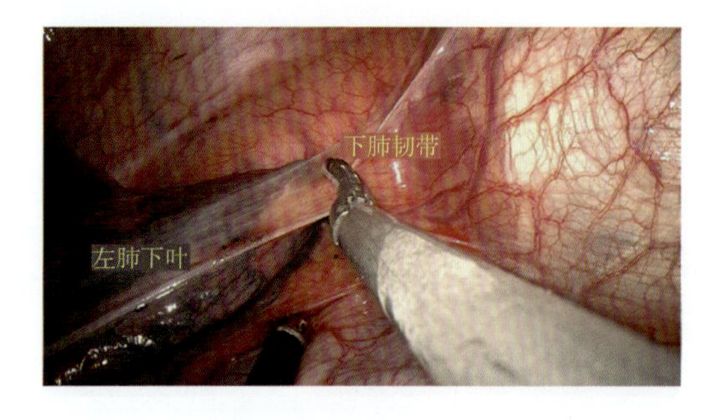

离断下肺韧带。

图1–154　步骤5（1）

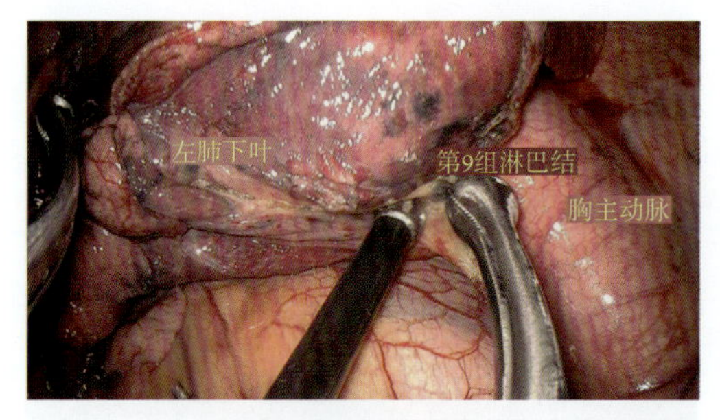

清扫第9组淋巴结。

图1–155　步骤5（2）

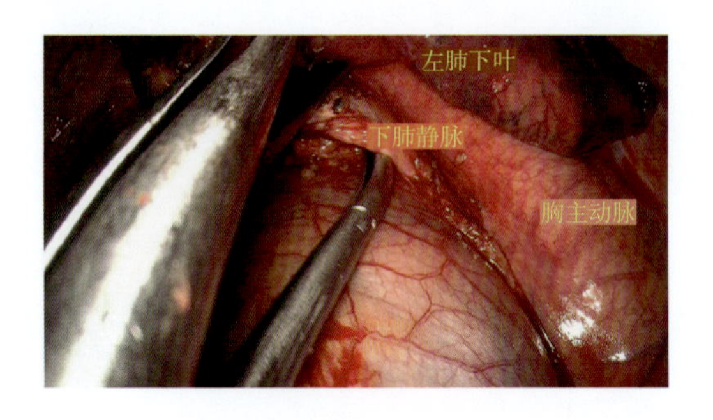

解剖暴露左下肺静脉。

图1-156　步骤5（3）

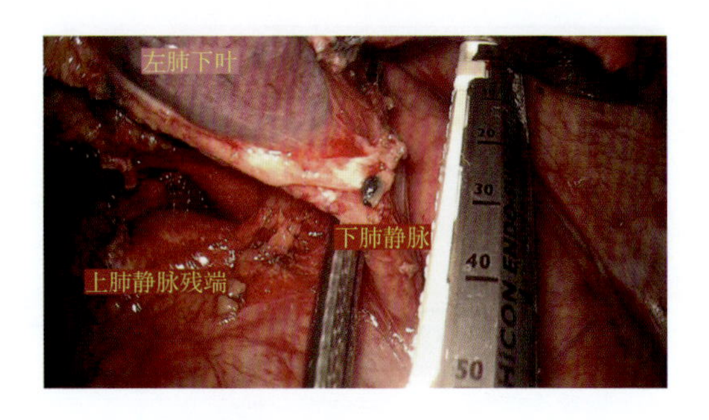

离断左下肺静脉。

图1-157　步骤5（4）

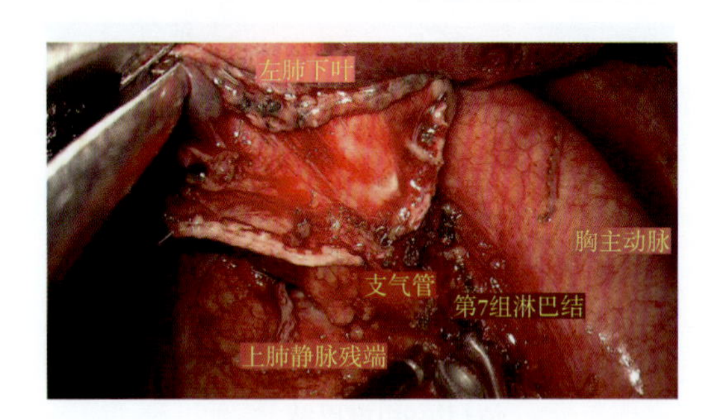

清扫第7组淋巴结。

图1-158　步骤5（5）

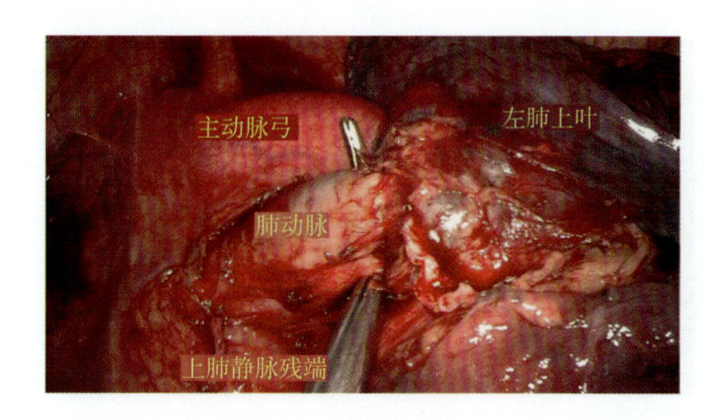

解剖暴露左肺动脉干。

图1-159　步骤6（1）

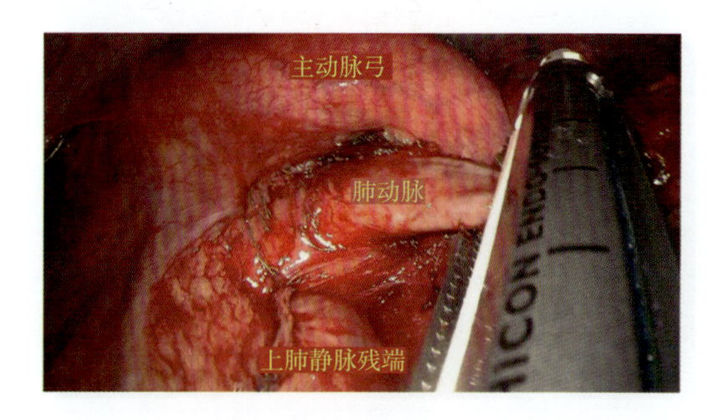

离断左肺动脉干。

图1-160　步骤6（2）

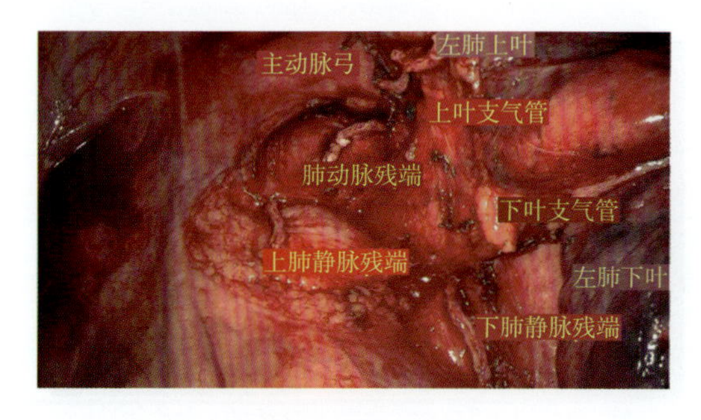

解剖暴露左肺支气管。

图1-161　步骤7（1）

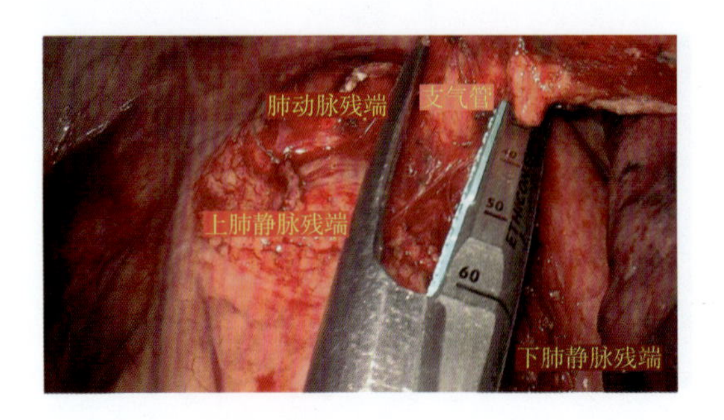

离断左肺支气管。

图1-162　步骤7（2）

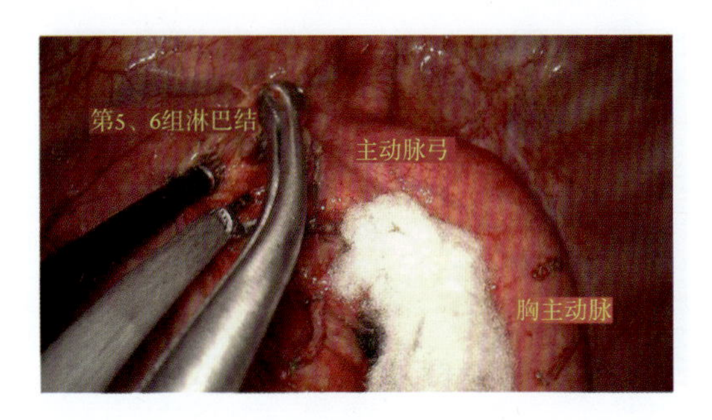

清扫第5、6组淋巴结。

图1-163　步骤8

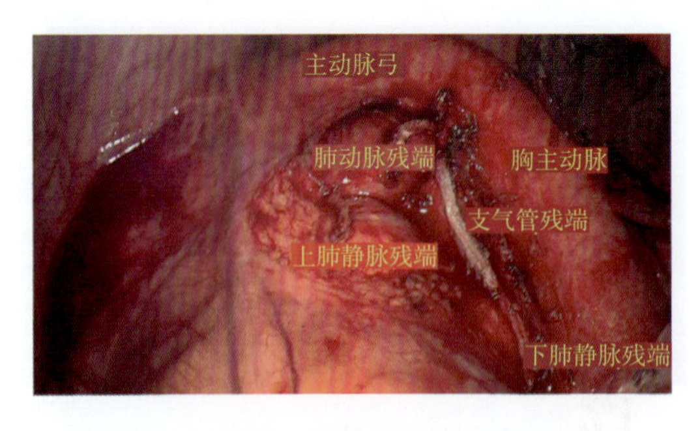

探查左肺动脉、肺静脉、支气管残端。

图1-164　步骤9

三、术后情况

术后予以补液、止血、预防感染、雾化、对症支持等治疗，绝对卧床14天；术后第5天拔出胸腔闭式引流管，术后第16天出院。术后病理检查示左肺下叶背段浸润性腺癌；左肺上叶浸润性腺癌；脏层胸膜及支气管残端未见癌累犯；第11组淋巴结（0/2），第9组淋巴结（0/2），第5、6组淋巴结（0/3），第10组淋巴结（0/2），第7组淋巴结（0/2）均未见癌转移。

四、讨论

术前明确诊断，充分评估患者心肺功能，严格把握全肺切除术指征。

仔细探查肺门重要结构，包括肺动脉主干、肺静脉主干和主支气管。

从主动脉弓下方游离左肺动脉干，如果左肺动脉干较短，则可将左肺动脉各分支逐一离断。

扫码观看手术操作视频

http://ame.pub/925bDMRw

第二章　经肋间单孔胸腔镜肺段切除术

第一节　经肋间单孔胸腔镜右上肺尖段切除术

一、临床资料

（一）简要病史

患者，女，48岁，体检发现右上肺结节1周入院。

（二）检查资料

心肺功能无异常。

胸部CT示（图2-1）右上肺尖段（S1）可见一混杂性磨玻璃结节，大小约9 mm×7 mm，另可见少许实性灶。

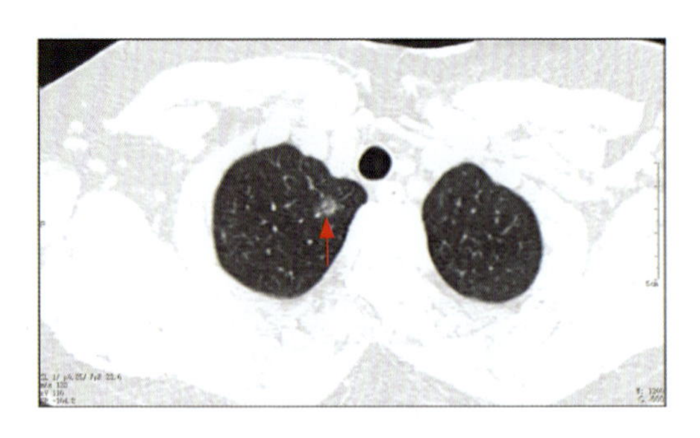

图2-1　右上肺尖段可见一混杂性磨玻璃结节

二、操作步骤

（一）麻醉、体位、切口选择

手术采用自主呼吸麻醉，或双腔气管插管麻醉。取左侧卧位，右侧第5肋间做一长约3 cm的切口，置入切口保护套（图2-2）。

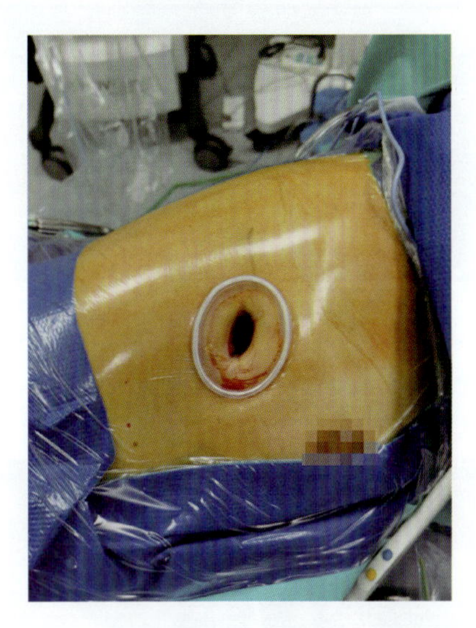

图2-2 切口选择

（二）具体操作步骤

步骤1 充分分离段门结构，显露右上肺尖段动脉（A1）各个分支及右上肺静脉各个分支。

步骤2 利用结扎、hem-o-lock或直线切割缝合器等方法离断右上肺尖段动脉及右上肺尖段静脉（V1）分支。

步骤3 离断右上肺尖段动脉后，利用电刀或超声刀等能量平台，继续沿深面分离，可看到右上肺尖段支气管（B1）周围的淋巴结及结缔组织，清扫上述淋巴结，直至右上肺尖段支气管清晰显露。

步骤4 用结扎、hem-o-lock或直线切割缝合器等方法离断右上肺尖段支气管。

步骤5 纯氧鼓肺，然后再恢复单肺通气15 min左右，可清晰显露段间平面。采用直线切割缝合器切除右上肺尖段（S1）。

步骤6 若术中冰冻病理检查提示为浸润性癌，则行纵隔淋巴结清扫，采样送检。

具体图示见图2-3~图2-7。

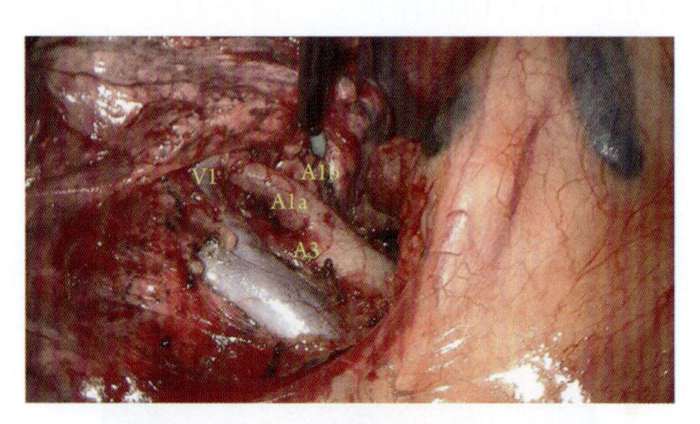

充分暴露右上肺尖段段门结构。

图2-3 步骤1

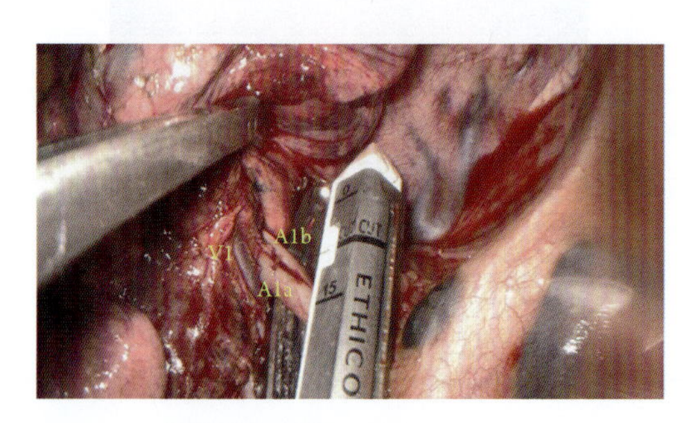

离断尖段动脉（A1）。

图2-4 步骤2

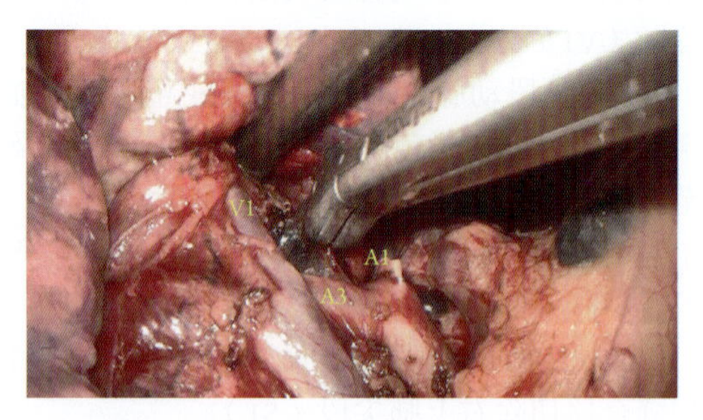

清扫右上肺尖段支气管周围淋巴结以显露右上肺尖段支气管（B1）。

图2-5 步骤3

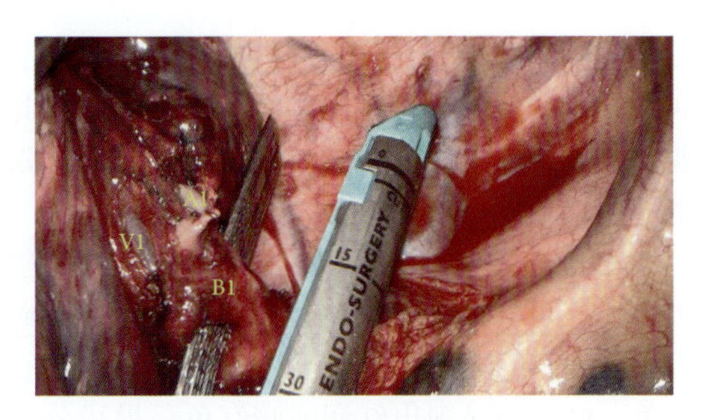

离断右上肺尖段支气管（B1）。

图2-6　步骤4

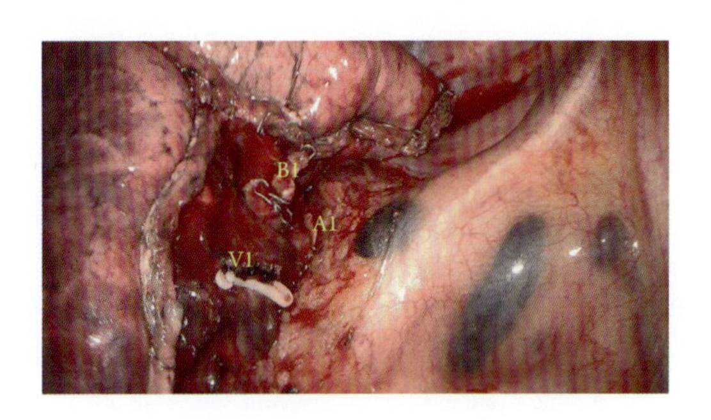

切除右上肺尖段（S1）。

图2-7　步骤5

三、术后情况

术后第1天常规复查胸部X线片。若患者肺膨胀良好，未见明显积气、积液，则拔除胸腔引流管。

四、讨论

右上肺尖段（S1）段由于解剖位置位于肺外周，静脉、动脉、支气管都易于显露，相对而言手术难度不大。

一般而言，尖段静脉（V1）走行较为固定，不易误伤，但须注意鉴别尖段动脉（A1）、后段动脉（A2）和前段动脉（A3），通常A1、A3两支动脉共干发出，容易误伤；另外，后段动脉外亚段动脉（A2b）也常常从A1主干发出，也要尽量避免误伤。术前认真阅片，术中充分分离A1，可减少误伤可能。

A1离断后，建议麻醉医生纯氧鼓肺，肺完全膨胀后，再次左肺单侧通气。术者可向肺实质继续分离，对支气管周围的淋巴结进行清扫，并行病理诊断，以便对患者病情进行准确诊断。淋巴结有时位置较深，此时应充分分离周围血管，过线向前、向下牵引淋巴结周围的血管，以充分暴露淋巴结。术者小心操作，助手紧密配合，处理好淋巴结。

淋巴结清扫后自然显露右上肺尖段支气管（B1），并将其离断，若担心误伤后段支气管（B2），可尝试夹闭B1，用膨胀萎陷法来明确目标支气管。

支气管处理后，此时可以看到由于A1被离断，纯氧通气时血气不能交换，故S1呈现出白色，S2、S3呈现出红润或暗红色，界线分明，循段间平面切除S1即可。

第二节　经肋间单孔胸腔镜右上肺后段切除术

一、临床资料

（一）简要病史

患者，女，30岁，体重49 kg，身高155 cm。体检发现右上肺结节，无高血压病、糖尿病、冠心病等慢性病史。口服抗生素2周后复查胸部CT，发现其右上肺结节无明显变化。

（二）检查资料

胸部CT示（图2-8）右上肺后段（S2）见一磨玻璃样密度增高影，边界清，长径约为9 mm。

心肺功能检查及其他检查未见异常。

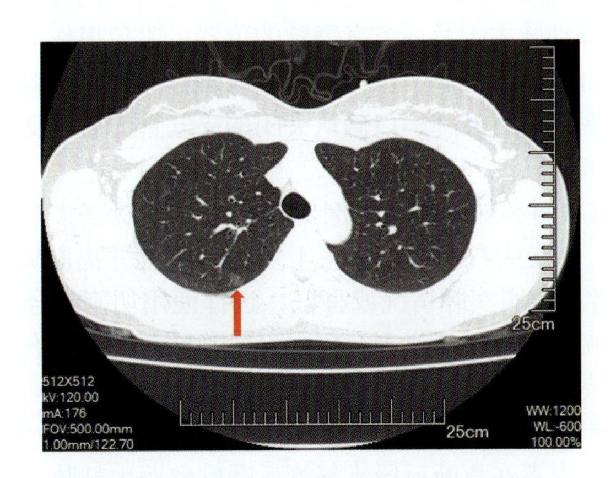

图2-8　右上肺后段磨玻璃样密度增高影

二、操作步骤

（一）麻醉、体位、切口选择

患者通过全身麻醉或联合使用外周神经阻滞麻醉或硬膜外麻醉以达到良好的术后镇痛效果。诱导麻醉后，给予双腔气管插管，以达到良好的术侧肺隔离及健侧肺通气效果。使用纤维支气管镜确认气管插管位置，以保证肺隔离效果。患者留置中心静脉管道及桡动脉管道用以检测动态血压变化。

患者取左侧卧位，并向腹侧轻微前倾。患者双手前伸并固定后可进行常规消毒铺巾。切口位于患者右侧腋前线至腋中线第4或第5肋间处，其位置可根据术者的需求和喜好进行前后调整。手术切口长3~4 cm。

（二）具体操作步骤

步骤1 右肺由斜裂和水平裂将其分为上叶、中叶和下叶。如果右肺斜裂发育良好，术者可以使用能量平台在斜裂的中部由前向后分离斜裂。分离斜裂后可解剖暴露右肺动脉主干，并向上分离显露后段动脉（A2），一般也称为后升支动脉。若肺裂发育不良，术者可以先分离后纵隔组织并解剖暴露后肺门，沿右肺上叶支气管根部向远端分离直至暴露肺后段支气管（B2）。在离断肺后段支气管后可暴露右肺下叶后段动脉。

步骤2 在肺门的后上方分离纵隔胸膜，解剖并暴露右肺上叶支气管。术者沿着右肺上叶支气管根部向远端分离肺组织可暴露尖段支气管（B1）、前段支气管（B3）及后段支气管。游离足够长度的B2后可使用双关节直角钳或蛇头钳分离，然后使用切割缝合器进行离断。在使用切割缝合器离断后段支气管时，须注意上肺动脉主干及后方奇静脉的位置，避免损伤上述血管。若空间狭窄使得切割缝合器进入困难，可使用橡胶尿管作引导。术者在激发切割缝合器前，可嘱麻醉医生进行鼓肺，以确认夹闭的支气管为后段支气管，确认无误后将后段支气管离断。

步骤3 在右肺斜裂处分离可解剖暴露右上肺后段静脉（V2）及其各分支[V2（a+b+c）]，分支从右上肺静脉主干发出。解剖并离断V2（a+b），保留V2c。离断时术者可按照实际情况或喜好，选择使用切割缝合器离断或使用丝线结扎及血管夹夹闭后再用能量平台离断后段静脉。在暴露右上肺后段静脉的同时，可把后段支气管后方的返支动脉一同离断。

步骤4 在肺段切除手术中有许多确认段间平面的方法。目前最常用的方法是膨胀萎陷法。术者在离断后段支气管后嘱麻醉医生鼓肺，后段的肺组织会维持相对萎陷状态，而其他肺组织则会膨胀。术者可根据膨胀和萎陷肺组织之间的间隙来确定段间平面。另一种方法是在离断后段动脉后，在外周注射吲哚菁绿（ICG），然后使用荧光胸腔镜观察ICG在肺部的充盈情况。术者可在静脉注射ICG的数十秒内观察到其他肺组织呈荧光绿色，而后段肺组织则无荧光显影并呈现原来的颜色。

术者可提起后段支气管远端残端，使用电凝钩规划出段间平面及须要切除的肺组织范围，随后使用切割缝合器切除目标肺段。须要注意的是，目标肺段的支气管及血管的残端须要包含在切除的范围之内，确保它们与目标肺组织一并被切除、取出。

具体图示见图2-9~图2-17。

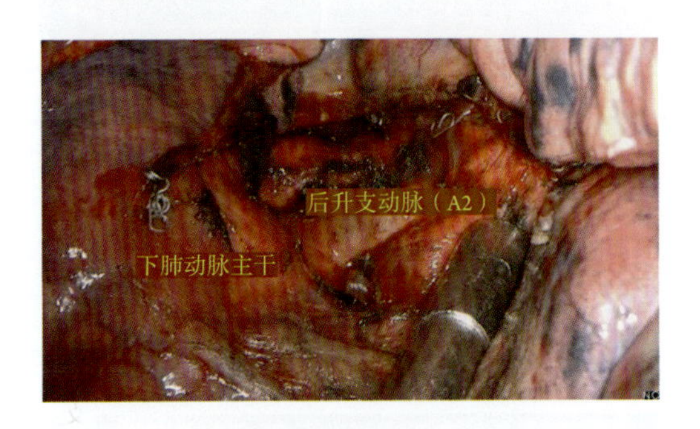

解剖暴露右上肺后升支动脉（A2）。

图2-9　步骤1（1）

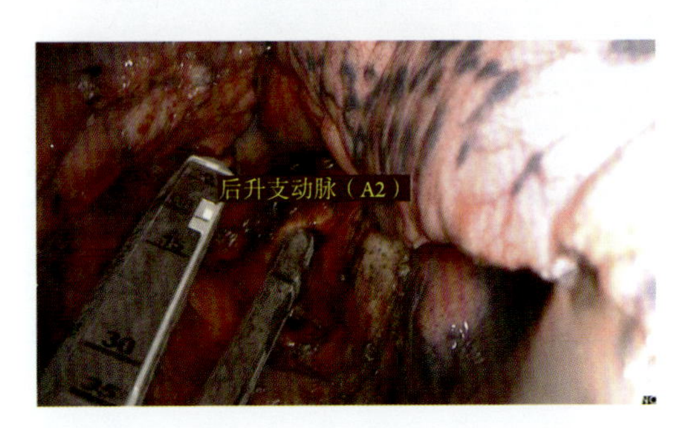

切割缝合器离断右上肺后升支动脉（A2）。

图2-10　步骤1（2）

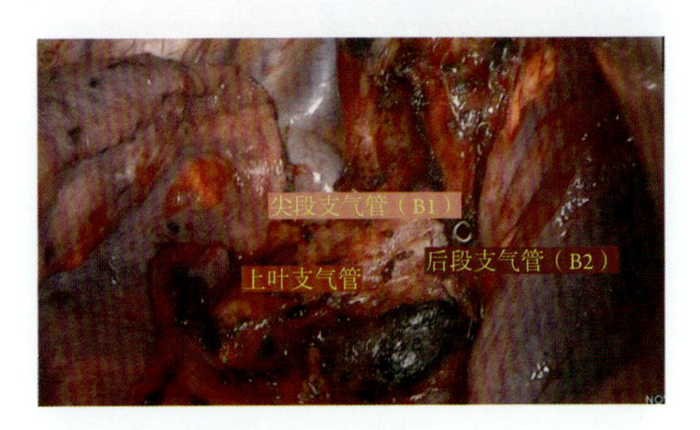

解剖并暴露右肺上叶支气管和后段支气管（B2）。

图2-11　步骤2（1）

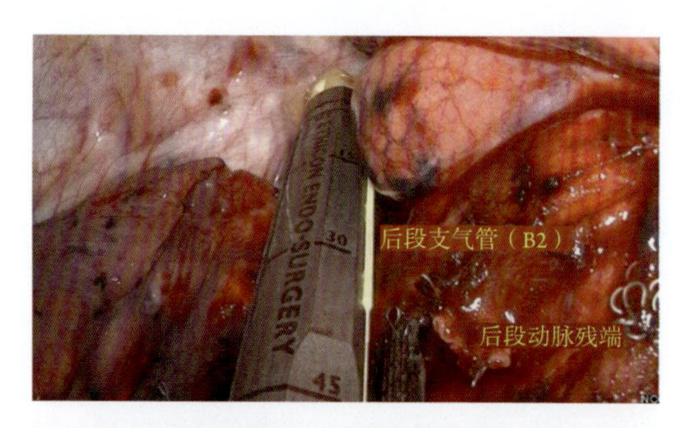

切割缝合器离断右肺上叶后段支气管（B2）。

图2-12　步骤2（2）

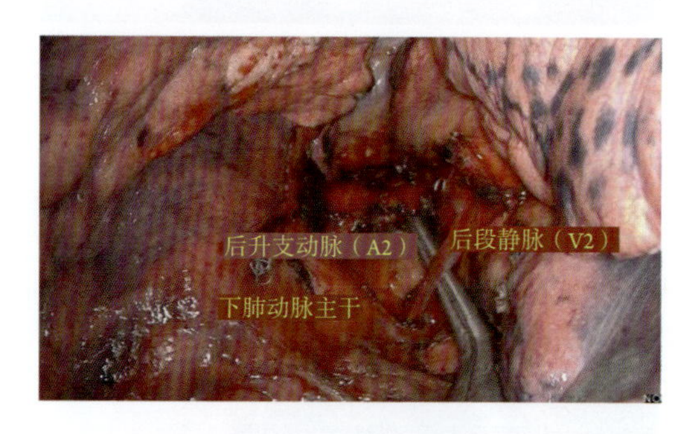

解剖暴露右上肺后段静脉（V2）。

图2-13　步骤3（1）

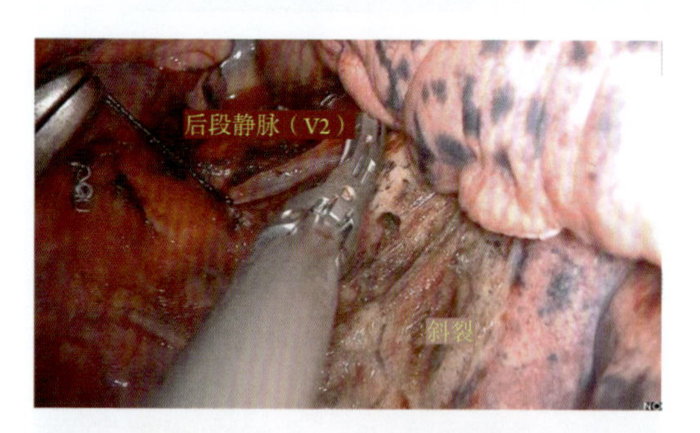

丝线结扎、超声刀离断右上肺后段静脉（V2）。

图2-14　步骤3（2）

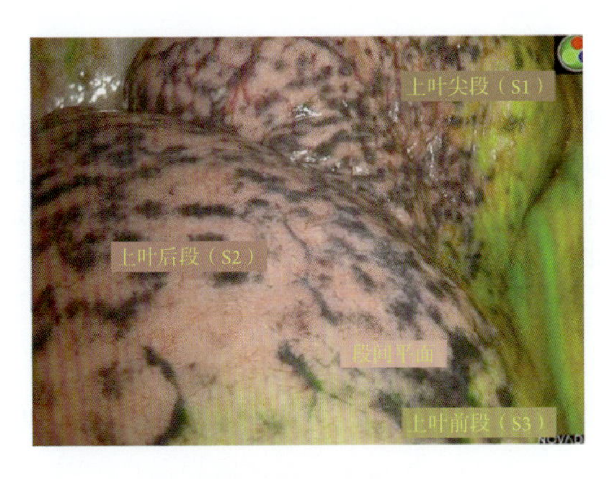

ICG反染法确认段间平面。

图2-15　步骤4（1）

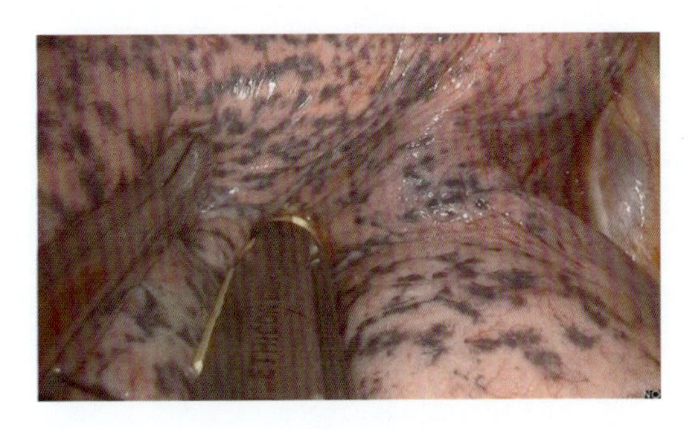

切割缝合器切除右上肺后段。

图2-16　步骤4（2）

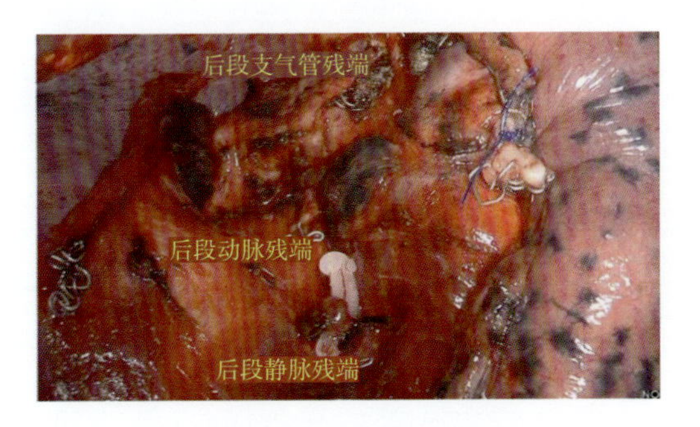

右上肺后段切除后展示图。

图2-17　步骤4（3）

三、术后情况

术后患者常规留置胸腔引流管并记录引流量。可使用多模式镇痛缓解患者术后疼痛，以达到快速康复的效果。鼓励患者尽早进食、下地活动及进行呼吸功能锻炼。给予患者术后预防感染和雾化吸入等常规治疗。定期复查胸部X线片，查看患者复张情况。

四、讨论

右上肺前段动脉（A3）可能与右上肺后段动脉（A2）共干。术中应该注意辨别并保留A3。

若斜裂发育不良，可先暴露右肺上叶支气管根部并游离B2。在离断B2后继续向上方游离，从而暴露后段静脉V2和后段动脉A2分支，并逐个将它们离断。

后段静脉的分支V2c是走行于后段（S2b）和前段（S3a）之间的段间静脉，在行右上肺后段切除的时候应尽可能保留V2c。

第三节　经肋间单孔胸腔镜右上肺前段切除术

一、临床资料

（一）简要病史

患者，女，54岁，因体检发现右上肺结节5个月入院。

（二）检查资料

心肺功能无异常。

胸部CT示（图2-18）右上肺前段（S3）可见一长径约1.1 cm的磨玻璃结节，考虑浸润前病变。

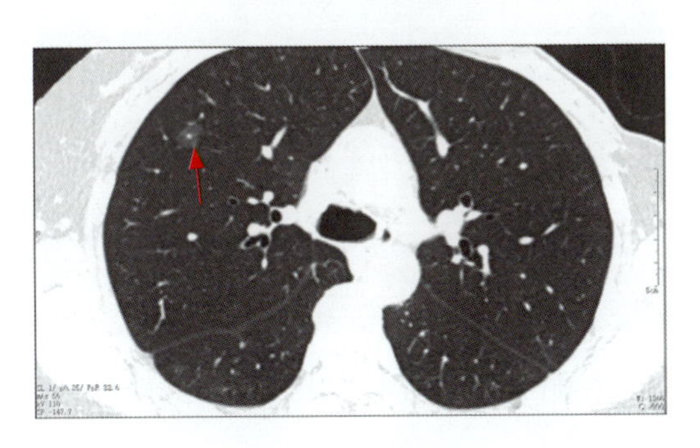

图2-18　胸部CT

二、操作步骤

（一）麻醉、体位、切口选择

自主呼吸麻醉或双腔气管插管麻醉。取左侧卧位，右侧第5肋间或第6肋间腋前线做一长约3 cm的切口，置入切口保护套。

（二）具体操作步骤

步骤1　充分暴露肺门结构及右上肺静脉各个分支。若水平裂发育不佳，则先充分分离水平裂。

步骤2 处理水平裂，完整暴露右上肺V2，避免误伤。

步骤3 利用结扎、hem-o-lock或直线切割缝合器等方法离断右上肺前段静脉（V3）分支。

步骤4 向段门继续分离，通常可以显露前段动脉（A3），然后利用结扎、hem-o-lock或直线切割缝合器等方法离断A3。建议尽量少用hem-o-lock，以免给支气管离断带来不便。

步骤5 循A2动脉方向继续分离，清扫前段支气管（B3）周围淋巴结，并显露B3，使用过线或引导器，用直线切割缝合器离断。

步骤6 沿段间平面切除右上肺前段（S3）。

步骤7 若术中冰冻病理检查提示为浸润性癌，则行纵隔淋巴结清扫，并采样送检。

具体图示见图2-19~图2-27。

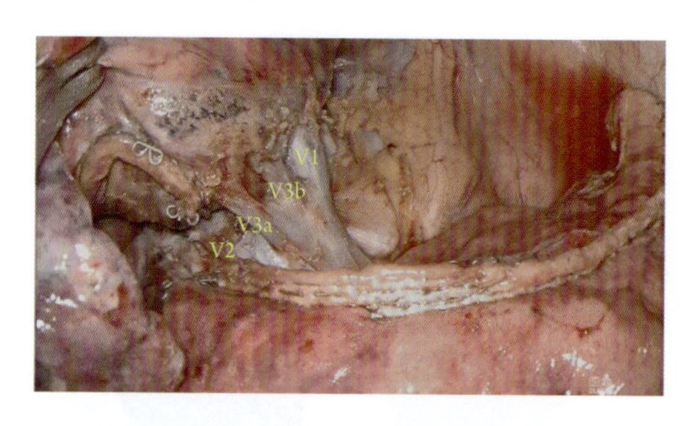

暴露右肺门结构。若水平裂发育不佳，则先充分分离水平裂。

图2-19 步骤1

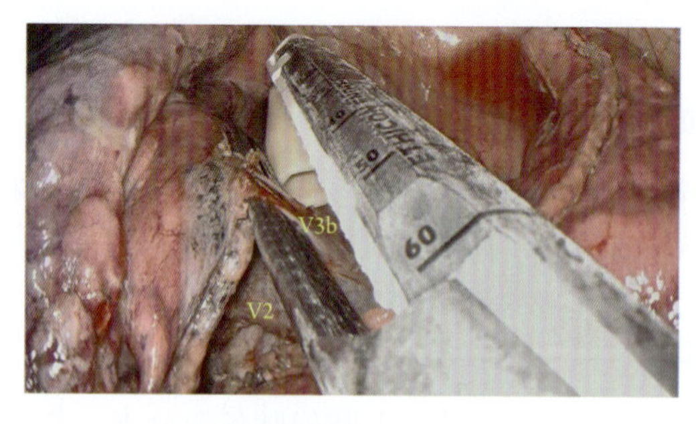

离断右上肺V3分支。

图2-20 步骤3

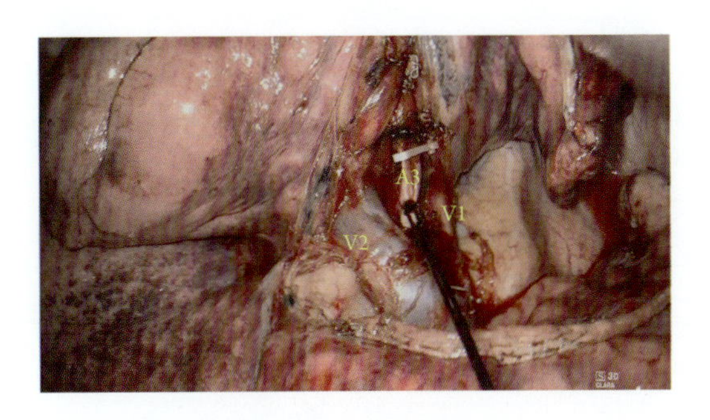

暴露右上肺前段动脉。

图2-21 步骤4

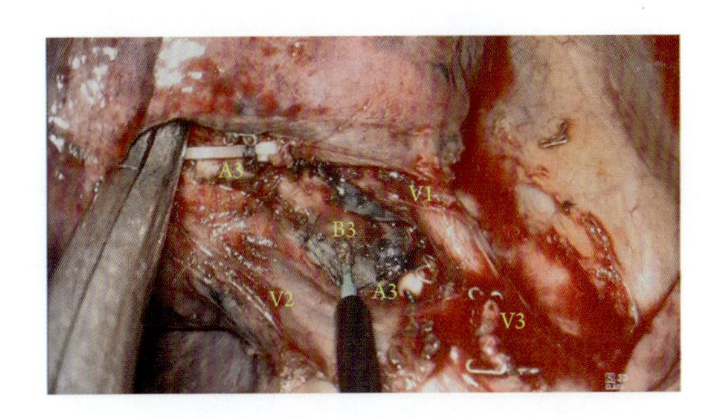

清扫右上肺前段支气管周围淋巴结。

图2-22 步骤5（1）

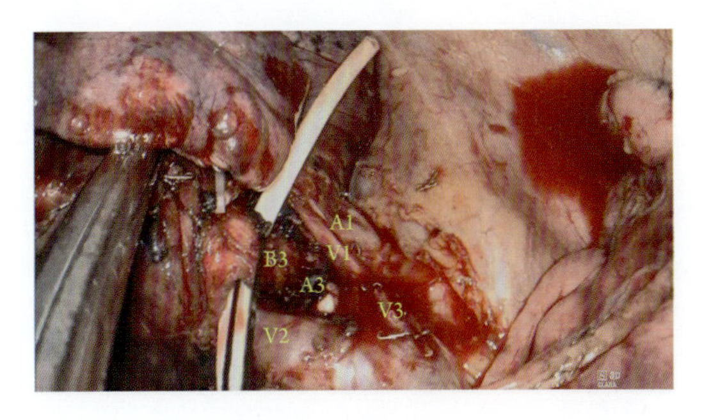

牵引暴露右上肺前段支气管。

图2-23 步骤5（2）

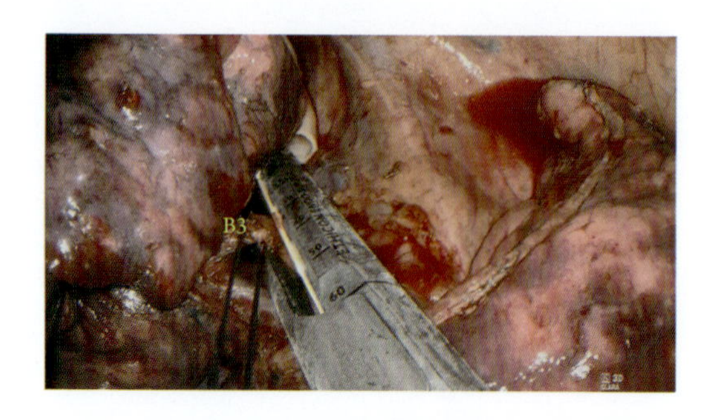

离断右上肺前段支气管。

图2-24　步骤5（3）

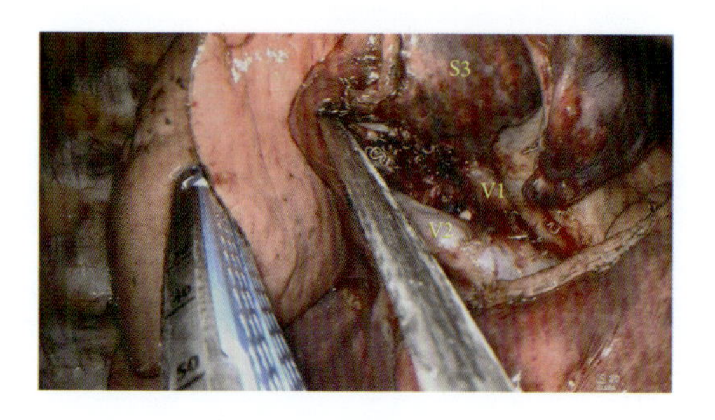

沿段间平面，切除右上肺S3。

图2-25　步骤6（1）

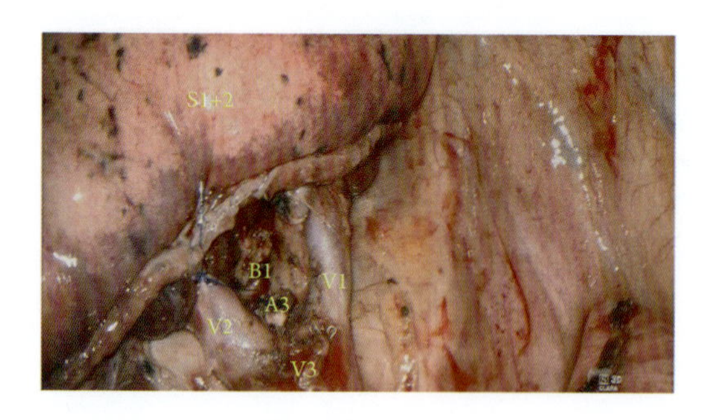

右上肺S3切除后展示图。

图2-26　步骤6（2）

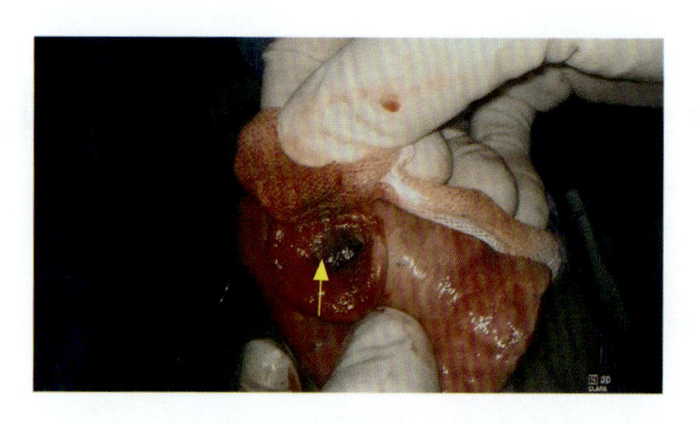

右上肺S3结节标本，术中冰冻病理检查提示为微浸润性腺癌。

图2-27　步骤7

三、术后情况

术后病理检查示微浸润性腺癌。

术后第1天常规复查胸部X线片。若患者肺膨胀良好，未见明显积气、积液，则拔除胸腔引流管。

四、讨论

在单孔胸腔镜下施行右上肺前段（S3）切除手术难度较大。首先是由于单孔操作空间有限；其次是S3位置靠前，与切口距离近，且垂直，不易周转；最后S3邻近水平裂和斜裂，若肺裂发育不良，难度将进一步加大。

因此为了减少右上肺S3切除的难度，切口位置可稍低，即选择第6肋间腋前线，这样操作就有了一定的回旋空间；其次，充分解剖水平裂，松解肺门，有利于调整直线切割缝合器离断血管、支气管及肺组织的角度。若角度不好，可根据具体情况采用hem-o-lock等方法处理。

需要注意的是，S3结节通常位置较深，而且S3肺组织又较厚，因此切除S3的时候，建议尽量将肺组织向前牵拉，切除边界尽量靠近S2、S1，以避免切除范围不够。

第四节　经肋间单孔胸腔镜右下肺背段切除术

一、临床资料

（一）简要病史

患者，男，64岁，体检发现右下肺结节10天入院。

（二）检查资料

心肺功能无异常。

胸部CT示（图2-28）右下肺背段（S6）可见一长径为1.8 cm的结节，内可见空洞，考虑肺癌。

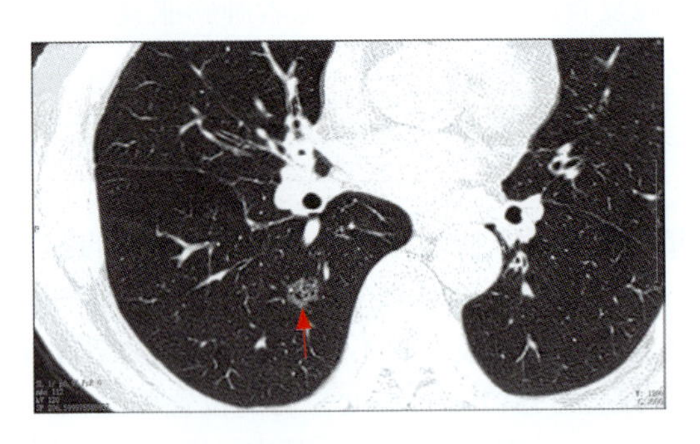

图2-28　胸部CT

二、操作步骤

（一）麻醉、体位、切口选择

自主呼吸麻醉或双腔气管插管麻醉。取左侧卧位，右侧第5肋间或第6肋间腋前线做一长约3 cm的切口，置入切口保护套。

（二）具体操作步骤

步骤1　分离斜裂，暴露右下肺上段动脉（A6）。若斜裂上部发育不佳，则先充分分离斜裂。

步骤2　利用结扎、hem-o-lock或直线切割缝合器等方法离断右下肺上段动脉（A6）。

步骤3　清扫右下肺上段支气管（B6）周围淋巴结，显露右下肺B6。

步骤4　直线切割缝合器离断右下肺B6。

步骤5　打开后纵隔胸膜，分离暴露右下肺上段静脉（V6）分支。

步骤6　利用结扎、hem-o-lock或直线切割缝合器等方法离断右下肺上段静脉（V6）分支。

步骤7　沿段间平面切除右下肺S6。

步骤8　若术中冰冻病理检查提示为浸润性癌，则行纵隔淋巴结清扫，采样送检。

具体图示见图2-29~图2-35。

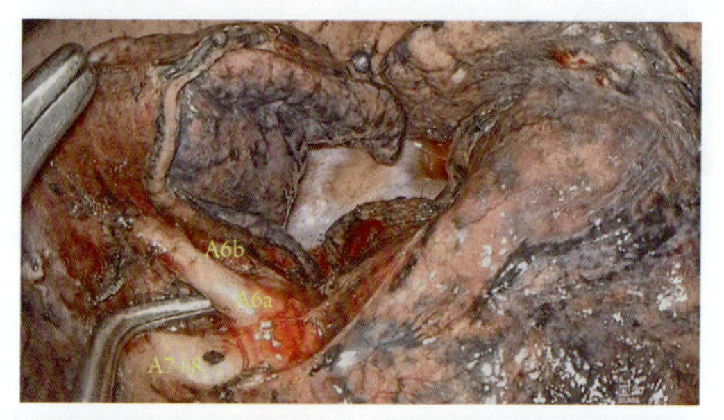

暴露右下肺上段动脉（A6）。若斜裂上部发育不佳，则先充分分离斜裂。

图2-29　步骤1

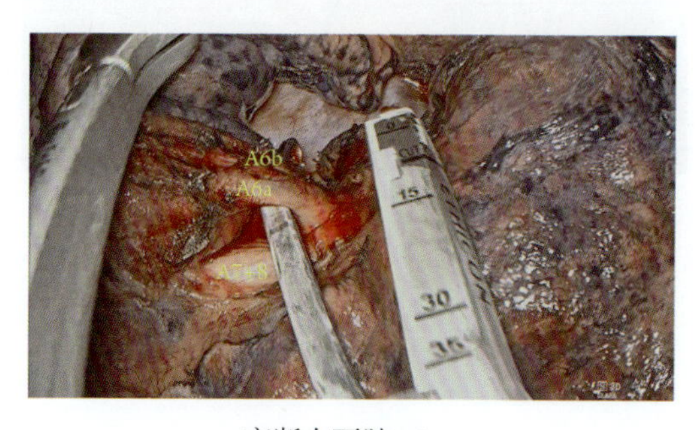

离断右下肺A6。

图2-30　步骤2

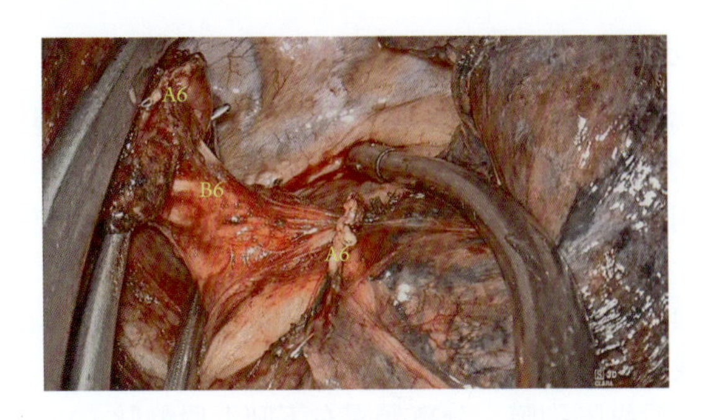

暴露右下肺B6。

图2-31　步骤3

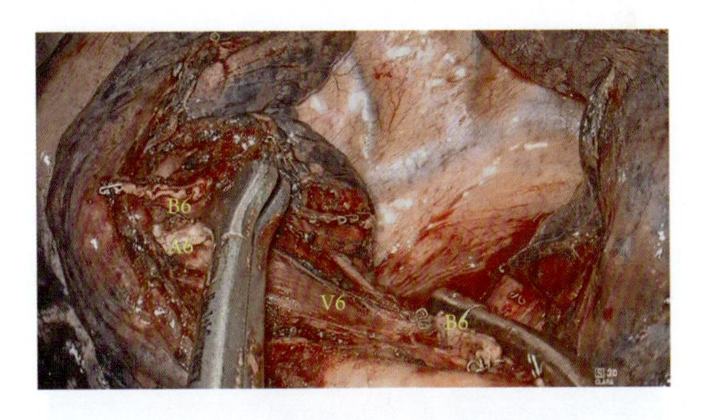

显露右下肺V6分支。

图2-32　步骤5

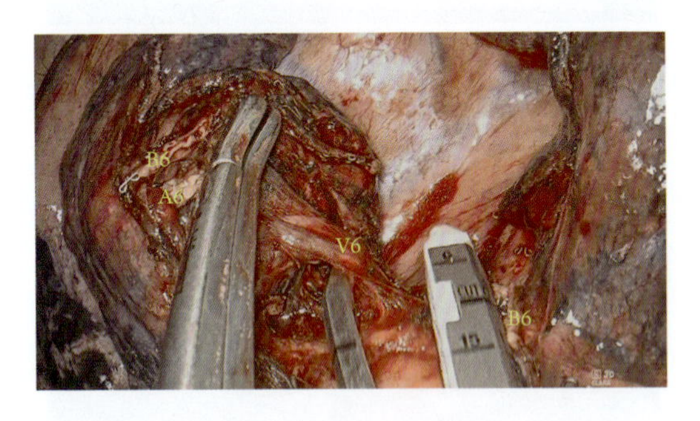

离断右下肺V6分支。

图2-33　步骤6

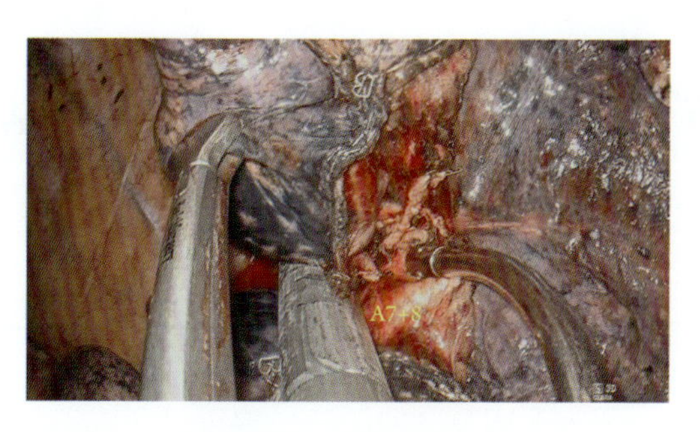

沿段间平面切除右下肺S6。

图2-34　步骤7（1）

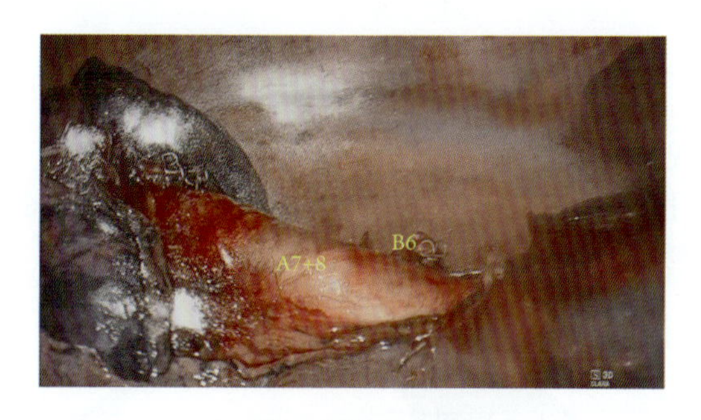

右下肺S6切除后效果。

图2-35　步骤7（2）

三、术后情况

术后病理检查示微浸润性腺癌。

术后第1天常规复查胸部X线片。若患者肺膨胀良好，未见明显积气、积液，则拔除胸腔引流管。

四、讨论

右下肺S6的血管、支气管相对独立，因此行S6切除术误伤的可能性很小，唯一困难的是斜裂上部发育不良，而致A6暴露不良。但只要耐心分离斜裂上部，通常不难。

需要注意的是，若病灶靠近脊柱，特别是邻近右下肺后基底段（S10）的时候，应先分离后纵隔胸膜，显露右下肺静脉，甚至可以先离断右下肺V6，然后再处理A6、B6，这样可尽量将脊柱方向的肺组织向前提，以保证切缘干净。

第五节　经肋间单孔胸腔镜右下肺内基底段/前基底段切除术

一、临床资料

（一）简要病史

患者，男，52岁，因体检发现右下肺结节3个月，行左下肺楔形切除术后1个月再次入院。

（二）检查资料

心肺功能未见异常。

胸部CT示（图2-36）右下肺内基底段/前基底段（S7/S8）可见一长径为1.1 cm的混杂密度结节影。

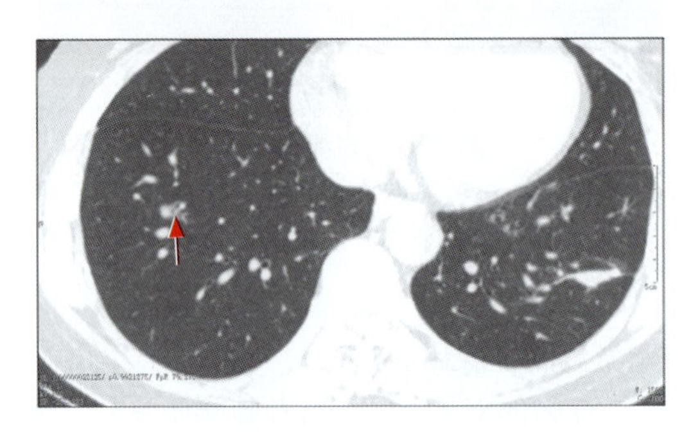

图2-36　胸部CT

二、操作步骤

（一）麻醉、体位、切口选择

自主呼吸麻醉或双腔气管插管麻醉。取左侧卧位，右侧第6肋间做一长约3 cm的切口，置入切口保护套。

（二）具体操作步骤

步骤1　分离暴露右下肺各动脉分支。若斜裂下部发育不佳，则先充分分离斜裂。

步骤2　利用结扎、hem-o-lock或直线切割缝合器等方法离断右下肺内基底段动脉（A7）、前基底段动脉（A8）。

步骤3　清扫右下肺前基底段支气管（B8）周围淋巴结，牵引、显露右下肺内基底段支气管（B7）、前基底段支气管。

步骤4　用直线切割缝合器离断右下肺B7+8。

步骤5　分离暴露右下肺内基底段、前基底段静脉（V7+8）分支。

步骤6　利用结扎、hem-o-lock或直线切割缝合器等方法离断右下肺V7+8分支。

步骤7　沿段间平面切除右下肺内基底段（S7）、前基底段（S8）。

步骤8　若术中冰冻病理检查提示为浸润性癌，则行纵隔淋巴结清扫，采样送检。

具体图示见图2-37~图2-43。

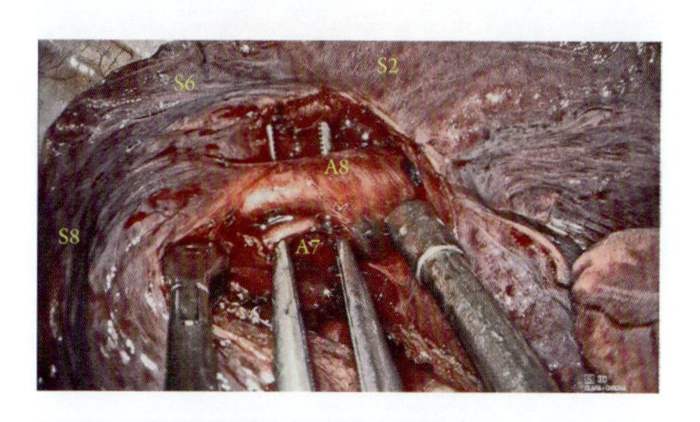

充分暴露右下肺A7+8。若斜裂下部发育不佳，则先充分分离斜裂。

图2-37　步骤1

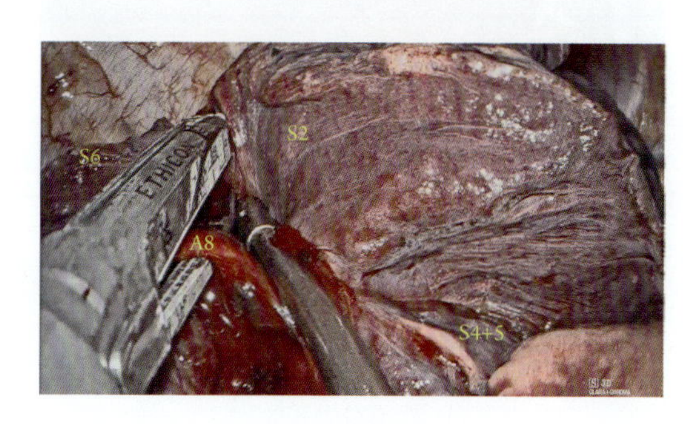

离断右下肺A7+8。

图2-38　步骤2

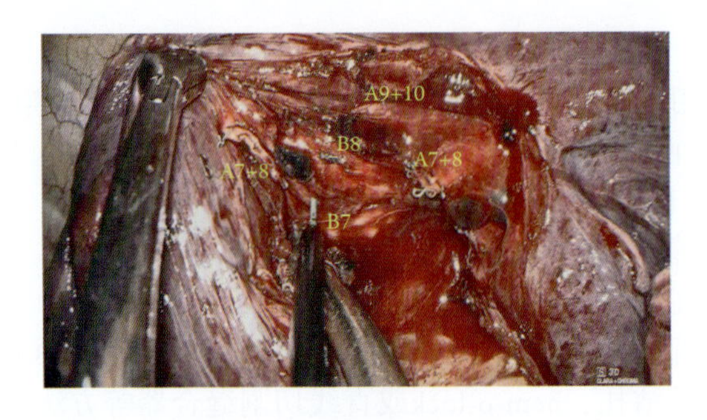

清扫右下肺B7+8周围淋巴结。

图2-39　步骤3（1）

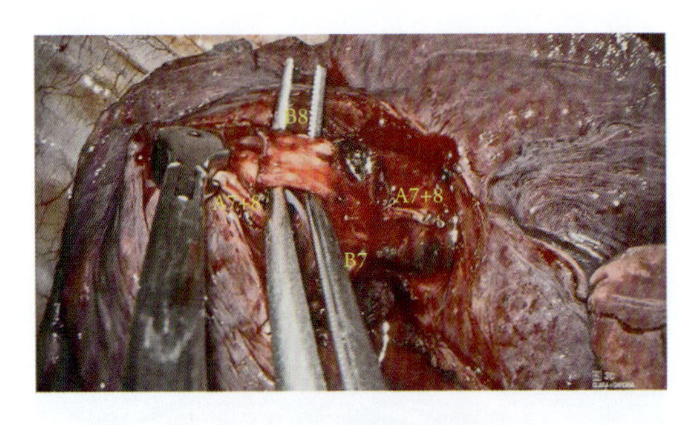

牵引、暴露右下肺B7+8。

图2-40　步骤3（2）

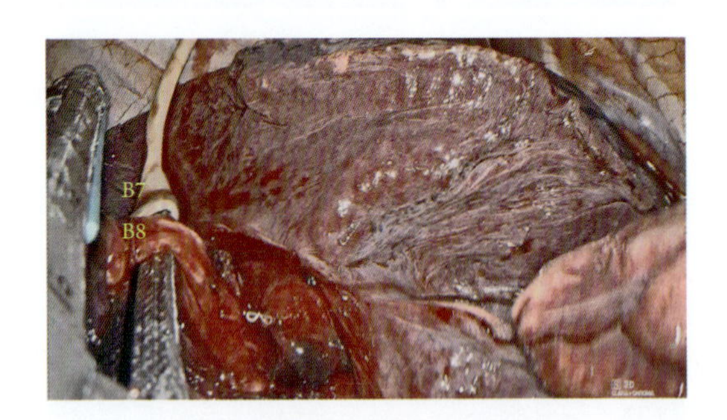

离断右下肺B7+8。

图2-41　步骤4

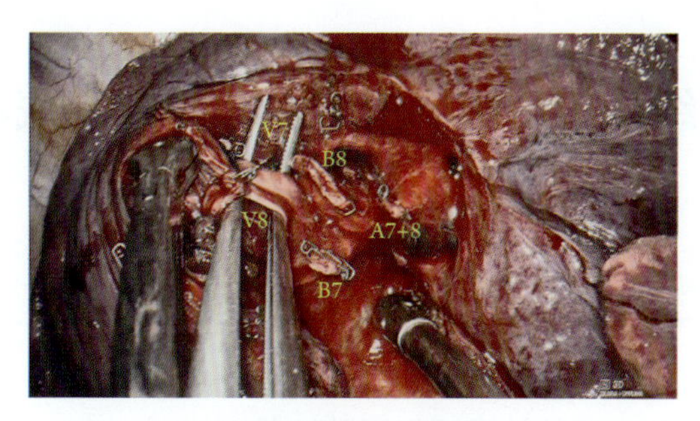

显露右下肺V7+8分支。

图2-42　步骤5（1）

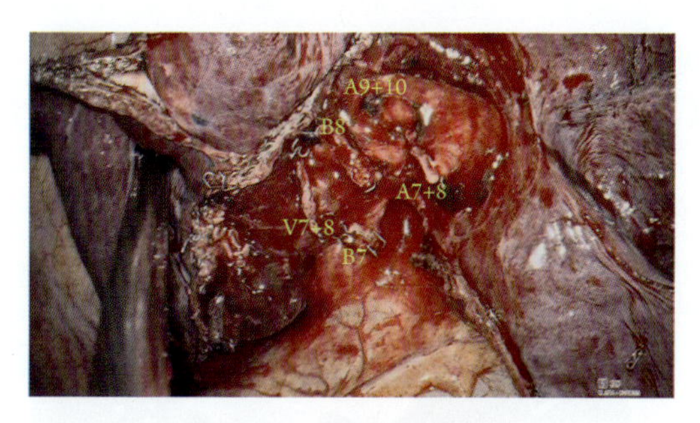

右下肺S7+8切除后效果。

图2-43　步骤5（2）

三、术后情况

术后病理检查示微浸润性腺癌。

术后第1天常规复查胸部X线片。若患者肺膨胀良好，未见明显积气、积液，则拔除胸腔引流管。

四、讨论

右下肺S7+8切除，只要耐心操作，仔细辨认相应血管、支气管，两段联合切除通常不难，难点在于单独行S7或S8切除时，应尽量保留正常肺组织。因为S7较小，行S8切除术的时候，应尽量让切缘舒展，否则容易误伤S7。

舒展的方法是采用电刀、超声刀或直线切割缝合器等，尽量沿动脉方向分离肺组织，减少肺切除的厚度。

前基底段动脉（A8）血管通常会从主干靠近A7分叉位置，发出外分支（A8a），可以视情况离断或保留A8a；底分支（A8b）有可能与外基底段动脉（A9）或A7混淆，但通常而言其方向不同，A9的走行方向更加向后、向外，A7的走行方向向内，沿下肺静脉的方向。

第六节　经肋间单孔胸腔镜右下肺外基底段切除术

一、临床资料

（一）简要病史

患者，女，44岁，因体检发现右下肺结节2个多月入院。

（二）检查资料

心肺功能未见异常。

胸部CT示（图2-44）右下肺外基底段（S9）可见一结节，长径约为10 mm，边界清，形态规则。

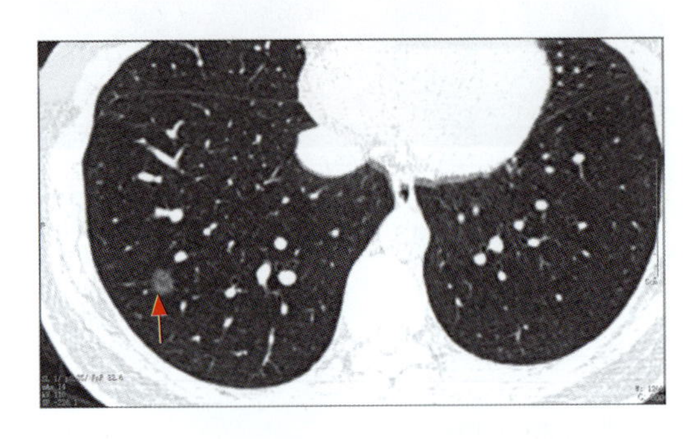

图2-44　胸部CT

二、操作步骤

（一）麻醉、体位、切口选择

自主呼吸麻醉或双腔气管插管麻醉。取左侧卧位，右侧第6肋间做一长约3 cm的切口，置入切口保护套。

（二）具体操作步骤

步骤1　分离斜裂，充分显露右下肺各动脉分支。若斜裂下部发育不佳，则先充分分离斜裂。

步骤2　辨认右下肺外基底段动脉（A9），并离断。

步骤3　清扫右下肺外基底段支气管（B9）周围淋巴结。

步骤4　牵引、暴露右下肺B9。

步骤5　直线切割缝合器离断右下肺B9支气管。

步骤6　沿段间平面切除右下肺外基底段（S9）。

步骤7　若术中冰冻病理检查提示为浸润性癌，则行纵隔淋巴结清扫，采样送检。

具体图示见图2-45~图2-51。

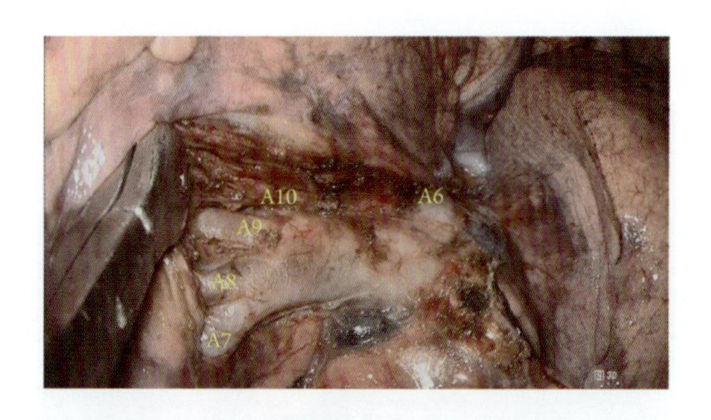

充分暴露右下肺动脉各个分支。若斜裂下部发育不佳，则先充分分离斜裂。

图2-45　步骤1

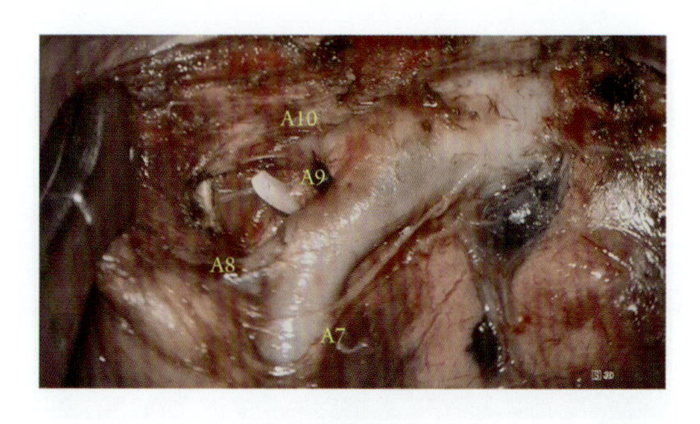

离断右下肺A9。

图2-46　步骤2

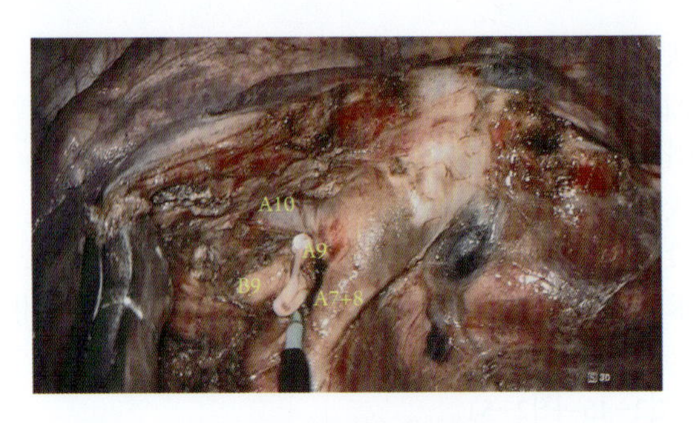

清扫右下肺B9周围淋巴结。

图2-47　步骤3

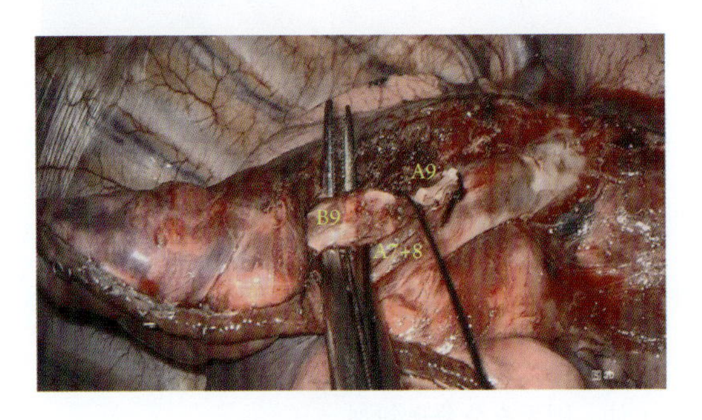

牵引、暴露右下肺B9。

图2-48　步骤4

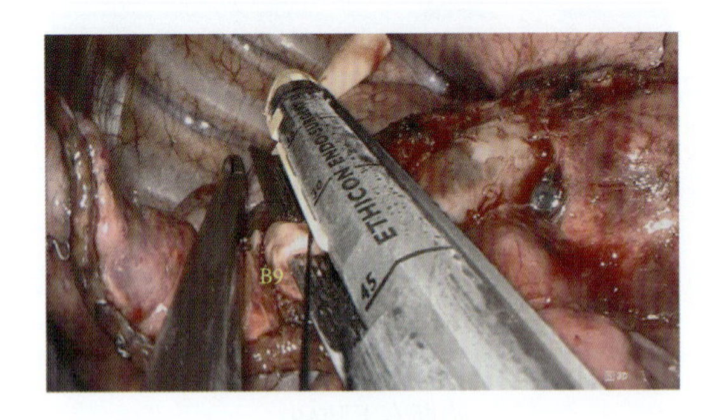

离断右下肺B9。

图2-49　步骤5

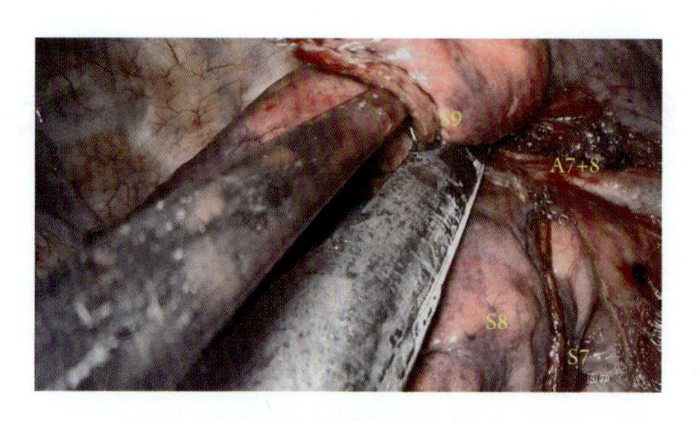

沿段间平面切除S9。

图2-50　步骤6（1）

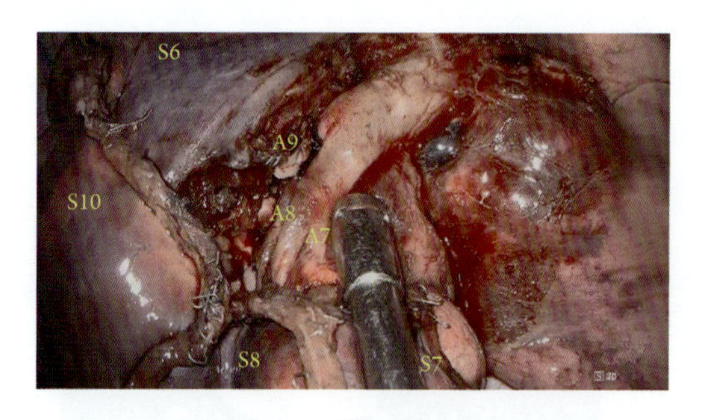

右下肺S9切除后效果。

图2-51　步骤6（2）

三、术后情况

术后病理检查示微浸润性腺癌。

术后第1天常规复查胸部X线片。若患者肺膨胀良好，未见明显积气、积液，则拔除胸腔引流管。

四、讨论

右下肺S9由于位置深，手术难度大。通常有2种手术径路：一种是以动脉为主要突破口，逐步向深部肺组织分离，该方法容易掌握，但由于肺组织较厚，切除容易形成皱缩；另外一种是从下肺静脉开始分离，首先离断下肺V9，然后再离断支气管、动脉，该方法对解剖要求高，但切除后，肺组织相对较舒展。

无论采用哪种路径，都要仔细阅片，对靶血管进行准确辨认，同时尽量多地分离肺组织，以减少肺折叠。

第七节　经肋间单孔胸腔镜右下肺后基底段切除术

一、临床资料

（一）简要病史

患者，女，41岁，体检发现右下肺结节1个月入院。

（二）检查资料

心肺功能无异常。

胸部CT示（图2-52）右下肺后基底段（S10）可见一长径为8 mm的磨玻璃结节，考虑微浸润性腺癌（microinvasive adenocarcinoma，MIA）。

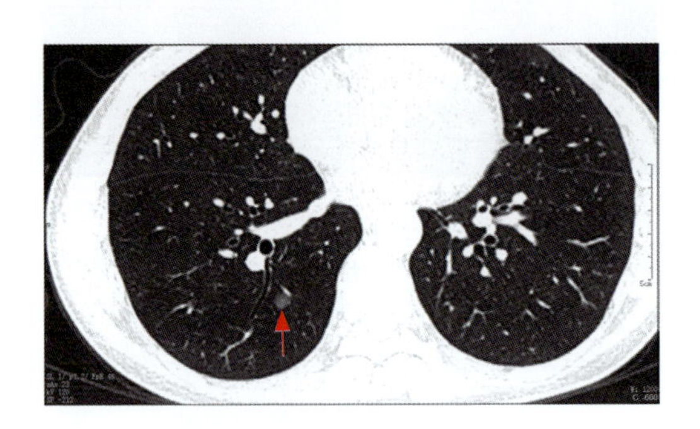

图2-52　胸部CT

二、操作步骤

（一）麻醉、体位、切口选择

自主呼吸麻醉或双腔气管插管麻醉。取左侧卧位，右侧第6肋间做一长约3 cm的切口，置入切口保护套。

（二）具体操作步骤

步骤1　充分游离、显露右下肺静脉各个分支。

步骤2　循右下肺上段静脉（V6）分支下缘寻找右下肺后基底段静脉（V10）分支并离断V10。

步骤3　循右下肺后基底段静脉（V10）分支，寻找右下肺后基底段支气管（B10）。

步骤4　离断右下肺B10。

步骤5　循右下肺B10前上方寻找，分离暴露右下肺后基底段动脉（A10）并离断A10。

步骤6　沿段间平面切除右下肺后基底段（S10）。

步骤7　若术中冰冻病理检查提示为浸润性癌，则行纵隔淋巴结清扫，采样送检。

具体图示见图2-53~图2-59。

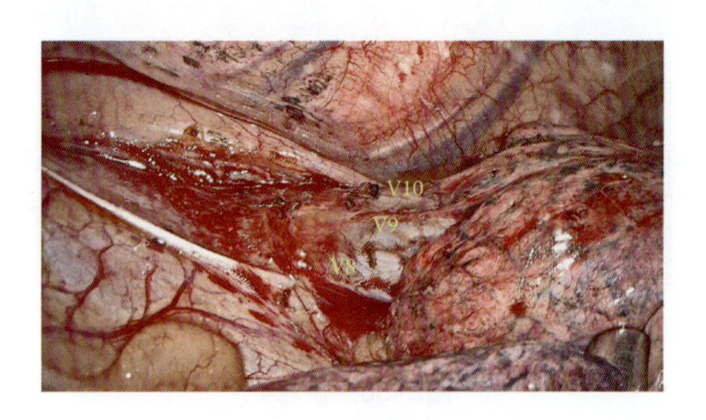

充分暴露右下肺静脉各分支。

图2-53　步骤1

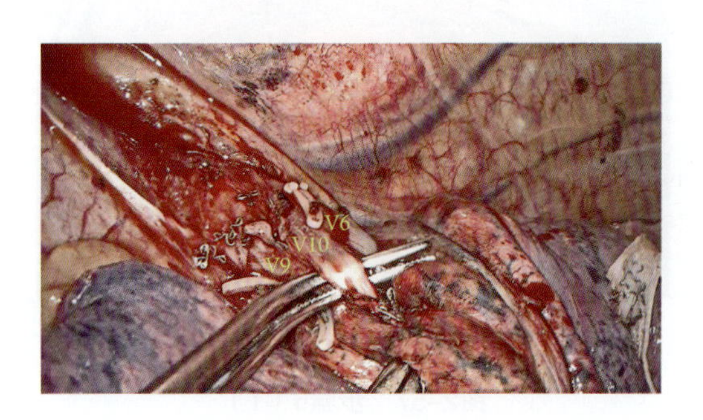

辨别右下肺V10分支并将其离断。

图2-54　步骤2

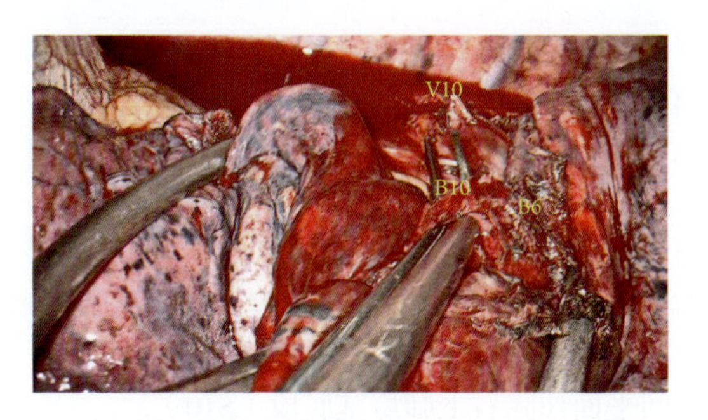

牵引暴露右下肺B10。

图2-55　步骤3

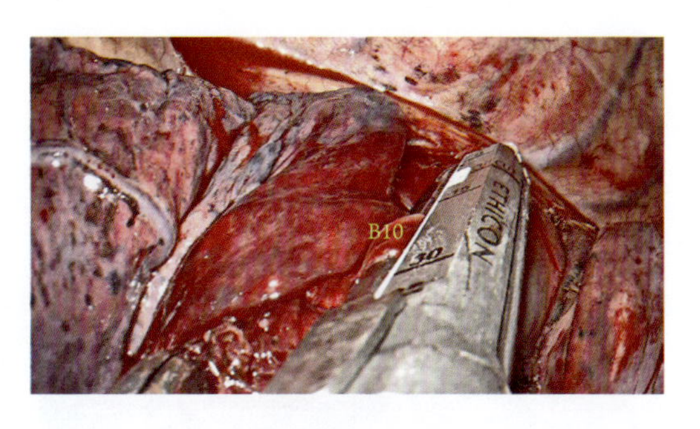

离断右下肺B10。

图2-56　步骤4

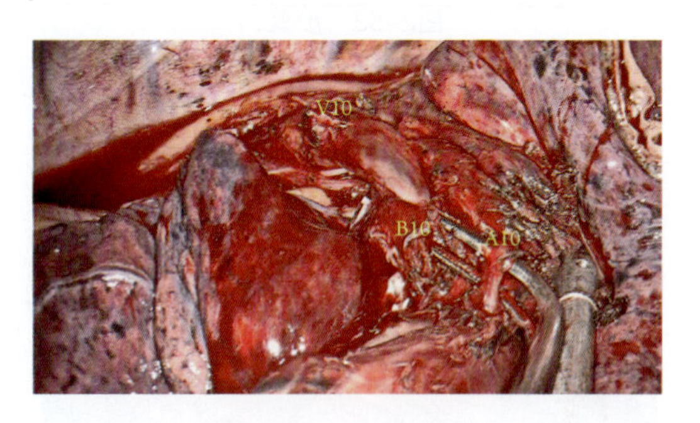

分离暴露右下肺A10分支。

图2-57　步骤5（1）

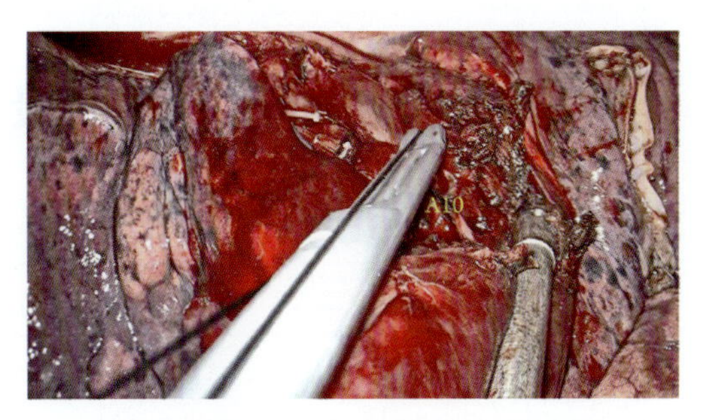

离断右下肺A10分支。

图2–58　步骤5（2）

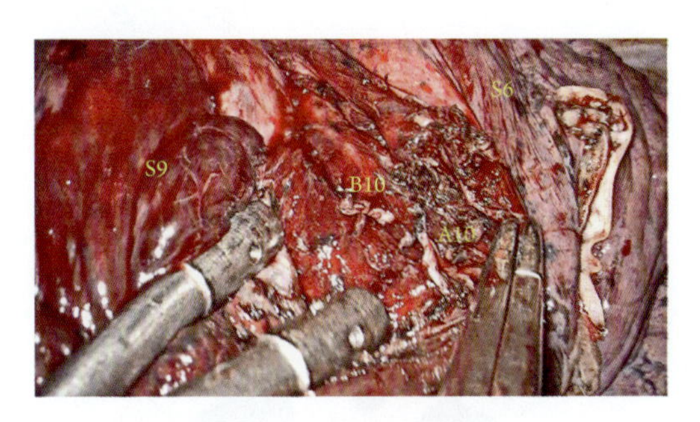

右下肺S10切除后展示图。

图2–59　步骤6

三、术后情况

术后病理检查示微浸润性腺癌。

术后第1天常规复查胸部X线片。若患者肺膨胀良好，未见明显积气、积液，则拔除胸腔引流管。

四、讨论

显露右下肺后基底段动脉（A10）需要分离很深的肺组织，甚至需要将右下肺背段（S6）与S10的肺组织完全分离开，这对肺组织的损伤较大，因此，行右下肺S10切除术可考虑静脉入路。

首先应该仔细辨认右下肺V10分支，其通常紧邻右下肺V6下缘，这也是S6与S10的分界线。离断V10后，沿深面前方比较容易找到右下肺B10及右下肺A10。

利用直线切割缝合器切除右下肺S10，考虑到肺组织容易折叠，建议用能量平台切除肺组织，这样余肺的延展性较好。

第八节　经肋间单孔胸腔镜左上肺尖段切除术

一、临床资料

（一）简要病史

患者，女，64岁，因左肺多发结节3周多入院。

（二）检查资料

心肺功能未见异常。

胸部CT示（图2-60）左上肺尖段（S1）可见一长径为22 mm的部分实性结节，有明显分叶，邻近胸膜稍牵拉。

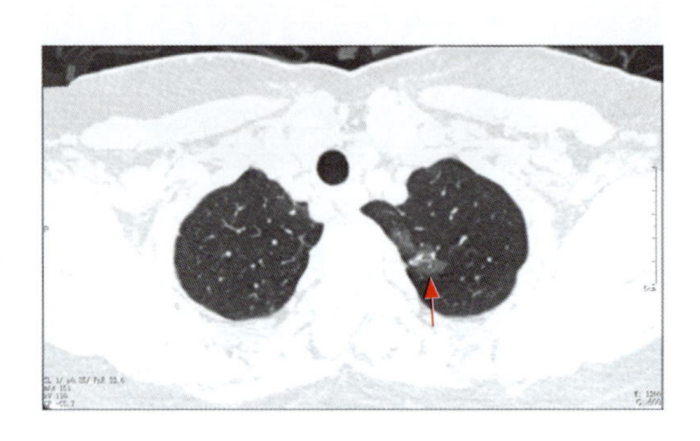

图2-60　胸部CT

二、操作步骤

（一）麻醉、体位、切口选择

自主呼吸麻醉或双腔气管插管麻醉。取右侧卧位，左侧第5肋间做一长约3 cm的切口，置入切口保护套。

（二）具体操作步骤

步骤1　分离暴露左上肺尖段静脉（V1）分支。

步骤2　离断左上肺V1分支。

步骤3　牵引暴露左上肺尖段动脉（A1）。

步骤4　利用结扎、hem-o-lock或直线切割缝合器等方法离断左上肺A1。

步骤5　清扫左肺上叶支气管周围淋巴结。

步骤6　分离暴露左肺上叶尖段支气管（B1）和后段支气管（B2）。

步骤7　直线切割缝合器离断左肺上叶B1支气管。

步骤8　沿段间平面切除左上肺S1。

步骤9　若术中冰冻病理检查提示为浸润性癌，则行纵隔淋巴结清扫，采样送检。

具体图示见图2-61~图2-67。

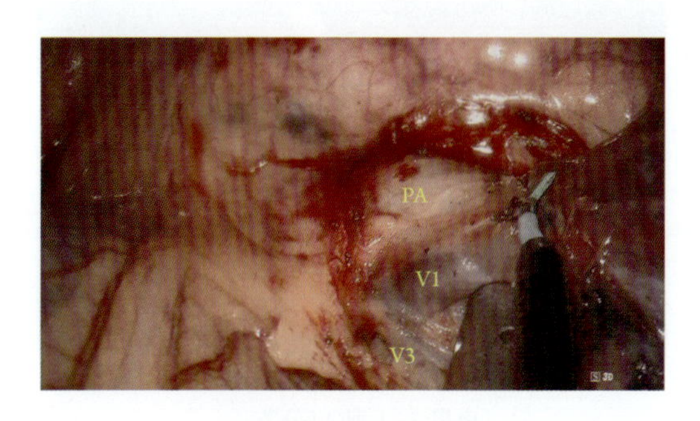

充分暴露左上肺V1分支。

图2-61　步骤1

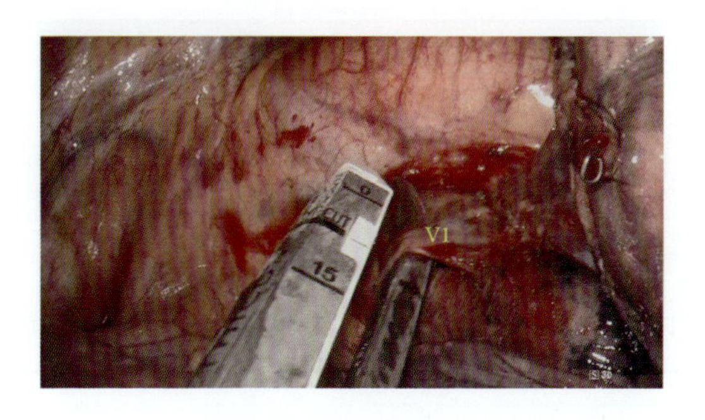

离断左上肺V1分支。

图2-62　步骤2

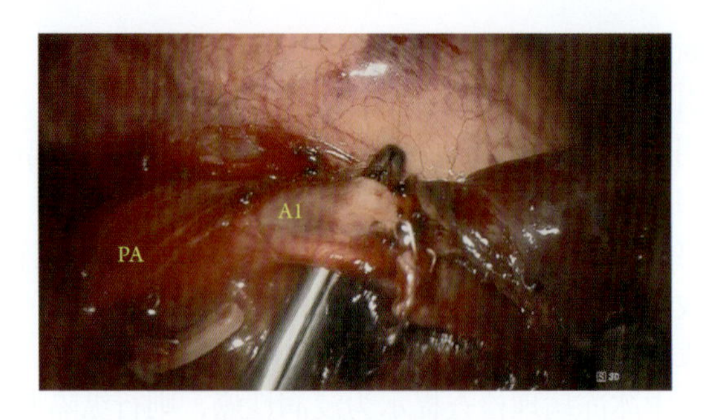

牵引暴露左上肺A1分支。

图2-63　步骤3

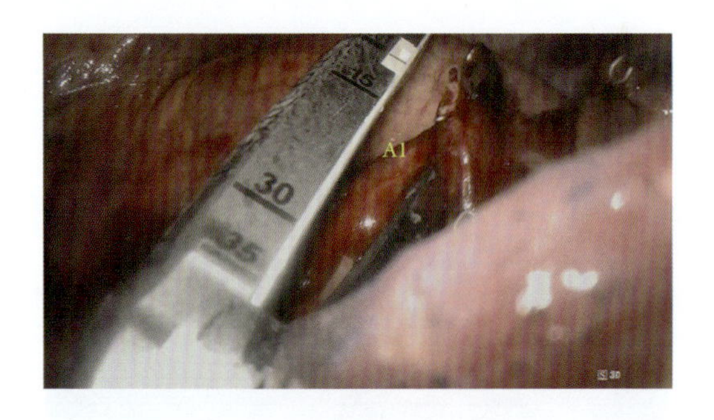

离断左上肺A1分支。

图2-64　步骤4

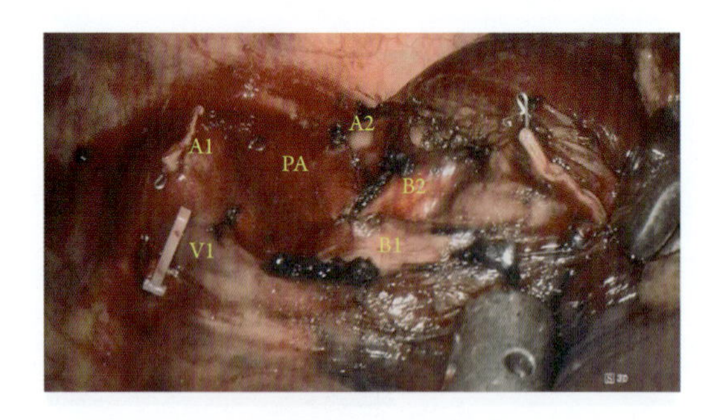

分离暴露左肺上叶B1+2。

图2-65　步骤6

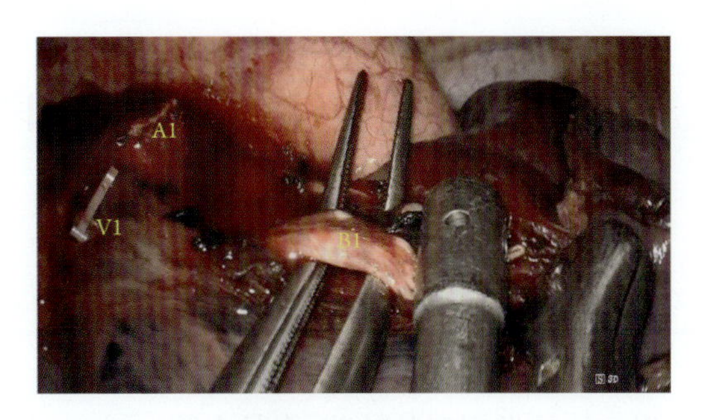

离断左肺上叶B1。

图2-66　步骤7

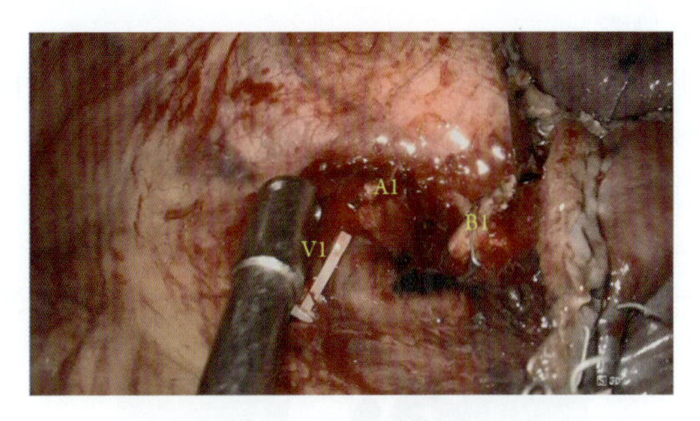

左上肺S1切除后效果。

图2-67　步骤8

三、术后情况

术后病理检查示浸润性腺癌。

术后第1天常规复查胸部X线片。若患者肺膨胀良好，未见明显积气、积液，则拔除胸腔引流管。

四、讨论

左上肺S1切除术的切口应该适当高一些，以显露左上肺A1；另外，在有些情况下，左上肺A4与A1共干发出，须仔细辨别；还有，左肺上叶B1与B2相邻，应避免误伤。

第九节　经肋间单孔胸腔镜左上肺后尖段切除术

一、临床资料

（一）简要病史

患者，女，52岁，体检发现双肺结节2个月入院。

（二）检查资料

心肺功能未见异常。

胸部CT示（图2–68）左上肺后尖段（S1）见一长径约为10 mm的混杂密度结节影，考虑微浸润性腺癌。

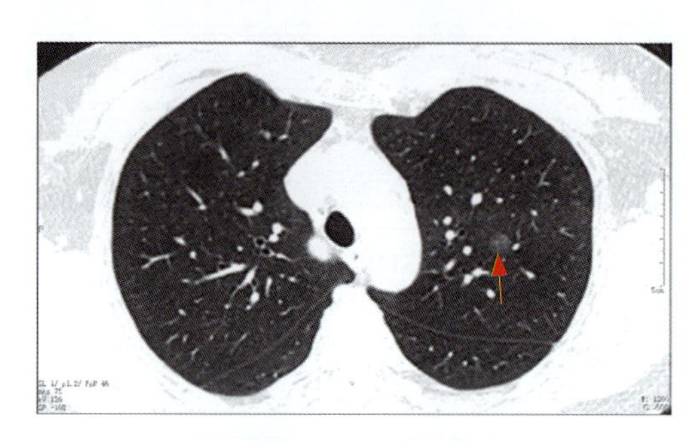

图2–68　胸部CT

二、操作步骤

（一）麻醉、体位、切口选择

自主呼吸麻醉或双腔气管插管麻醉。取右侧卧位，左侧第5肋间做一长约3 cm的切口，置入切口保护套。

（二）具体操作步骤

步骤1　沿斜裂分离，充分暴露左上肺后尖段动脉（A2）。

步骤2　利用结扎、hem-o-lock或直线切割缝合器等方法离断左上肺A2。

步骤3　清扫左肺上叶B2周围淋巴结。

步骤4　牵引暴露左肺上叶B2。

步骤5 直线切割缝合器离断左肺上叶B2。

步骤6 沿段间平面切除左肺上叶后尖段（S2）。

步骤7 若术中冰冻病理检查提示为浸润性癌，则行纵隔淋巴结清扫，采样送检。

具体图示见图2-69~图2-75。

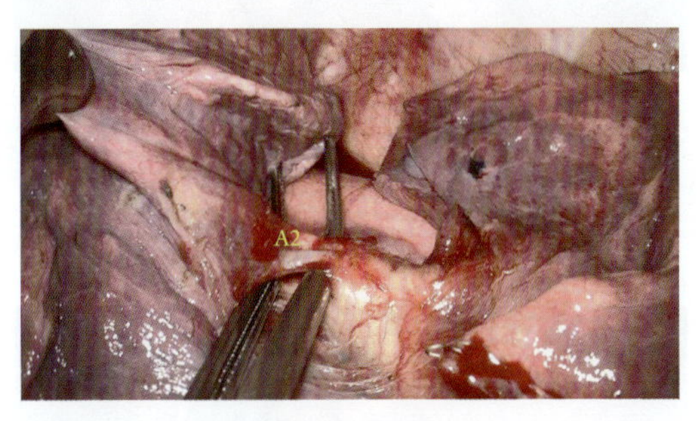

充分暴露左肺上叶A2。

图2-69 步骤1

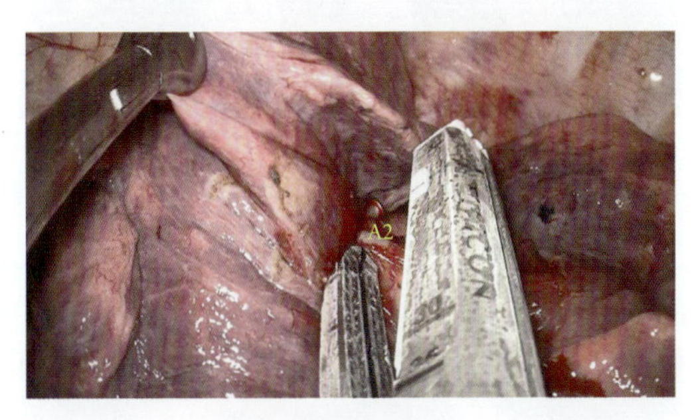

离断左肺上叶A2。

图2-70 步骤2

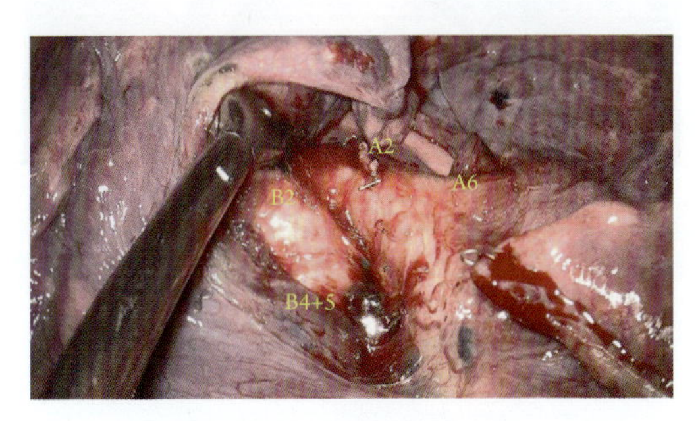

清扫左肺上叶B2周围淋巴结。

图2-71 步骤3

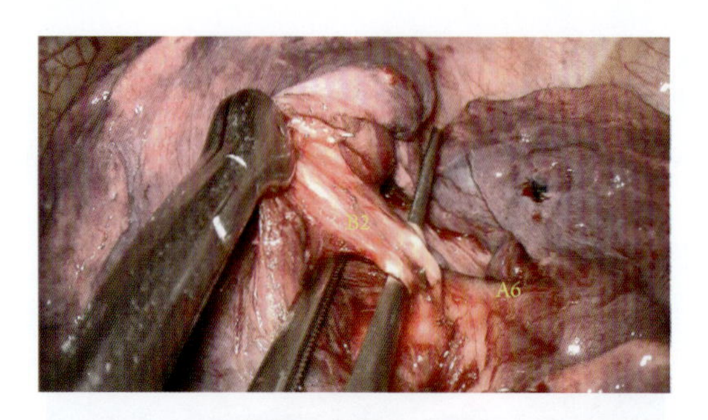

牵引暴露左肺上叶B2。

图2-72　步骤4

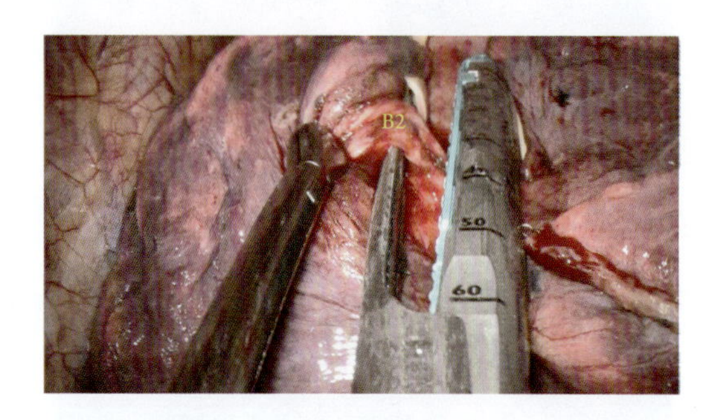

离断左肺上叶B2。

图2-73　步骤5

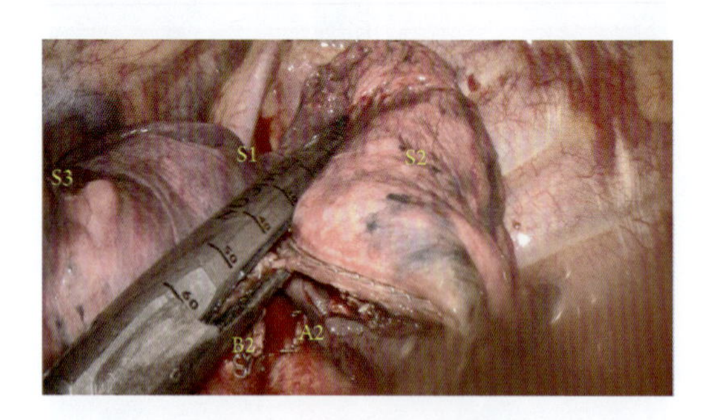

沿段间平面切除左上肺S2。

图2-74　步骤6（1）

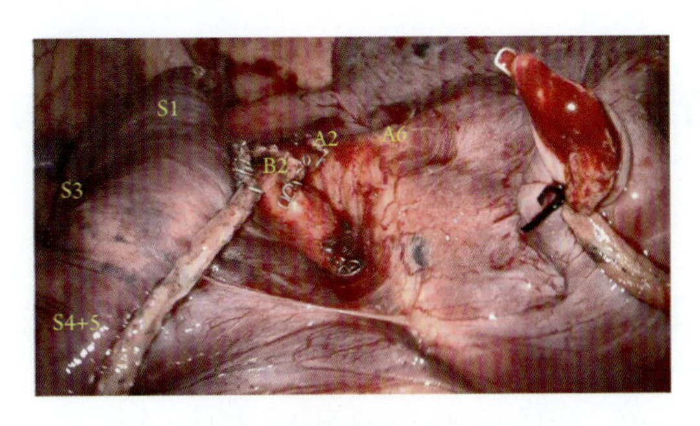

左上肺S2切除后效果。

图2-75　步骤6（2）

三、术后情况

术后病理检查示微浸润性腺癌。

术后第1天常规复查胸部X线片。若患者肺膨胀良好，未见明显积气、积液，则拔除胸腔引流管。

四、讨论

沿斜裂方向切除左上肺S2通常不难，很容易找到左上肺A2及左肺上叶B2。

若肺裂发育欠佳，则该手术难度较大。此时解决的办法是从上、后纵隔找到左肺动脉干，并逐一显露左上肺A1、A2，在离断左上肺A2后，可采用能量平台或直线切割缝合器将发育不良的肺裂分离，直至动脉干显露，再寻找左肺上叶B2。

第十节　经肋间单孔胸腔镜左上肺前段切除术

一、临床资料

（一）简要病史

患者，女，40岁，体检发现左上肺结节5个月入院。

（二）检查资料

心肺功能未见异常。

胸部CT示（图2-76）左上肺前段（S3）可见一长径为8 mm的磨玻璃结节，考虑肺原位腺癌或微浸润性腺癌。

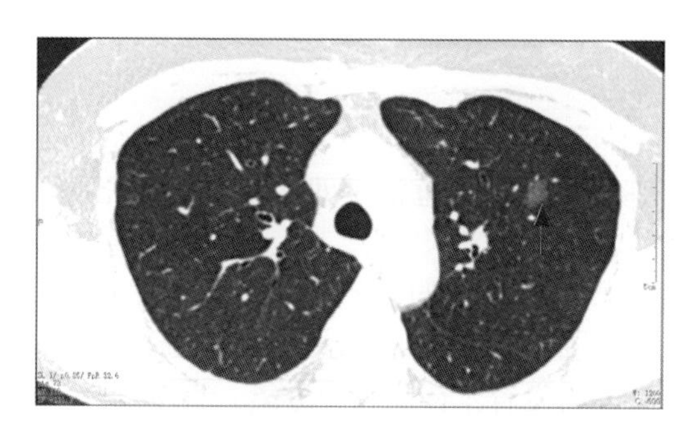

图2-76　胸部CT

二、操作步骤

（一）麻醉、体位、切口选择

自主呼吸麻醉或双腔气管插管麻醉。取右侧卧位，于左侧第5肋间或第6肋间腋前线做一长约3 cm的切口，置入切口保护套。

（二）具体操作步骤

步骤1　充分分离暴露左上肺静脉各分支。

步骤2 利用结扎、hem-o-lock或直线切割缝合器等方法离断左上肺前段静脉（V3）分支。

步骤3 分离暴露并牵引左上肺前段动脉（A3）。

步骤4 利用结扎、hem-o-lock或直线切割缝合器等方法离断左上肺A3。

步骤5 牵引暴露左肺上叶前段支气管（B3）。

步骤6 直线切割缝合器离断左肺上叶B3。

步骤7 沿段间平面切除左上肺S3。

步骤8 若术中冰冻病理检查提示为浸润性癌，则行纵隔淋巴结清扫，采样送检。

具体图示见图2-77~图2-83。

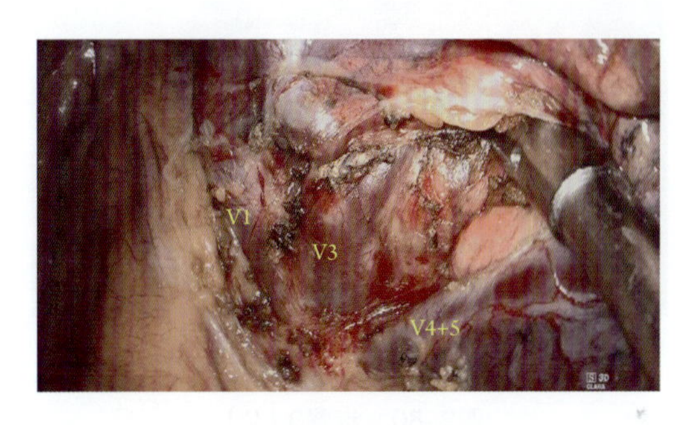

充分分离暴露左上肺静脉各分支。

图2-77 步骤1

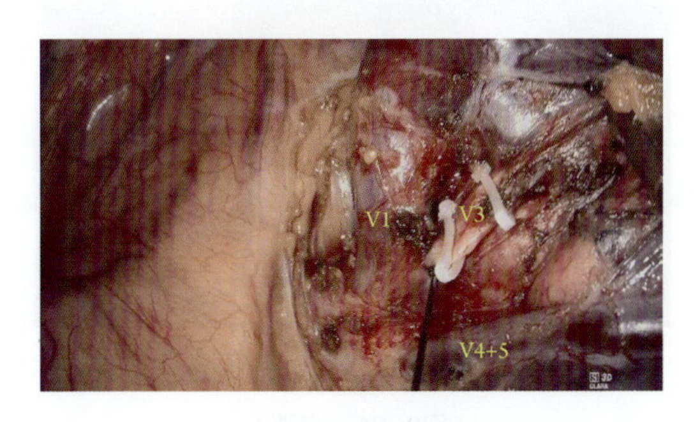

离断左上肺V3分支。

图2-78 步骤2

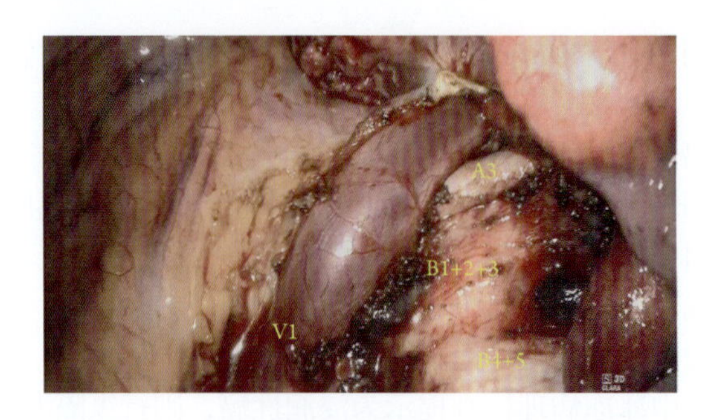

分离暴露左上肺A3。

图2-79　步骤3（1）

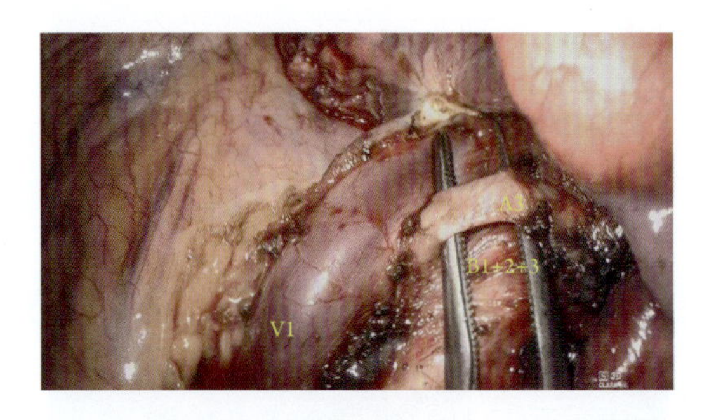

牵引左上肺A3。

图2-80　步骤3（2）

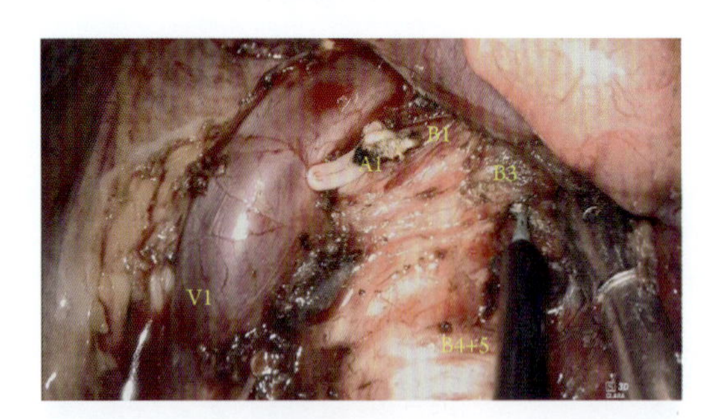

离断左上肺A3。

图2-81　步骤4

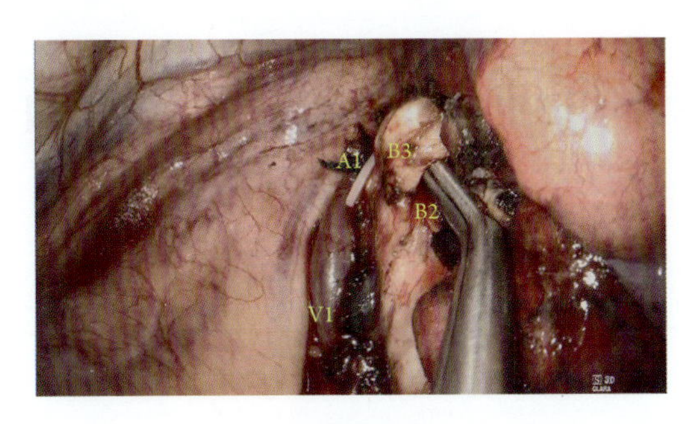

牵引暴露左上肺B3。

图2-82　步骤5

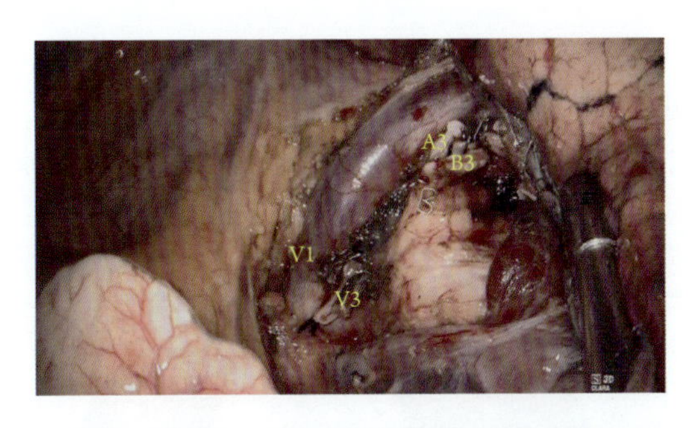

沿段间平面切除左上肺S3。

图2-83　步骤7

三、术后情况

术后病理检查示原位腺癌。

术后第1天常规复查胸部X线片。若患者肺膨胀良好，未见明显积气、积液，则拔除胸腔引流管。

四、讨论

左上肺S3切除的难点在于辨别左肺上叶B3。若左上肺纵隔型A4存在，则分离暴露左肺上叶B3难度更大，方法是全程显露左上肺固有段支气管以及舌段支气管，循固有段支气管远端分离，通常可以最先看到左肺上叶B3及伴行的左上肺A3。

单孔操作时，为了避免器械与目标血管、支气管以及肺组织太过垂直，建议切口稍偏低、偏腋前线位置。

第十一节　经肋间单孔胸腔镜左上肺上舌段/下舌段切除术

一、临床资料

（一）简要病史

患者，女，58岁，体检发现双肺多发结节1个月入院。

（二）检查资料

心肺功能未见异常。

胸部CT示（图2-84）双肺多发结节，最大者位于左上肺上舌段（S4），长径约为18 mm，混杂密度影，考虑为早期肺癌。

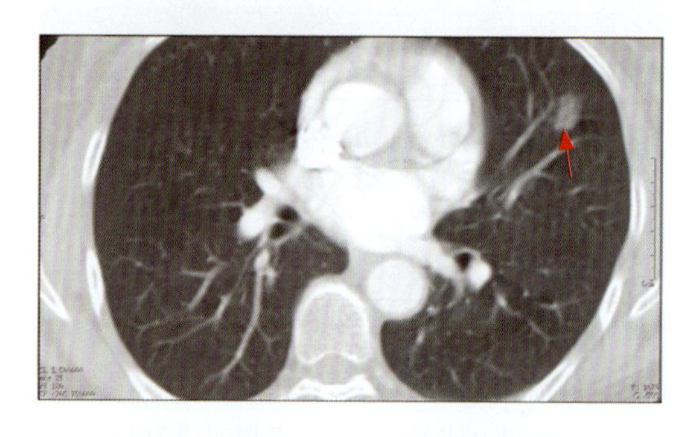

图2-84　胸部CT

二、操作步骤

（一）麻醉、体位、切口选择

自主呼吸麻醉或双腔气管插管麻醉。取右侧卧位，于左侧第6肋间做一长约3 cm的切口，置入切口保护套。

（二）具体操作步骤

步骤1　沿肺裂充分暴露左上肺舌段动脉（A4+5）。

步骤2　利用结扎、hem-o-lock或直线切割缝合器等方法离断左上肺A4+5。

步骤3　分离暴露左上肺舌段静脉（V4+5）分支。

步骤4　利用结扎、hem-o-lock或直线切割缝合器等方法离断左上肺V4+5分支。

步骤5　牵引、暴露左肺上叶上舌段支气管（B4）、下舌段支气管（B5）。

步骤6　直线切割缝合器离断左肺上叶B4+5，切除S4+5。

步骤7　若术中冰冻病理检查提示为浸润性癌，则行纵隔淋巴结清扫，采样送检。

具体图示见图2-85~图2-90。

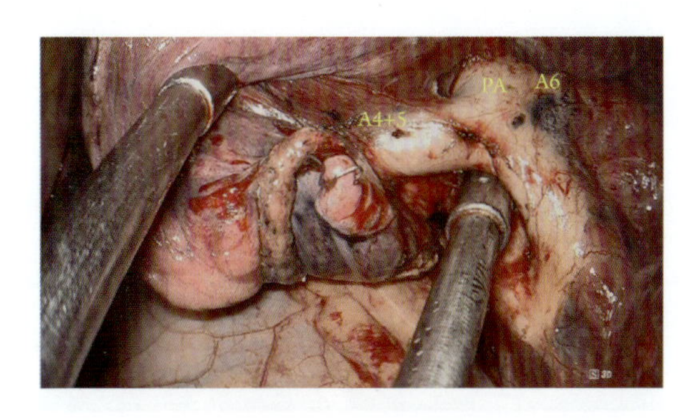

充分暴露左上肺A4+5。

图2-85　步骤1

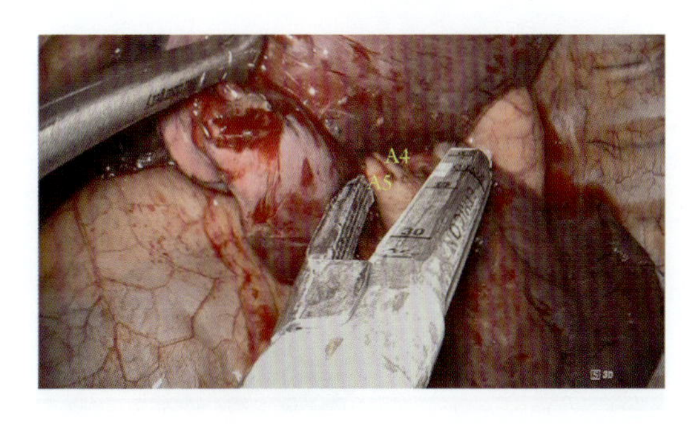

离断左上肺A4+5。

图2-86　步骤2

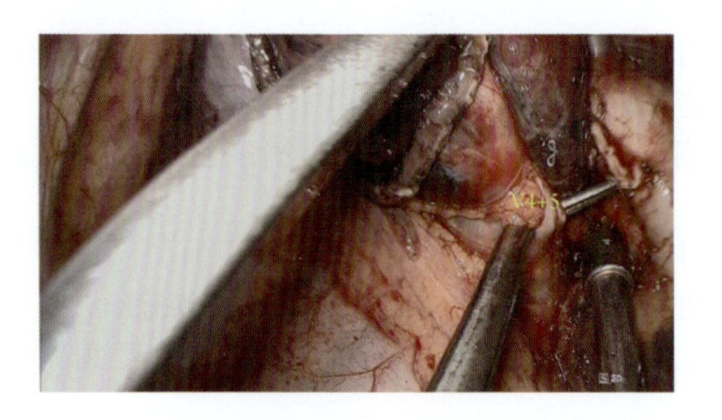

分离暴露左上肺V4+5分支。

图2-87　步骤3

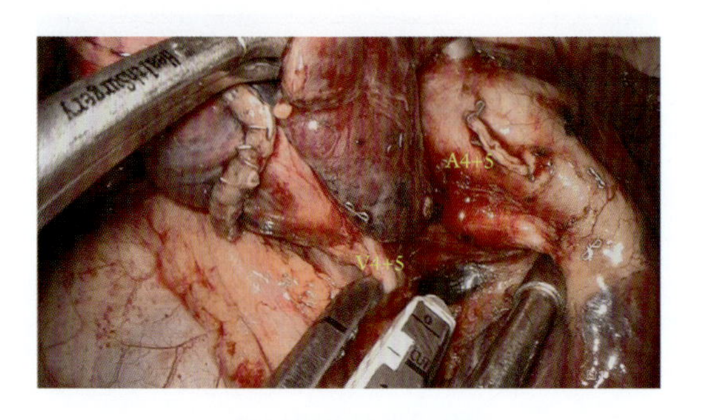

离断左上肺V4+5分支。

图2-88　步骤4

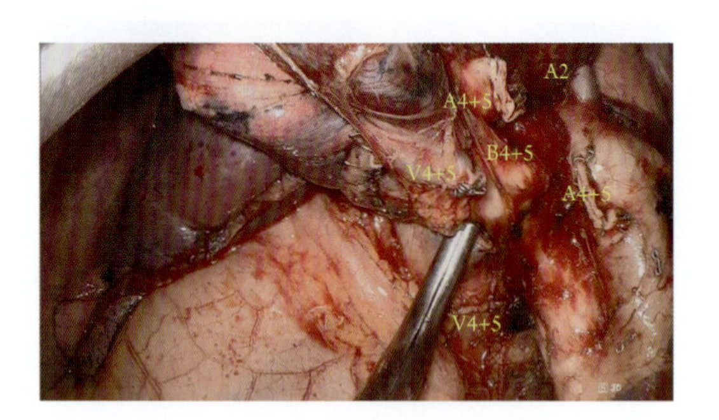

牵引、暴露左肺上叶B4+5。

图2-89　步骤5

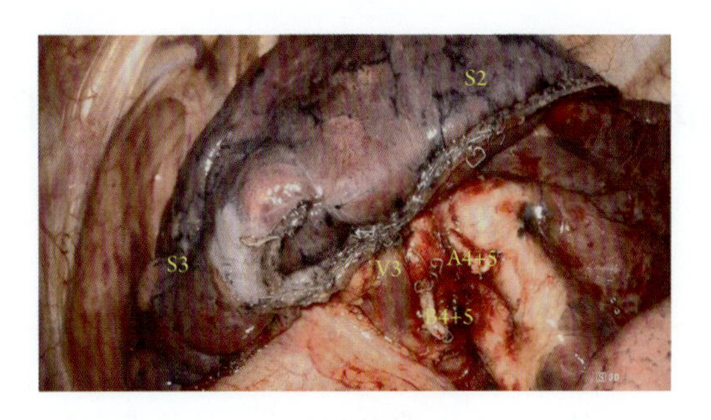

切除左上肺S4+5。

图2–90　步骤6

三、术后情况

术后病理检查示浸润性腺癌。患者肺功能较差，不建议行肺叶切除术。

术后第1天常规复查胸部X线片。若患者肺膨胀良好，未见明显积气、积液，则拔除胸腔引流管。

四、讨论

左上肺上舌段（S4）、下舌段（S5）的解剖结构相对独立，只要小心操作，均可顺利完成。即使斜裂发育不良，也不会太过复杂，可以先离断左上肺V4+5，然后离断相应支气管或动脉。

第十二节　经肋间单孔胸腔镜左下肺背段切除术

一、临床资料

（一）简要病史

患者，女，56岁，体重49 kg，身高150 cm。体检发现双肺多发结节，无咳嗽、咳痰等呼吸系统症状。有高血压病、糖尿病及高脂血症病史，通过口服药物可良好控制疾病。患者5年前被诊断为甲状腺功能减退，口服左甲状腺素钠片（优甲乐），无其他特殊病史。

（二）检查资料

胸部CT检查示（图2–91）左下肺背段（S6）磨玻璃影，大小约为10 mm×7 mm。

心肺功能及其他术前相关检查未见明显异常。

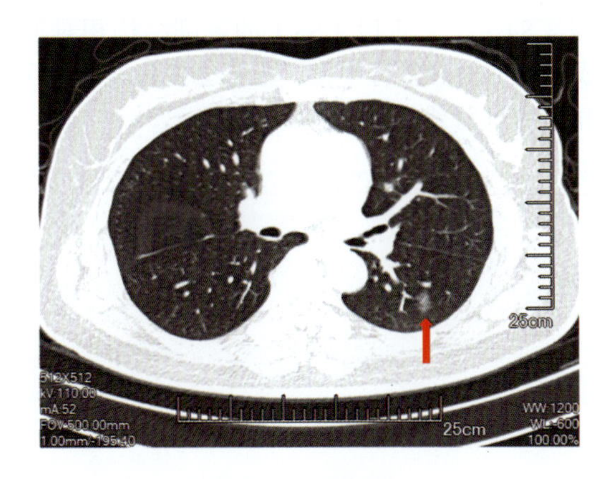

图2–91　胸部CT

二、操作步骤

（一）麻醉、体位、切口选择

患者多使用全身麻醉，可联合使用外周神经阻滞麻醉或硬膜外麻醉。诱导麻醉后，双腔气管插管，使用纤维支气管镜确认气管插管位置，以确保肺隔离效果。为患者留置中心静脉管道及桡动脉管道，用以监测动态血压变化。

患者取右侧卧位，应术者要求患者向腹侧轻微前倾。患者双手前伸并固定后可进行常规消毒铺巾。切口位于患者左侧腋前线至腋中线的第5肋间处，其位置可根据术者的需求和喜好进行前后调整。手术切口3~4 cm。

（二）具体操作步骤

步骤1　左肺由斜裂将其分为左上肺和左下肺。如果左肺斜裂发育良好，术者可使用能量平台由前向后分离斜裂，也可以使用自动切割缝合器分离斜裂，以达到良好的分离和止血效果。分离斜裂后，可暴露左下肺动脉主干及背段动脉（A6）；若肺裂发育不良，可先分离后纵隔并解剖暴露后肺门，然后沿下叶支气管分离暴露下叶背段支气管（B6），随后沿着背段支气管向肺斜裂分离可暴露下肺A6。

术者也可先分离解剖前纵隔和暴露舌段动脉，随后从舌段动脉上方分离斜裂。使用蛇头钳于左下肺动脉主干表面向后纵隔方向取一通道，确认无动脉血管后，使用切割缝合器将斜裂打开并暴露A6。随后，使用切割缝合器离断A6。

步骤2　打开斜裂，解剖暴露A6并将其离断，继续沿斜裂向后纵隔分离周围肺组织，解剖并暴露B6。背段支气管由下叶支气管向后方发出，其开口位置位于舌段支气管下方，并多与背段动脉伴行。背段支气管使用双关节直角钳或蛇头钳分离后，再使用切割缝合器进行离断。在使用切割缝合器离断背段支气管时，须注意下肺动脉主干及下肺静脉的位置，避免损伤上述血管。若空间狭窄使得切割缝合器进入困难，可用橡胶尿管作引导。术者在激发切割缝合器前，可嘱麻醉医生进行鼓肺以确认夹闭的支气管为背段支气管，确认无误后可将背段支气管离断。

步骤3　背段静脉（V6）是由下肺静脉发出的第一支分支，其位置多位于背段肺组织内。因此如要进行背段解剖性切除，则须在暴露下肺静脉后沿下肺静脉向背段肺组织内分离。背段静脉比较纤细，术者可使用丝线结扎及血管夹夹闭后再使用切割缝合器离断背段静脉。在离断背段静脉时，应避免损伤下肺静脉其他分支。

步骤4　在肺段切除手术中有许多确认段间平面的方法。目前最常用的方法是膨胀萎陷法。术者在离断背段支气管后嘱麻醉医生鼓肺，背段肺组织会维持相对萎陷状态而其他肺组织则会膨胀。术者可根据膨胀和萎陷肺组织之间的间隙来确定段间平面。另一种方法是在离断背段动脉后，在外周注射吲哚菁绿（ICG），然后使用荧光胸腔镜观察ICG在肺部的充盈情况。术者可在静脉注射ICG后的数十秒内观察到其他肺组织呈荧光绿色，而背段肺组织则无荧光显影并呈现原来的颜色。

术者可使用电凝钩规划出段间平面及须要切除的肺组织范围，随后使用切割缝合器切除目标肺段。需要注意的是，目标肺段的支气管及血管的残端应包含在切除的范围之内，确保它们与目标肺组织一并被切除、取出。

具体图示见图2-92~图2-100。

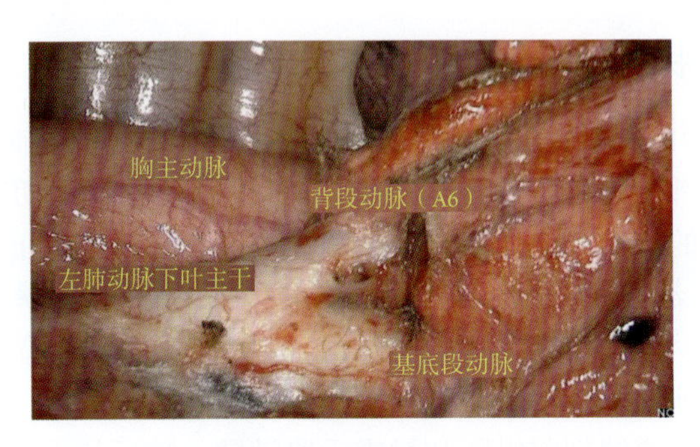

解剖暴露A6。

图2-92　步骤2（1）

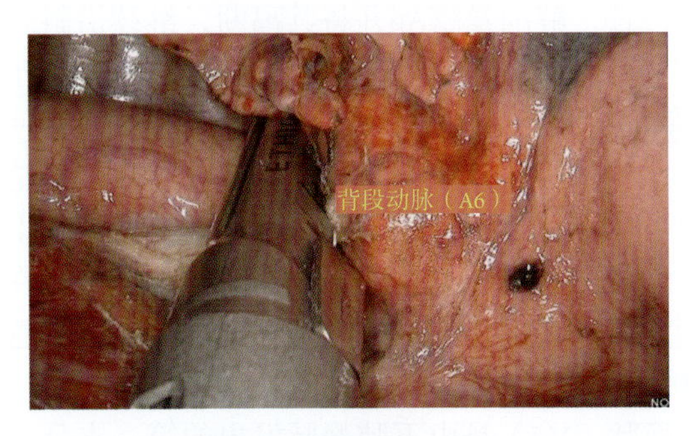

切割缝合器离断背段动脉。

图2-93　步骤2（2）

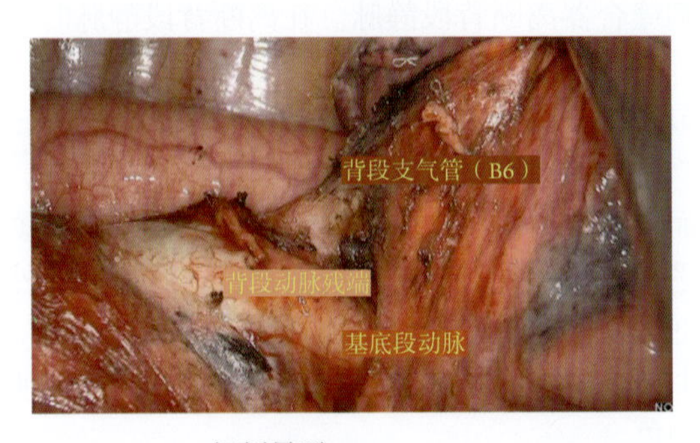

解剖暴露B6。

图2-94　步骤2（3）

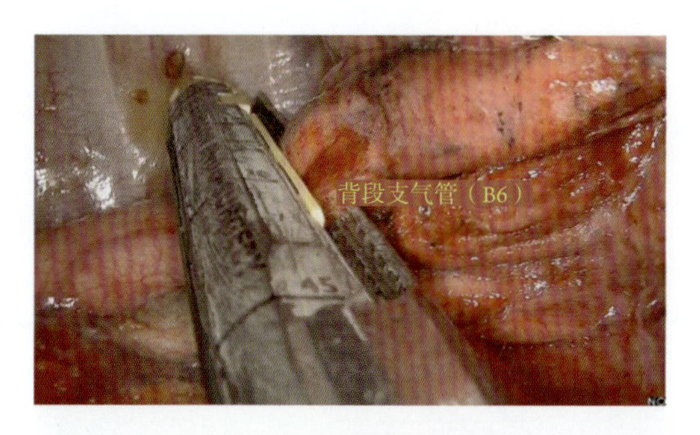

使用切割缝合器离断B6。

图2-95 步骤2（4）

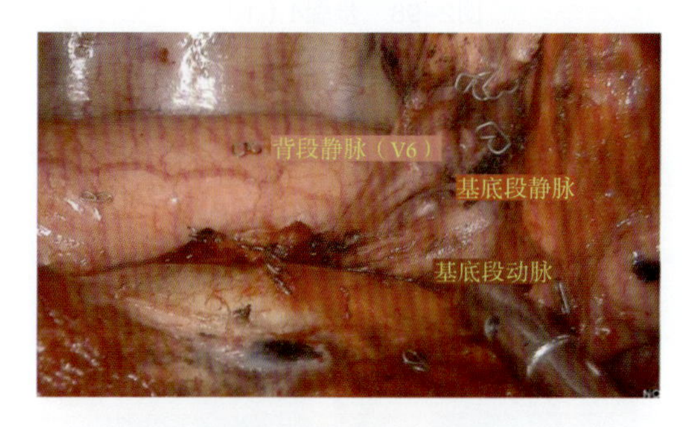

解剖暴露背段静脉（V6）。

图2-96 步骤3（1）

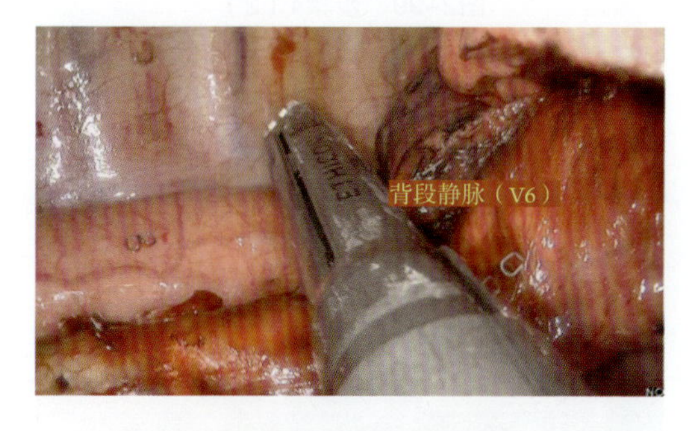

使用切割缝合器离断背段静脉。

图2-97 步骤3（2）

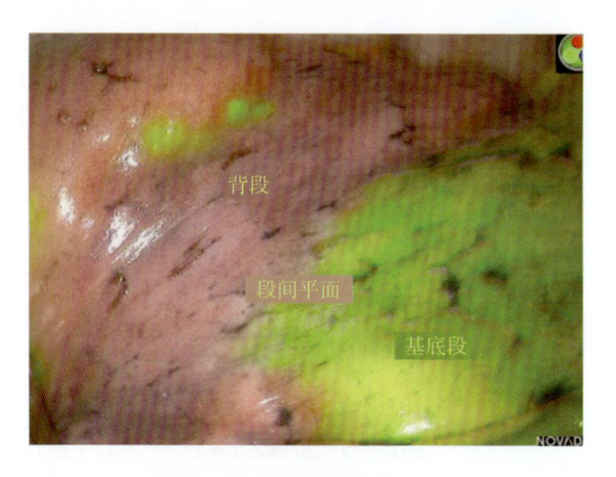

ICG反染法确认段间平面。

图2-98　步骤4（1）

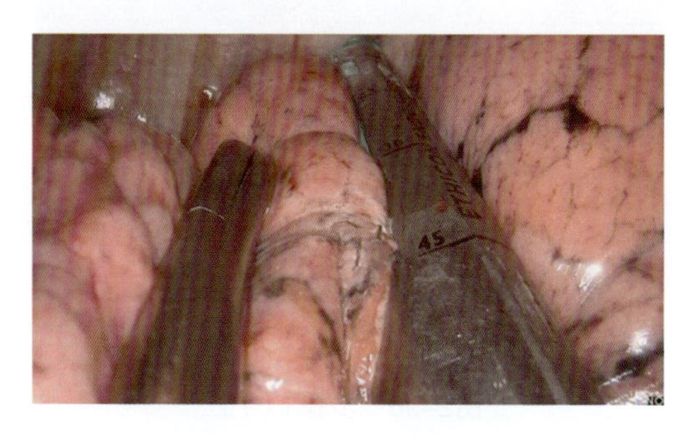

切割缝合器切除背段。

图2-99　步骤4（2）

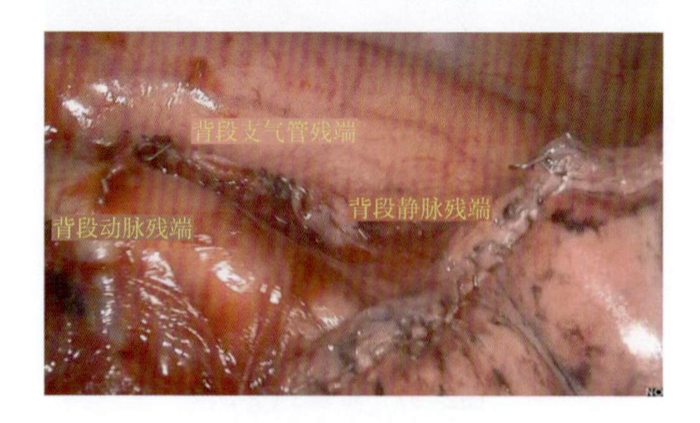

背段切除术后展示图。

图2-100　步骤4（3）

三、术后情况

术后患者常规留置胸腔引流管并记录引流量。可使用多模式镇痛方式来缓解患者术后疼痛，以达到快速康复的目的。鼓励患者尽早进食、下地活动及进行呼吸功能锻炼。给予患者术后预防感染和雾化吸入等常规治疗，定期复查胸部X线片以了解肺部复张情况。

四、讨论

左下肺背段（S6）切除术在各肺段切除术中相对比较容易，因为A6和B6比较好辨认。术者可使用前入路或后入路完成手术，但如果肺裂发育良好，则前入路能更好地显露A6。

在少数情况下，背段可存在两支背段支气管，除了正常开口处的支气管，还有一支背段支气管于基底段支气管发出。为识别上述的特殊解剖结构，须术前分析胸部CT影像及行纤维支气管镜检查。

V6可分支为V6a、V6b和V6c，在术中离断V6a的同时，应尽量保留V6b和V6c。

第十三节　经肋间单孔胸腔镜左下肺前基底段切除术

一、临床资料

（一）简要病史

患者，女，49岁，体检发现左下肺结节3个月余入院。

（二）检查资料

心肺功能未见异常。

胸部CT示（图2-101）左下肺前基底段（S8）可见一长径为11 mm的混杂性磨玻璃结节。

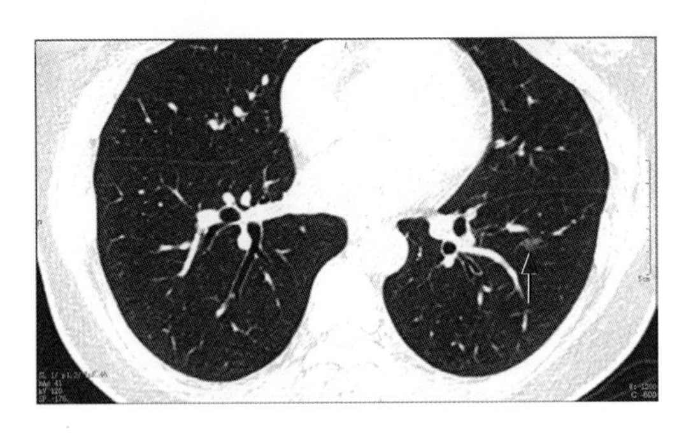

图2-101　胸部CT

二、操作步骤

（一）麻醉、体位、切口选择

可采用自主呼吸麻醉，也可采用双腔气管插管麻醉。取右侧卧位，于左侧第6肋间腋前线做一长约3 cm的切口，置入切口保护套。

（二）具体操作步骤

步骤1　沿肺裂分离暴露左下肺前基底段动脉（A8）。

步骤2　利用结扎、hem-o-lock或直线切割缝合器等方法离断左下肺A8。

步骤3　清扫左下肺前基底段支气管（B8）周围淋巴结。

步骤4　牵引暴露左下肺B8。

步骤5　用直线切割缝合器离断左下肺B8。

步骤6　分离暴露左下肺前基底段静脉（V8）分支。

步骤7　利用结扎、hem-o-lock或直线切割缝合器等方法或工具离断左下肺V8分支。

步骤8　沿段间平面切除左下肺前基底段（S8）。

步骤9　若术中冰冻病理检查提示为浸润性癌，则行纵隔淋巴结清扫，采样送检。

具体图示见图2-102~图2-109。

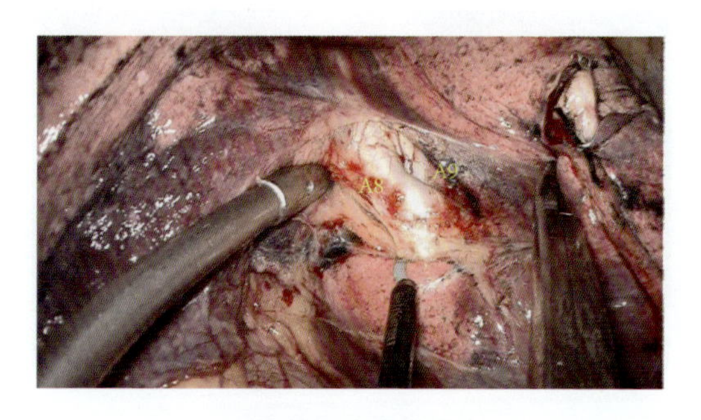

分离暴露左下肺A8。

图2-102　步骤1

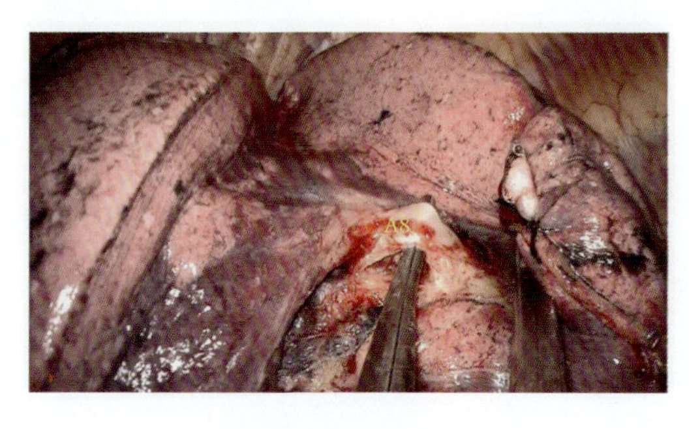

离断左下肺A8。

图2-103　步骤2

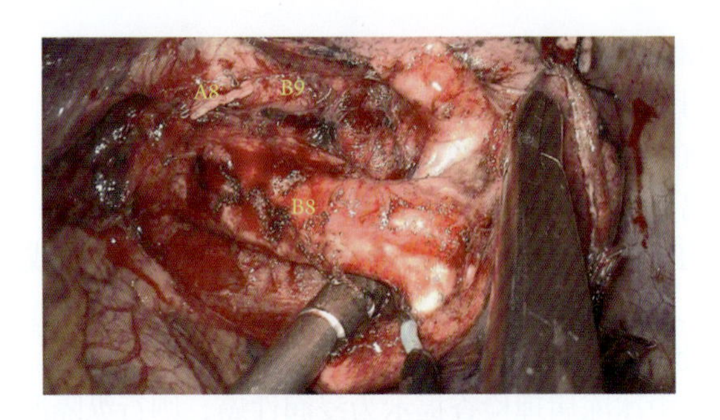

清扫左下肺B8周围淋巴结。

图2-104　步骤3

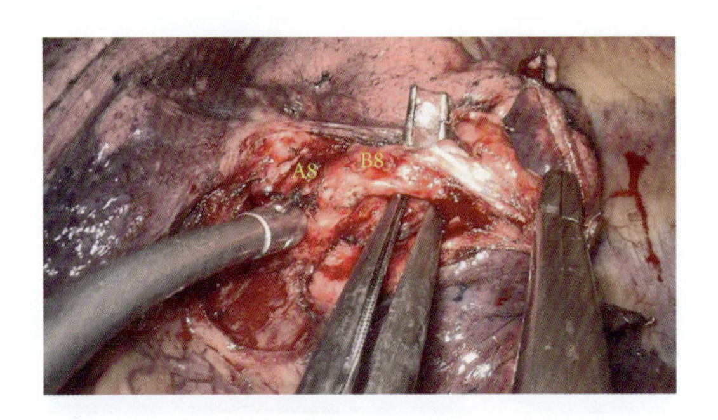

牵引暴露左下肺B8。

图2-105　步骤4

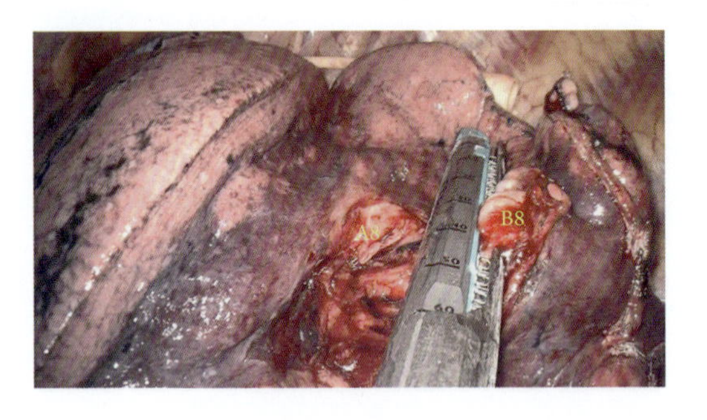

离断左下肺B8。

图2-106　步骤5

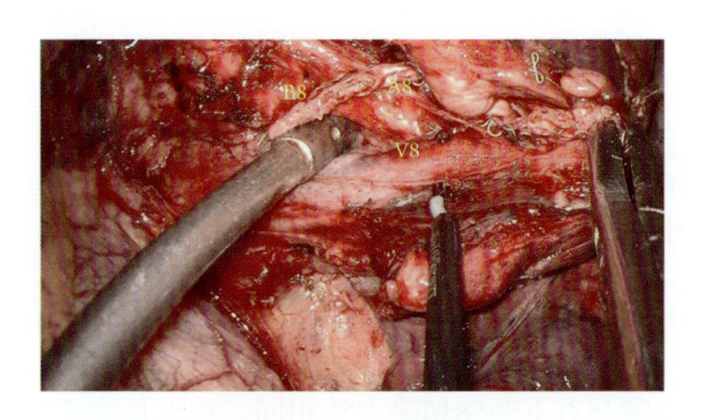

分离暴露左下肺V8分支。

图2-107　步骤6

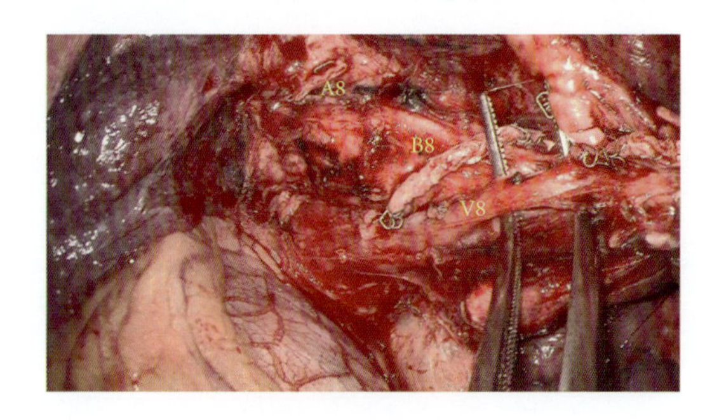

离断左下肺V8分支。

图2-108　步骤7

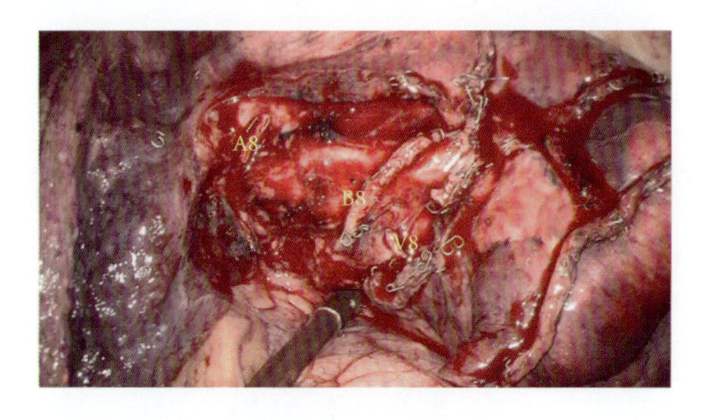

沿段间平面切除左下肺S8。

图2-109　步骤8

三、术后情况

术后病理检查示微浸润性腺癌。

术后第1天常规复查胸部X线片。若患者肺膨胀良好，未见明显积气、积液，则拔除胸腔引流管。

四、讨论

左下肺S8的切除与右下肺S8切除大致相同，重点是注意避免误伤邻近肺段的动脉及静脉，同时沿段间平面切除时尽量舒展，避免过多挤压，保持肺组织原解剖形态。由于左下肺S8和右下肺S8的解剖位置均靠近切口，其血管在肺裂发育好的情况下容易显露，因此左下肺S8切除术一般不难。

第十四节　经肋间单孔胸腔镜左下肺外基底段切除术

一、临床资料

（一）简要病史

患者，女，47岁，体检发现左下肺结节10个月入院。

（二）检查资料

心肺功能未见异常。

胸部CT示（图2-110）左下肺外基底段（S9）可见一长径为10 mm的实性结节。

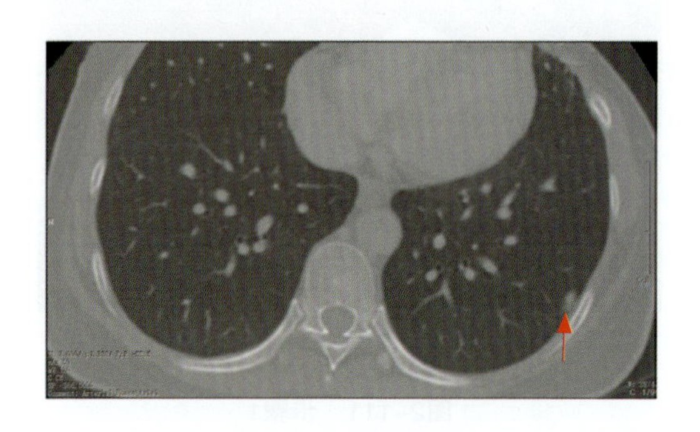

图2-110　胸部CT

二、操作步骤

（一）麻醉、体位、切口选择

可采用自主呼吸麻醉，也可采用双腔气管插管麻醉。取右侧卧位，于左侧第6肋间腋前线或腋后线做一长约3 cm的切口，置入切口保护套。

（二）具体操作步骤

步骤1　充分暴露左下肺各动脉分支。

步骤2 确认目标动脉后，利用结扎、hem-o-lock或直线切割缝合器等方法离断左下肺外基底段动脉（A9）。

步骤3 分离暴露左下肺外基底段支气管（B9）并清扫其周围淋巴结。

步骤4 牵引左下肺B9。

步骤5 直线切割缝合器离断左下肺B9。

步骤6 暴露左下肺外基底段静脉（V9）分支。

步骤7 利用结扎、hem-o-lock或直线切割缝合器等方法离断左下肺外基底段静脉分支。

步骤8 沿段间平面切除左下肺外基底段（S9）。

步骤9 若术中冰冻病理检查提示为浸润性癌，则行纵隔淋巴结清扫，采样送检。

具体图示见图2-111~图2-117。

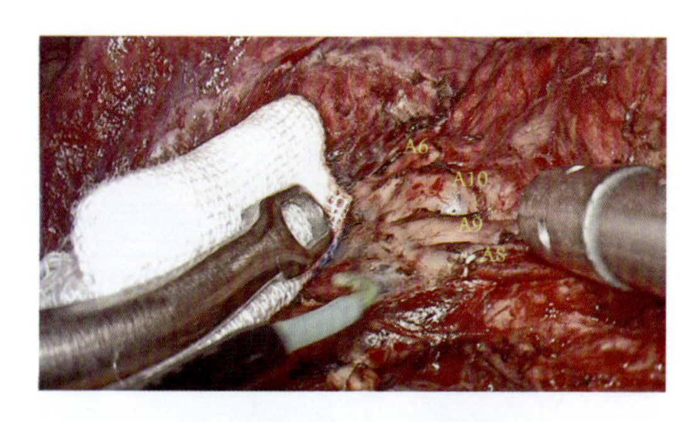

充分暴露左下肺各动脉分支。

图2-111 步骤1

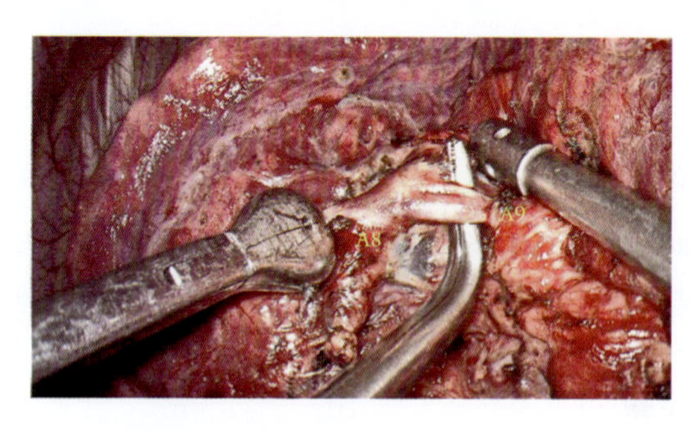

离断左下肺外基底段动脉（A9）。

图2-112 步骤2

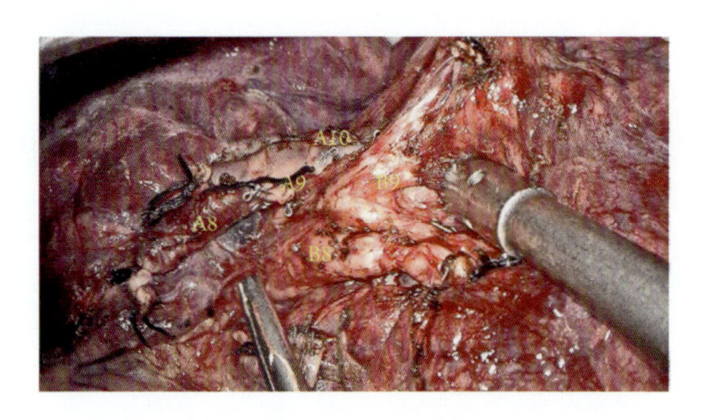

分离暴露左下肺外基底段支气管（B9）。

图2-113　步骤3

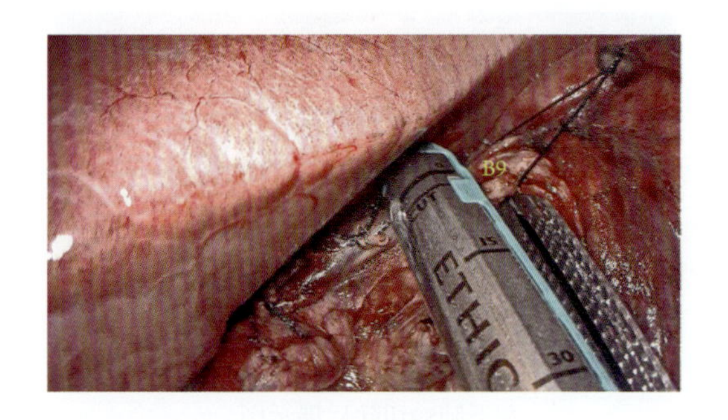

牵引并离断左下肺外基底段支气管（B9）。

图2-114　步骤4、5

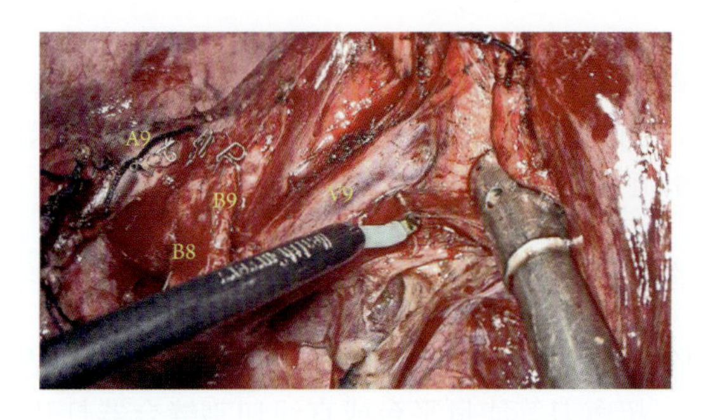

暴露并离断左下肺外基底段静脉（V9）分支。

图2-115　步骤6、7

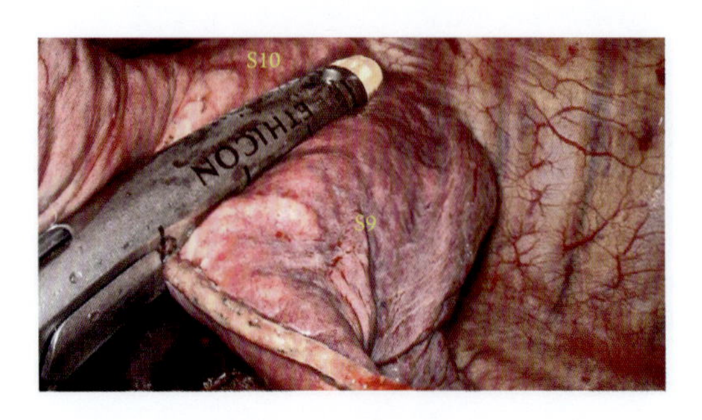

沿段间平面切除左下肺S9。

图2-116　步骤8（1）

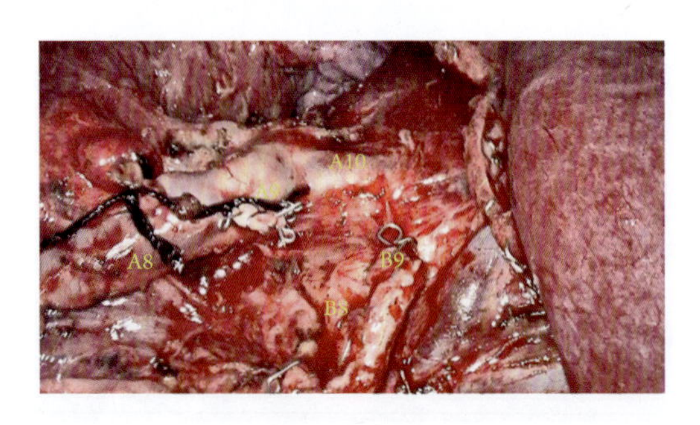

左下肺S9切除后展示图。

图2-117　步骤8（2）

三、术后情况

术后病理检查示微浸润性腺癌。

术后第1天常规复查胸部X线片。若患者肺膨胀良好，未见明显积气、积液，则拔除胸腔引流管。

四、讨论

左下肺S9切除主要难点在于目标动脉、支气管及静脉等结构较深，难以暴露，需要用电刀、超声刀等能量平台或直线切割缝合器打开肺组织，逐层深入，才能显露目标结构。

另外，左下肺S9的切除建议用电刀、超声刀分离，这有利于余肺成型；若采用直线切割缝合器，可先从肺门逐步深入，最后在膈面会合，这样也能较好地切除左下肺S9，但余肺不够舒展。

第十五节　经肋间单孔胸腔镜左下肺后基底段切除术

一、临床资料

（一）简要病史

患者，女，59岁，体检发现左下肺结节2个月入院。

（二）检查资料

心肺功能未见异常。

胸部CT平扫示（图2-118）左下肺后基底段可见一长径为8 mm的实性结节，部分可见分叶。

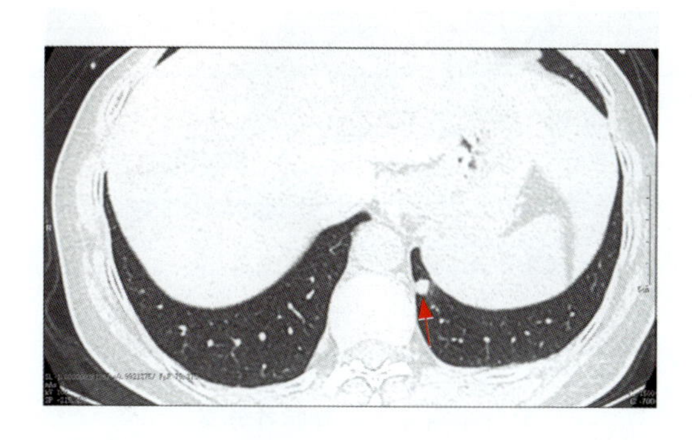

图2-118　胸部CT

二、操作步骤

（一）麻醉、体位、切口选择

采用自主呼吸麻醉，也可采用双腔气管插管麻醉。取右侧卧位，于左侧第6肋间腋前线做一长约3 cm的切口，置入切口保护套。

（二）具体操作步骤

步骤1　充分暴露左下肺静脉各分支。

步骤2 循左下肺背段静脉（V6）分支下方，寻找、牵引并离断左下肺后基底段静脉（V10）分支。

步骤3 向前内方向分离肺组织，并清扫左下肺后基底段支气管（B10）周围淋巴结。

步骤4 牵引暴露左下肺B10。

步骤5 直线切割缝合器离断左下肺B10。

步骤6 分离暴露左下肺后基底段动脉（A10）。

步骤7 利用结扎、hem-o-lock或直线切割缝合器等方法离断左下肺A10。

步骤8 沿段间平面切除左下肺后基底段（S10）。

步骤9 若术中冰冻病理检查提示为浸润性癌，则行纵隔淋巴结清扫，采样送检。

具体图示见图2-119~图2-126。

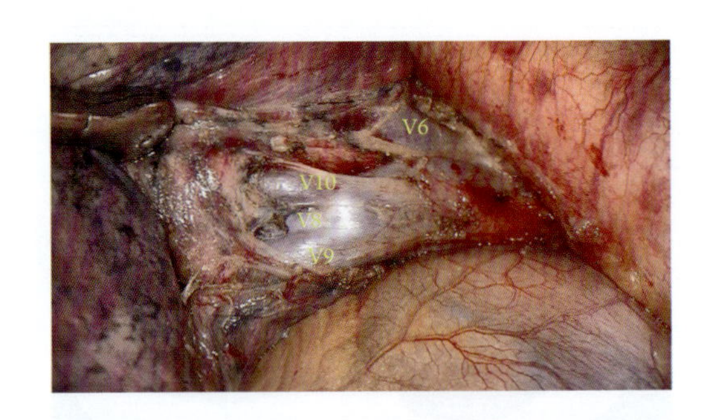

充分暴露左下肺静脉各分支。

图2-119 步骤1

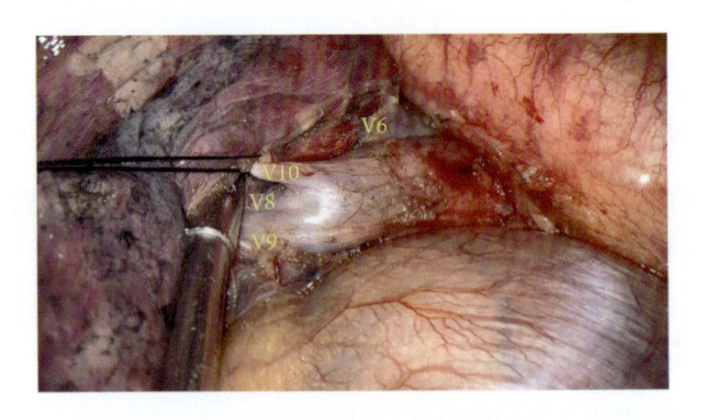

牵引并离断左下肺V10分支。

图2-120 步骤2

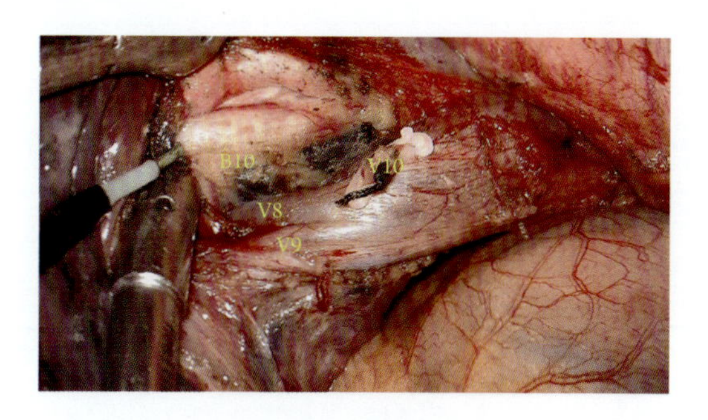

清扫左下肺B10周围淋巴结。

图2-121　步骤3

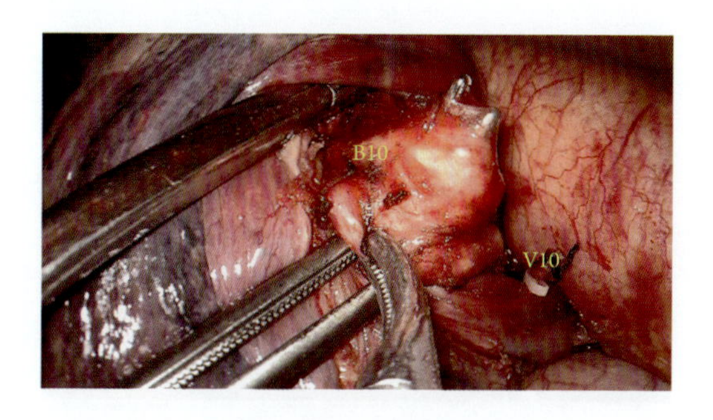

牵引暴露左下肺B10。

图2-122　步骤4

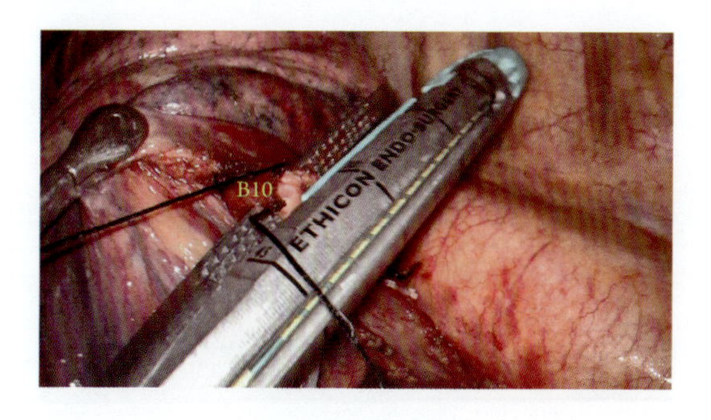

离断左下肺B10。

图2-123　步骤5

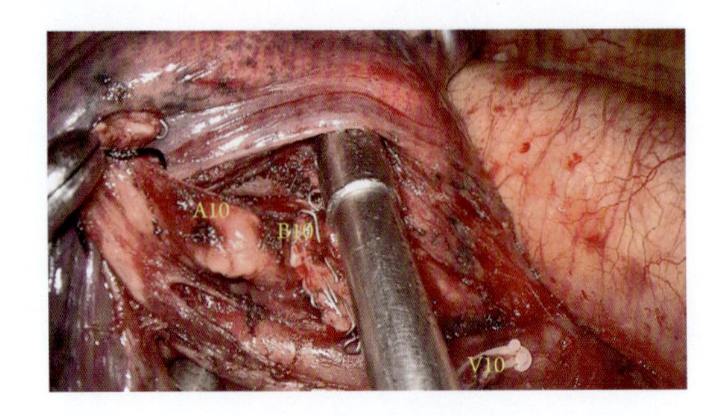

分离暴露左下肺A10分支。

图2-124　步骤6

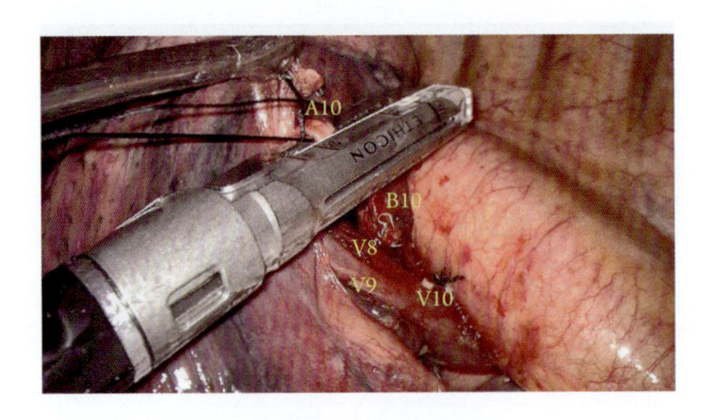

离断左下肺A10分支。

图2-125　步骤7

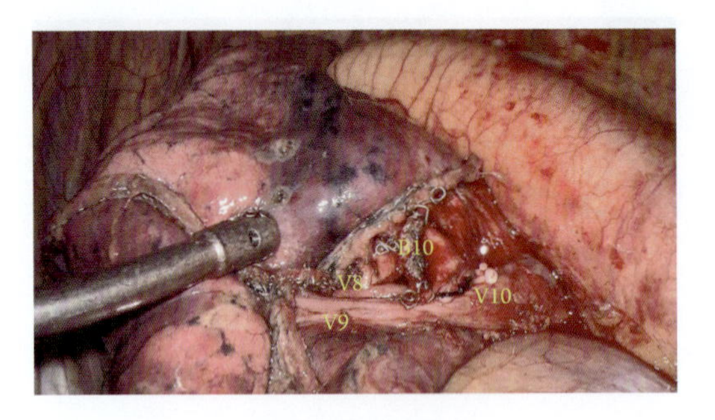

左下肺S10切除后展示图。

图2-126　步骤8

三、术后情况

术后病理检查示黏液性腺癌。由于患者双肺多发结节，不建议行左下肺叶切除。

术后第1天常规复查胸部X线片。若患者肺膨胀良好，未见明显积气、积液，则拔除胸腔引流管。

四、讨论

左下肺S10切除建议从静脉入路，若从肺裂开始，须充分显露左下肺A10，这需分离较多肺组织，该方法常适用于靶病灶离段门较近的情况。本例患者的肺结节位置偏向外周，手术建议从静脉开始，逐步寻找支气管及动脉。

第三章　经剑突下单孔胸腔镜肺叶切除术

第一节　经剑突下单孔胸腔镜右肺上叶切除术

一、临床资料

（一）简要病史

患者，男，50岁，1个多月前检查发现有肺部结节，无特殊不适。为进行手术治疗收治入院。患者自本次发病以来，食欲正常，睡眠尚可，二便如常，体重未见明显下降。

（二）检查资料

胸部CT（同济大学附属上海市肺科医院）示右肺上叶见一混杂密度结节，长径为16.3 mm，恶性可能（图3-1）；双肺数枚磨玻璃微结节，长径为

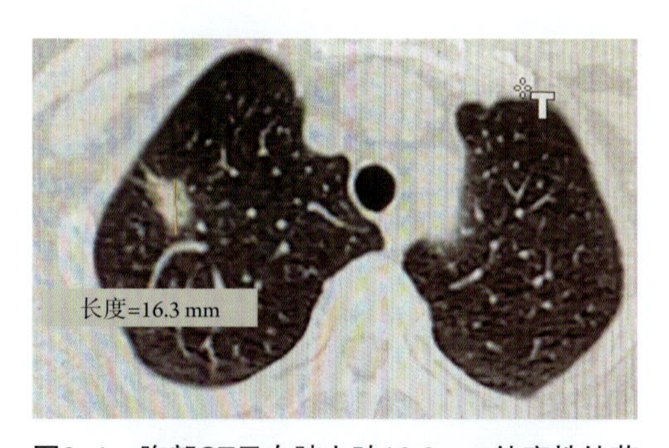

图3-1　胸部CT示右肺上叶16.3 mm纯实性结节

3~4 mm。双侧肺门结构清楚，形态、大小、位置均未见明显异常。纵隔内各组淋巴结未见异常肿大。

二、操作步骤

（一）麻醉、体位、切口选择

患者取斜卧位，患侧垫高30°~45°，术者站在患者的前方，扶镜手站在患者后方。双腔气管内插管，全身麻醉，以剑突为中心进行常规胸部及上腹部术野消毒，铺无菌巾和保护膜，于剑突下肋缘旁行4 cm斜切口（图3–2）。

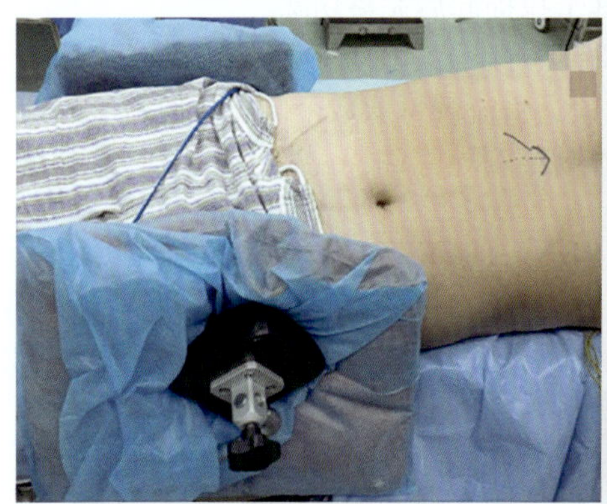

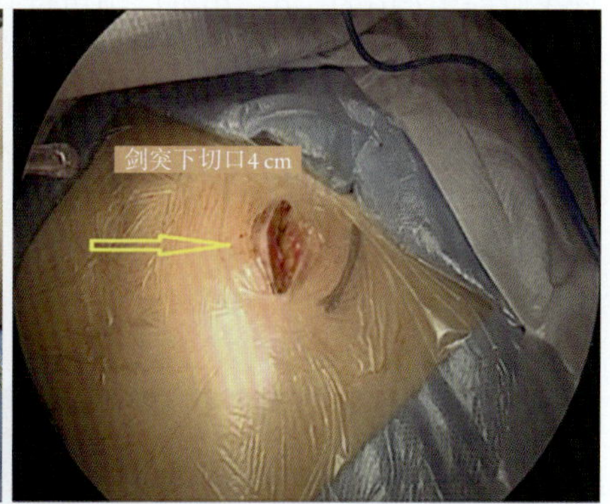

图3–2　患者卧位及切口

（二）具体操作步骤

步骤1　沿肋缘下用手指钝性分离皮下组织、腹直肌前鞘及腹直肌，建立皮下隧道，以甲状腺拉钩提拉肋弓，从肋弓后方向外上方分离，在肋膈角处打开纵隔胸膜，进入患侧胸腔，置入切口保护器。手术中使用10 mm 30°胸腔镜，探查胸腔。

步骤2　经剑突下单孔胸腔镜手术采用专门加长的双关节器械，切除心包周围脂肪垫，这有助于改善手术视野，但应注意尽量不破坏心包。肺的放射状牵引、肺门结构的骨骼化游离及stapler的应用，可以降低手术的难度。手术遵循先易后难的原则。该患者肺裂发育较好，所以依次处理尖前支动脉—上叶肺静脉—上叶支气管—后升支动脉—肺裂；若患者肺裂发育不佳时，依次处理尖前支动脉—上叶肺静脉—上叶支气管—后段动脉—肺裂。

步骤3　使用标本袋将手术标本经剑突下的隧道取出，并做术中冰冻病理检查。对恶性肿瘤须保证手术切缘>2 cm或大于肿瘤最大直径。患者术中冰冻病理检查结果示浸润性腺癌，支气管切缘未见恶性病变。遂行系统性淋巴结清扫。

步骤4 清扫右侧纵隔第2、4、7组淋巴结。2R组和4R组淋巴结清扫较为困难，因为奇静脉和上腔静脉的阻挡使淋巴结难以暴露。一般应先用吸引器将奇静脉挑起，在奇静脉下方游离4R组淋巴结，建立奇静脉下的隧道，然后在奇静脉上方打开上腔静脉与气管之间的纵隔胸膜，用淋巴结钳将4R组淋巴结从奇静脉上方提起，用结扎束血管闭合器（ligasure）或超声刀等向上游离并切除4R组及2R组淋巴结。如清扫困难，可用stapler将奇静脉切断以便清扫。清扫第7组淋巴结前，应先游离下肺韧带，手术床向左侧翻转，卵圆钳向前方牵拉肺，沿肺下叶静脉后方充分打开后纵隔胸膜至右主支气管；然后可以自下向上逐步游离第7组淋巴结，用淋巴结钳将其牵拉提起后完整切除。

步骤5 试水检测结果示支气管残端及余肺无漏气。手术结束后，从剑突下切口置入28F胸腔引流管1根，直至胸顶，引流管可剪数个侧孔方便引流、连接引流瓶，经侧胸壁第7~8肋间置入深静脉穿刺导管1根，术后接引流袋。最后逐层关胸。

具体图示见图3-3~图3-7。

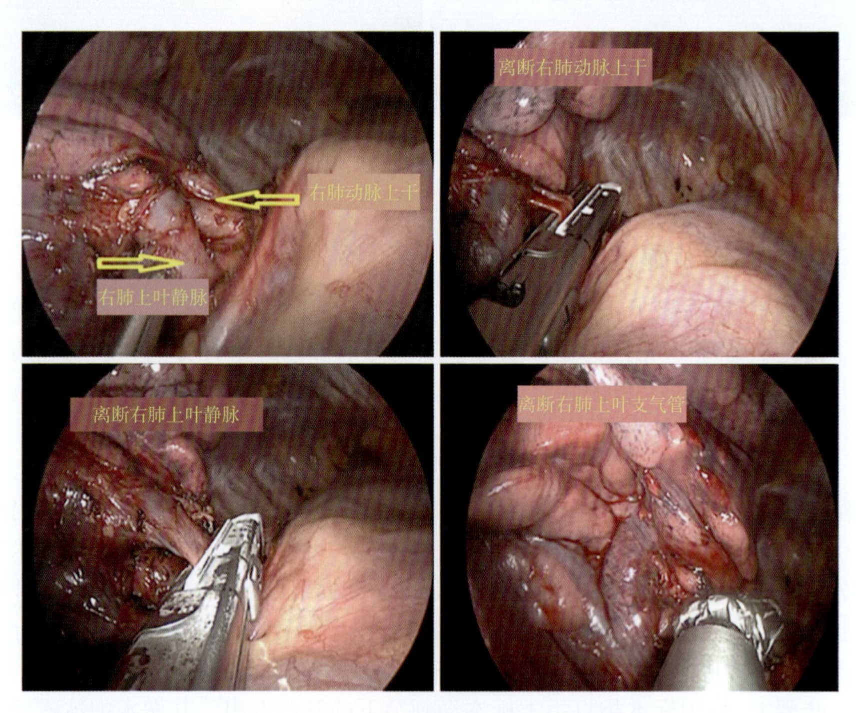

分离右上肺尖前支动脉，依次离断右肺动脉上干、上叶静脉、上叶支气管。

图3-3 步骤2（1）

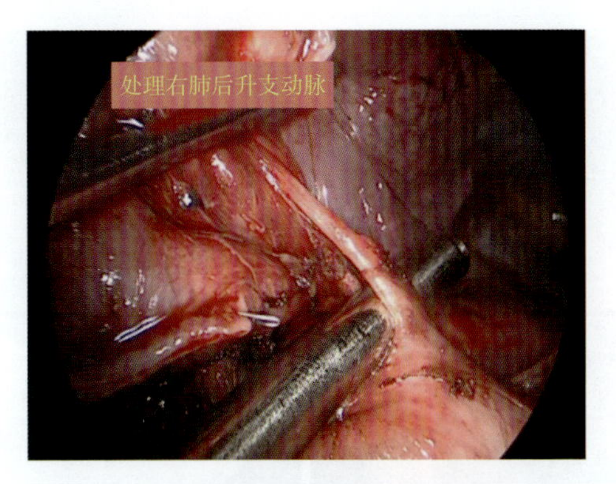

分离并离断右肺后升支动脉。

图3-4　步骤2（2）

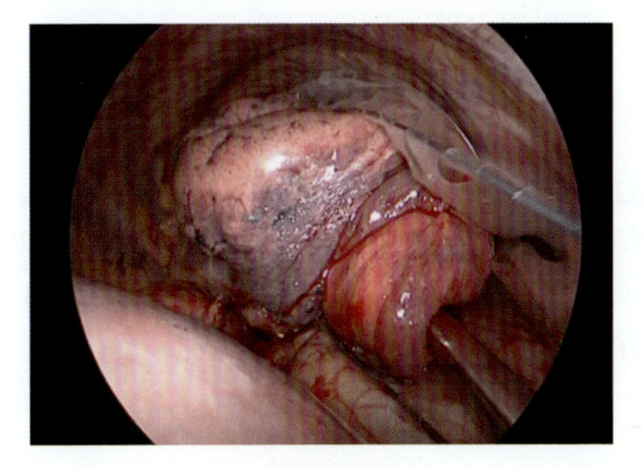

取出肺组织。

图3-5　步骤3

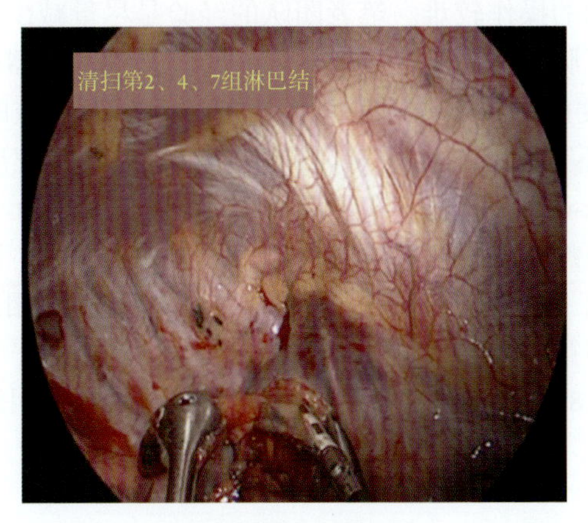

右侧纵隔淋巴结清扫。

图3-6　步骤4

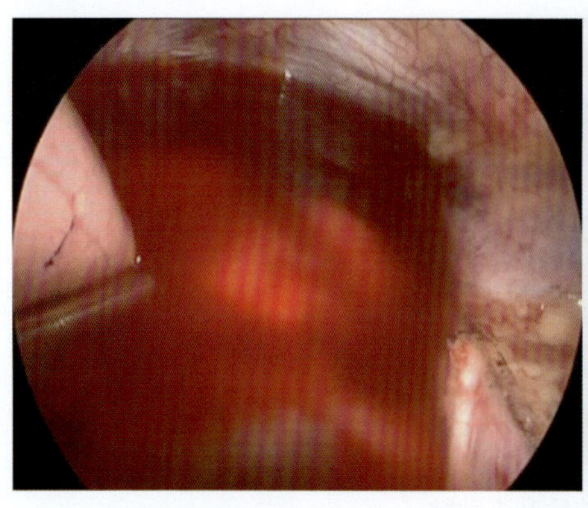
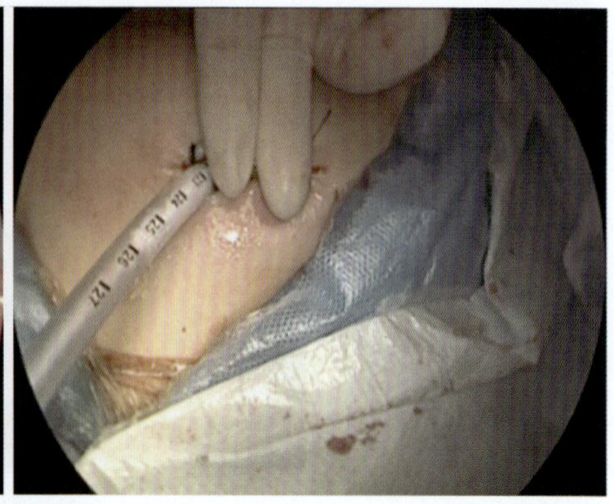

试水检测支气管残端及余肺是否漏气，连接引流管，逐层关胸。

图3–7 步骤5

三、术后情况

术后患者送重症监护病房，如果恢复顺利且无并发症，于第2天将其转至普通病房。患者术后第2天即可下床适当活动，若24 h内肺无漏气，且胸腔引流量<300 mL，则可拔除胸腔引流管。患者通常在拔管后1天出院，并叮嘱其3周后门诊复查、拆线。

四、讨论

与经肋间的胸腔镜相比，经剑突下单孔胸腔镜肺叶切除术隧道距离长，与上肺门及后肺门距离远，操作角度小，器械之间、器械与镜头之间易相互干扰，完成非常精细的操作较难。笔者团队的经验是尽量减少进入胸腔操作的器械数量，一般除了胸腔镜镜头，尽量在同一时间只进两把器械。手术器械应选用细长、带有弯度的，以减少对心脏的压迫，并减少器械的相互干扰。因为距离较远，探查不方便，对术中难以探查但须要先做肺楔形切除的小结节，最好术前先用hook-wire或其他方式定位。经剑突下切口因无骨性结构及肋间神经，所以术后切口疼痛较常规手术有所减轻（患者主诉）。同济大学附属上海市肺科医院经剑突下单孔胸腔镜肺叶切除术与经肋间手术相比，经剑突下行手术的病例组在术后第8小时、术后第1、2、3天及出院前的平均疼痛指数分别为2.39±0.99、2.06±0.85、1.68±0.87、1.29±0.78、0.48±0.51，相较对照组（侧胸单孔胸腔镜），各时间点疼痛指数显著降低（$P<0.001$），该结果提示剑突下切口疼痛较常规肋间切口有所减轻，该术式有望从根本上解决肋间切口引起的术后长期顽固性疼痛问题。

扫码观看手术操作视频
http://ame.pub/q73qYVfX

第二节　经剑突下单孔胸腔镜右肺中叶切除术

一、临床资料

（一）简要病史

患者，女，56岁，4年前，患者因行胸部CT检查发现右肺中叶磨玻璃结节，后续随访结节略增大。患者无咳嗽、咳痰，无胸闷、胸痛、呼吸困难。一般情况良好，二便正常，近期体重无明显减轻。为进一步治疗，门诊以“肺部阴影”收入院。患者自本次发病以来，食欲正常，睡眠尚可，二便如常，体重未见明显下降。

（二）检查资料

胸部CT（同济大学附属上海市肺科医院）示（图3-8）右肺上中叶微结节，长径为3~4 mm；右肺中叶有一长径为11.4 mm的混杂性磨玻璃结节；双肺散在斑片条索影。双侧肺门结构清楚。纵隔内各组淋巴结未见异常肿大。双侧膈顶光整，位置正常。双侧肋膈角和心膈角锐利。

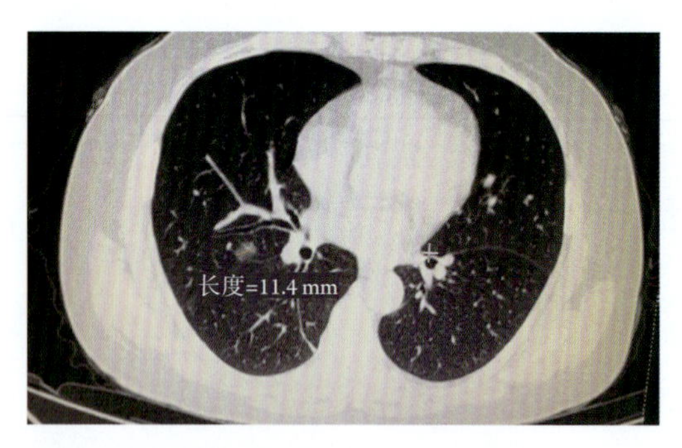

图3-8　胸部CT示右肺中叶有一长径为11.4 mm的混杂性磨玻璃结节

二、操作步骤

（一）麻醉、体位、切口选择

行经剑突下单孔胸腔镜右肺中叶切除术，患者取斜卧位，患侧垫高

30°~70°，也可根据术者习惯作相应调整。主刀位于患者腹侧，助手或扶镜手位于患者背侧（图3-9）。术中若发现操作角度不佳可调整手术床角度。取剑突下近右侧肋弓旁做一3 cm的切口。

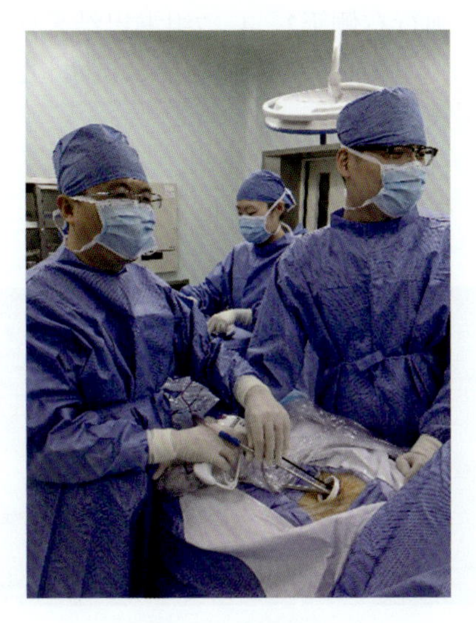

图3-9　术者站位

（二）具体操作步骤

步骤1　依次切开皮肤和皮下组织，推开或沿肋缘离断部分腹直肌，紧贴肋骨内缘钝性推开膈肌，在胸腔镜下分离膈肌脚脂肪组织和胸膜进入胸膜腔，置入切口保护套以扩大操作空间，以利于器械进出。切除心包周围脂肪垫改善手术视野，但应注意尽量不破坏心包。

经剑突下单孔胸腔镜手术操作距离较长，故常规的胸腔镜手术器械往往难以到达手术区域。采用专门的加长双关节器械，长度>40 cm，且有一定弯角以便操作能到达胸腔的任意角度，并尽可能减少器械间的相互干扰。同时，选用细长、双关节、带弧度的特制的手术器械。

步骤2　手术步骤采用先易后难的原则。该患者肺裂发育不佳，应依次处理中叶静脉—中叶支气管—中叶动脉下支及上支—肺裂；斜裂及水平裂均发育良好时，依次处理中叶动脉下支—中叶动脉上支—中叶静脉—中叶支气管；斜裂发育良好、水平裂不佳时，依次处理中叶动脉下支—中叶静脉—中叶支气管—中叶动脉上支—肺裂。

步骤3 术中冰冻病理检查（右肺中叶）提示微浸润腺癌，有无更多浸润须行石蜡切片病理诊断，切缘未见恶性病变。因剑突下肺切除的体位及解剖关系等特点，淋巴结清扫难度相对较大。Chia-Chuan Liu报道，经剑突下切口行系统淋巴结清扫较难，报道的1例患者仅行纵隔淋巴结采样。该患者术中冰冻病理诊断为微浸润，仅须行右侧第2、4、7组淋巴结采样。

步骤4 严密止血，胸腔冲洗，鼓肺施压，试水检测支气管残端及余肺无漏气。置引管流，逐层关胸。

具体图示见图3-10~图3-11。

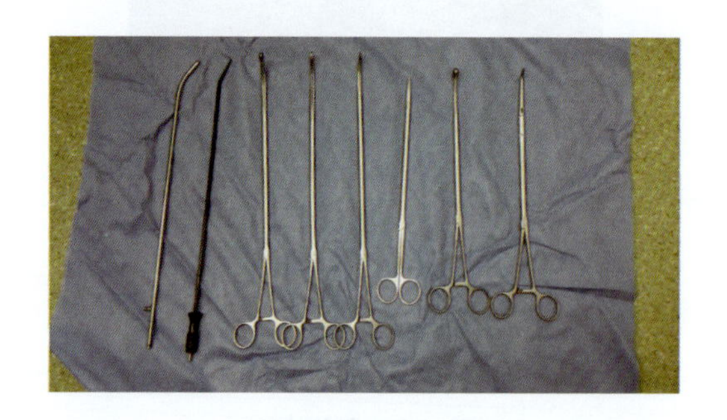

为经剑突下单孔胸腔镜手术特制的手术器械。

图3-10 步骤1

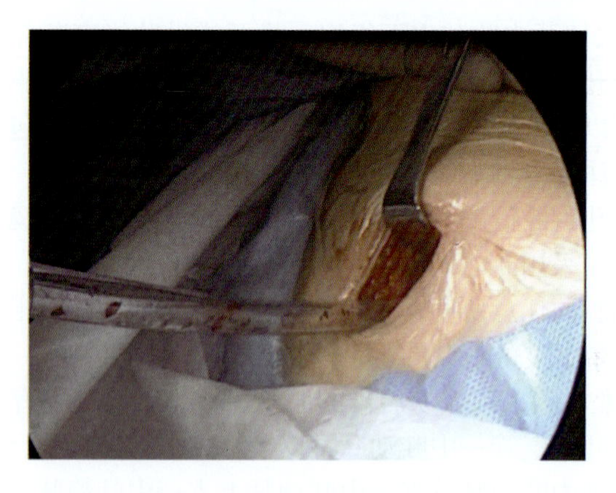

沿剑突下切口置入引流管。

图3-11 步骤4

三、术后情况

患者术后送至重症监护病房，去枕平卧6 h，术后常规予以抗炎、抑酸、化痰、止痛等治疗，如果恢复顺利且无并发症，于第2天转移至普通病房。患者术后第2天即可下床适当活动，如24 h内肺无漏气，且胸腔引流量<300 mL，可拔除胸腔引流管。患者出院后须注意伤口换药，3周后到门诊复查、拆线。

四、讨论

由于经剑突下单孔胸腔镜手术目前尚属于创新术式，截至2023年，该术式临床运用仅6年多，操作难度较高，须特制器械辅助，因此推广普及过程较慢，目前仅有少量回顾性研究对比了其与传统经肋间胸腔镜手术的手术疗效。2016年，宋楠等发表了105例应用经剑突下单孔胸腔镜手术的系列报道，Hernandez-Arenas等又报道了170例应用经剑突下单孔胸腔镜手术治疗早期肺癌的系列研究。其表明，通过筛选合适的病例，经剑突下单孔胸腔镜手术在不增加围手术期并发症风险的同时，可明显改善患者近期和远期疼痛。对双侧手术患者，同济大学附属上海市肺科医院2020年的一项回顾性研究表明，对合适的患者，经剑突下双侧手术不会增加围手术期并发症发生率，围手术期患者疼痛评分和疼痛治疗的使用率均较经肋间双侧单孔胸腔镜手术明显降低；在手术时间上，经剑突下手术时间较经肋间胸腔镜手术更长，住院天数大致相同。上述研究均为单中心小样本回顾性研究，若想探讨经剑突下和经肋间单孔胸腔镜手术在治疗早期肺癌时的短期疗效和长期生存方面的作用，还需多中心前瞻性临床试验进一步证实。

第三节　经剑突下单孔胸腔镜右肺下叶切除术

一、临床资料

（一）简要病史

患者，女，52岁，半个月前体检行胸部CT检查发现右肺下叶结节，考虑恶性可能。患者无咳嗽、咳痰、胸闷、气急等不适症状，为行进一步治疗收治入院。患者食欲正常，睡眠尚可，二便如常，体重未见明显下降。

（二）检查资料

胸部CT（同济大学附属上海市肺科医院）示（图3-12）右肺下叶结节，长径为16.6 mm，见分叶，结节内密度不均伴空洞影。双侧肺门结构清楚，形态、大小、位置均未见明显异常。纵隔居中，纵隔大血管和心脏影未见异常。纵隔内及双侧肺门淋巴结未见异常肿大。双侧胸腔未见明显积液。

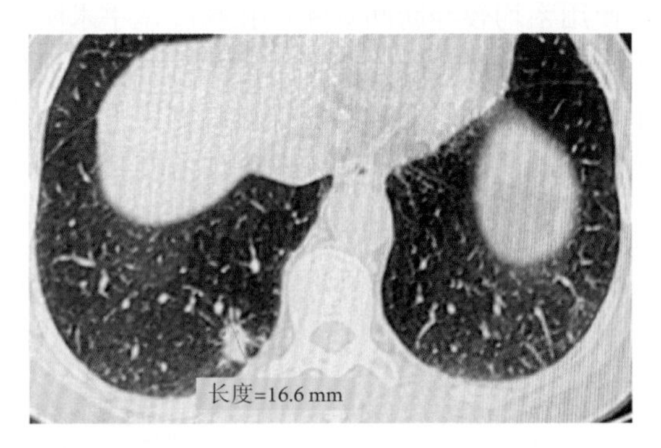

图3-12　胸部CT示右肺下叶有一长径为16.6 mm纯实性结节

二、操作步骤

（一）麻醉、体位、切口选择

患者双腔气管插管，全身麻醉后取斜卧位，患侧垫高30°。术者站在患者的前方，扶镜手站在患者后方。以剑突为中心进行常规胸部及上腹部术野消毒，铺无菌巾和保护膜，于剑突下肋缘旁做一4 cm斜切口（图3-13），置入切口保护器。

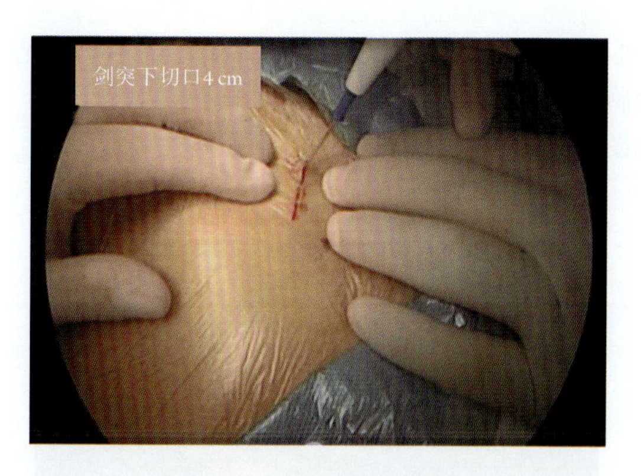

图3-13　经剑突下单孔胸腔镜右肺下叶切除术切口

（二）具体操作步骤

步骤1　分离皮下组织，打开腹直肌与肋骨附着处，向外上建立肋弓下隧道，在心膈角处打开纵隔胸膜进入患侧胸腔。经探查右肺少许粘连，无胸腔积液，胸壁无畸形及异常结节。病灶位于右肺下叶，考虑肺癌可能，故行右肺下叶切除术。

步骤2　术中使用10 mm 30°胸腔镜探查胸腔，患者肺斜裂、水平裂均发育不良，依次游离并处理下肺静脉—基底段动脉—背段动脉—下叶支气管—斜裂，或下肺静脉—基底段动脉—下叶支气管—背段动脉—斜裂（少数情况下基底段支气管与背段支气管需要分别处理），最后用stapler打开肺裂。对右下叶肿瘤，若患者肺裂发育较佳，可依次处理基底段动脉—背段动脉—下肺静脉—下叶支气管（基底段动脉与背段动脉多数难以一起处理，因为未离断基底段动脉前背段动脉难以游离）。

步骤3　使用标本袋将手术标本经剑突下的隧道取出。标本送术中冰冻病理检查。术中冰冻病理诊断为右肺下叶恶性肿瘤，倾向腺癌；切缘未见恶性病变。故对该患者行系统性纵隔淋巴结清扫。

步骤4　清扫右侧第2、4、7、9组淋巴结。清扫2R、4R时先用吸引器将奇静脉弓挑起，在奇静脉下方游离4R淋巴结，建立隧道，然后在奇静脉上方打开纵隔胸膜，用淋巴结钳将淋巴结从奇静脉上方提起，向上游离并切除4R及2R组淋巴结。切除右肺下叶时，清扫第7组淋巴结相对简单，在离断支气管前向头侧牵拉下叶支气管，可以使第7组淋巴结较为容易暴露。第9组淋巴结的清扫相对简单，与经侧胸手术相同。切除右肺上叶及中叶，清扫第7组淋巴结前，先游离下肺韧带，手术床向左侧翻转，卵圆钳向前方牵拉肺，沿肺下叶静脉后方充分打开后纵隔胸膜至右主支气管，然后自下向上逐步游离第7组淋巴结，用淋巴结钳牵拉提起后将其完整切除。

步骤5 止血，试水检测无漏气，冲洗干净，手术物品清点无误，经剑突下置直径为8F的胸腔引流管1根，逐层关胸。

具体图示见图3-14。

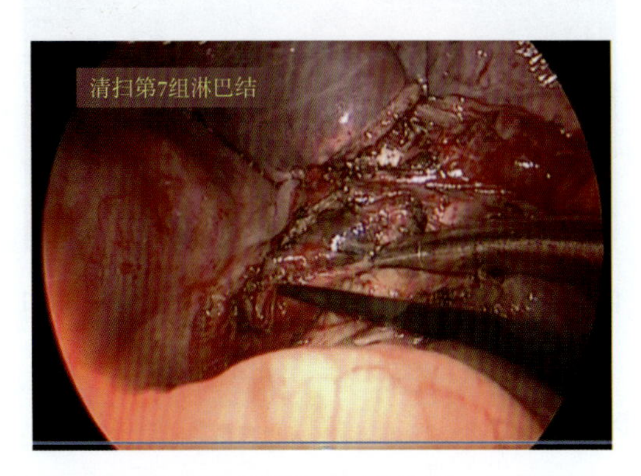

经剑突下单孔胸腔镜右肺下叶切除，清扫第7组淋巴结。

图3-14 步骤4

三、术后情况

术后患者送至重症监护病房，如果恢复顺利且无并发症，则于第2天转移至普通病房。患者术后第2天即可下床适当活动，如24 h内肺无漏气，且胸腔引流量<300 mL，可拔除胸腔引流管。患者出院后须注意伤口换药，3周后到门诊复查、拆线。

四、讨论

剑突下切口视野有限，器械操作比常规手术难，手术初期因病例选择较慎重，选择的都是须做肺叶切除的、直径<2 cm的实性结节或磨玻璃结节，且不伴肺门及纵隔淋巴结肿大及行选择性淋巴结采样结果为阴性的，即未行淋巴结清扫的患者。随着经验的积累、手术技术的进步及器械的改进，经过适当地牵拉暴露，配合手术床的翻转，可以完成系统的纵隔淋巴结清扫，包括左侧第4L、5、6、7、8、9、10、11组淋巴清扫，以及右侧的第2、3A、4R、7、8、9、10、11组淋巴结。手术适应证范围也进一步扩大到与其他入路的单孔胸腔镜肺叶切除术相同。

总之，经剑突下单孔胸腔镜肺叶切除术难度相对较大，须要由有丰富单孔胸腔镜手术经验的胸外科医生来实施并选择合适病例。由简单肺部疾病的手术治疗，再到较复杂的肺叶、肺段切除，需要团队的配合及循序渐进的学习。

第四节　经剑突下单孔胸腔镜左肺上叶切除术

一、临床资料

（一）简要病史

患者，女，60岁，常规体检胸部CT示左肺上叶磨玻璃结节，结节长径为20.8 mm，行抗炎治疗9天后复查，结节较前无明显变化，考虑恶性病变。为进一步手术治疗，收治入院。患者食欲正常，睡眠尚可，二便如常，体重未见明显下降。

（二）检查资料

胸部CT（图3-15）（同济大学附属上海市肺科医院）示左肺上叶见一磨玻璃结节（薄层IM189），长径为20.8 mm，CT值为-453 Hu。双侧肺门结构清晰，形态、大小、位置均未见明显异常。纵隔居中，纵隔内各组淋巴结未见异常肿大。双侧膈顶光整，位置正常。双侧肋膈角和心膈角锐利。

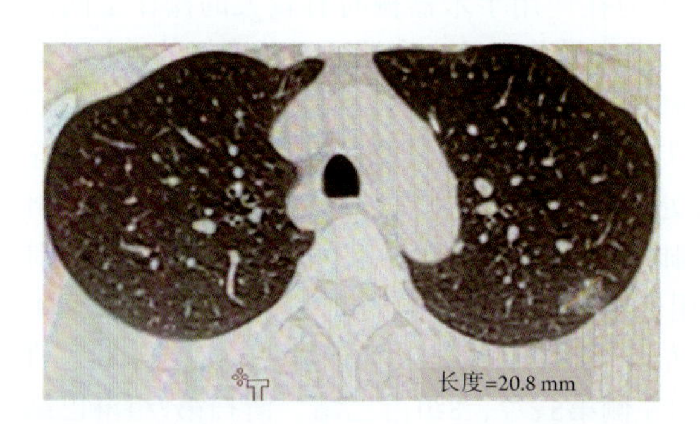

图3-15　胸部CT示左肺上叶见一长径为20.8 mm的磨玻璃结节

二、操作步骤

（一）麻醉、体位、切口选择

全身麻醉和双腔气管插管后，患者取右斜卧位，患侧垫高45°（图3-16）。以剑突为中心进行常规胸部及上腹部术野消毒，铺无菌巾和保护膜，在剑突下做一长约4 cm的横向切口。

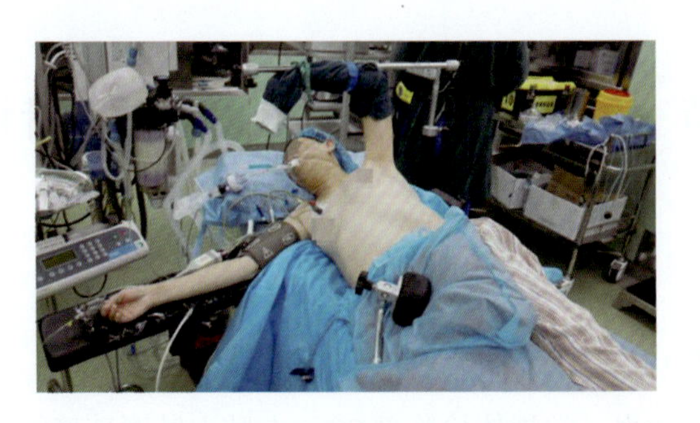

图3-16 经剑突下单孔胸腔镜左肺上叶切除术患者卧位

（二）具体操作步骤

步骤1 依次切开皮肤、筋膜及肌肉组织，暴露并剪除剑突软骨，建立从剑突下到胸腔的隧道，并沿此隧道置入胸腔镜，在镜头的引导下，移除心包脂肪组织，探查左上肺胸膜下结节病灶，心包、膈面、胸壁、余肺未见异常。

步骤2 因心脏解剖关系和操作角度的原因，就手术难度而言，左侧难于右侧、下叶切除难于上中叶切除，这就需要在手术过程中始终保持镜头从切口最低的位置置入，并以从下向上的角度穿过隧道，这样既能保证对胸腔全面的视野，又能保证主刀在使用手术器械时有较大的操作空间。手术一般遵循先易后难原则，先处理容易分离及吻合器通过角度好的结构。若该患者斜裂发育良好，则先处理肺裂内小的动脉分支，随后分离并依次处理舌段动脉—后段动脉—上肺静脉—尖前支动脉—上叶支气管。若斜裂发育不完全，一般多选择以“单向式”顺序处理，依次处理上肺静脉—尖前支动脉—上叶支气管—舌段动脉—后段动脉—肺裂。因为在肺裂发育不佳时用隧道法打开肺裂相对困难。

步骤3 使用标本袋将手术标本经剑突下隧道取出。标本送术中冰冻病理检查。结果显示左肺上叶恶性肿瘤，倾向腺癌，切缘未见恶性病变。

步骤4 清扫左侧第5、7、8组淋巴结。清扫第7组淋巴结前应先游离下肺韧带，将手术床向右侧翻转，用卵圆钳向前方牵拉肺，沿下肺静脉后方充分打开后纵隔胸膜至左主支气管上方，自下向上逐步游离第7组淋巴结。注意避免损伤食管及气管膜部，用淋巴结钳牵拉提起第7组淋巴结后完整将其切除。然后沿左主支气管继续向上方游离，分开左主支气管与食管间隙，用吸引器将左肺动脉推开后，即可在左主支气管根部显露第4L组淋巴结并将其切除。

步骤5 严密止血，胸腔冲洗，鼓肺施压30 cmH_2O，试水检测支气管残端及余肺无漏气。剑突下切口置入胸腔引流管1根，直至胸顶。逐层关胸。

具体图示见图3-17~图3-18。

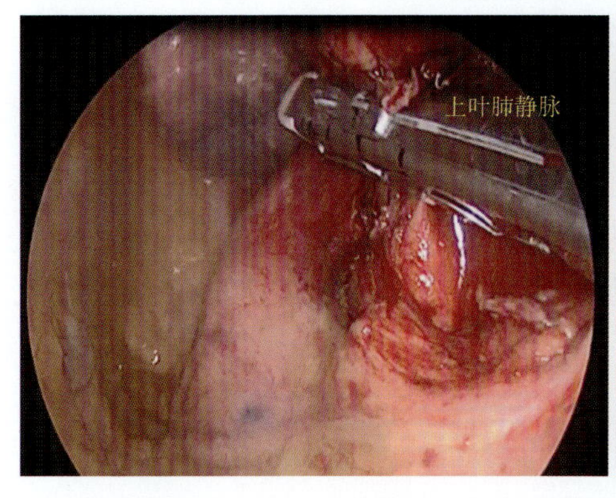

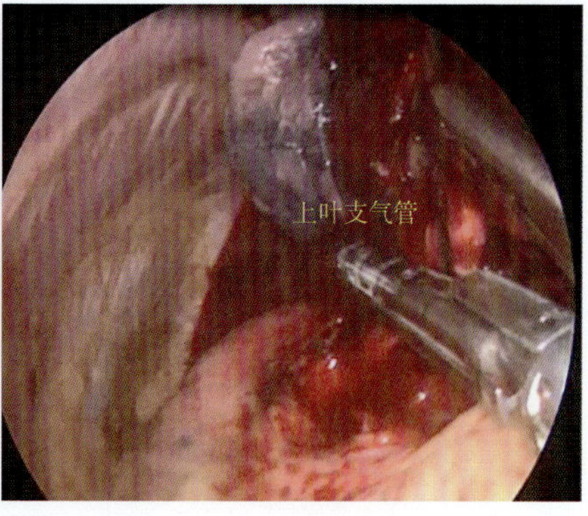

若患者斜裂发育良好，则分离并依次处理舌段动脉—后段动脉—上叶肺静脉—尖前支动脉—上叶支气管。

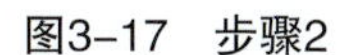
图3–17 步骤2

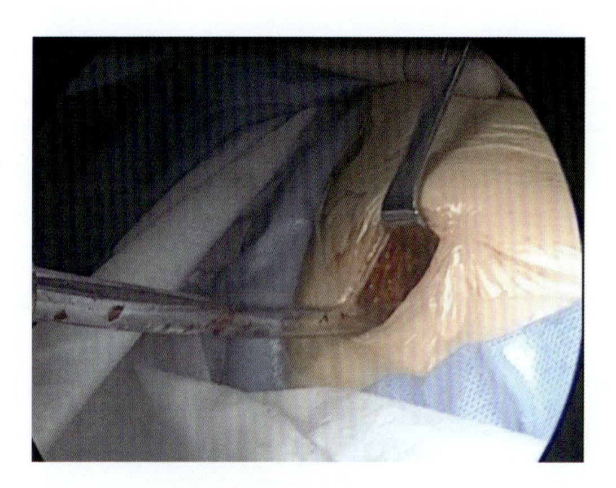

接引流管，逐层关胸。

图3–18 步骤5

三、术后情况

术后患者送至重症监护病房，常规予以抗炎、抑酸、化痰、止痛等治疗。患者术后第2天即可下床适当活动，如24 h内肺无漏气，且胸腔引流量<300 mL，可拔除胸腔引流管。患者出院后须注意伤口换药，3周后门诊复查、拆线。

四、讨论

经剑突下单孔胸腔镜左肺上叶切除术中，心脏对器械及胸腔镜阻挡严重，可通过做低剑突下切口且左移切口来减少心脏对器械的阻挡。手术器械从心脏左缘进入，减少对心脏的压迫，以减少手术风险和降低手术难度。另外，选用细长并带有较大弯度的手术器械，也可减少对心脏的压迫。

左心室肥大患者及胸腔非常小的女性患者，行左侧解剖性肺叶及肺段切除术时应慎重，因为这些情况下操作视野非常有限，手术难度更大，而且容易压迫心脏，导致心律失常。此外，在常规胸腔镜手术中，肋间切口不可避免地会引起肋间神经损伤进而引起创伤性疼痛。而剑突下入路不经过肋间，从而避免了对肋间神经的潜在损伤，以及避免出现随后的肋间神经痛。

第五节　经剑突下单孔胸腔镜左肺下叶切除术

一、临床资料

（一）简要病史

患者，女，62岁，4年前检查发现肺部结节，2021年6月同济大学附属上海市肺科医院PET-CT示左肺下叶可能为恶性肿瘤（malignant tumor，MT）；两肺微小结节，部分磨玻璃结节；双侧胸膜局部增厚。患者无特殊不适（患者主诉），为进一步治疗入院。患者食欲正常，睡眠尚可，二便如常，体重未见明显下降。

（二）检查资料

胸部CT（同济大学附属上海市肺科医院）示（图3-19）左肺下叶有软组织结节，长径为19.2 mm，边缘毛糙，见分叶、毛刺、小棘状突起、胸膜凹陷征，病灶内密度不均。纵隔居中。纵隔肺门内各组淋巴结未见异常肿大。双侧未见明显胸腔积液。双侧乳腺密度不均，伴多发钙化。

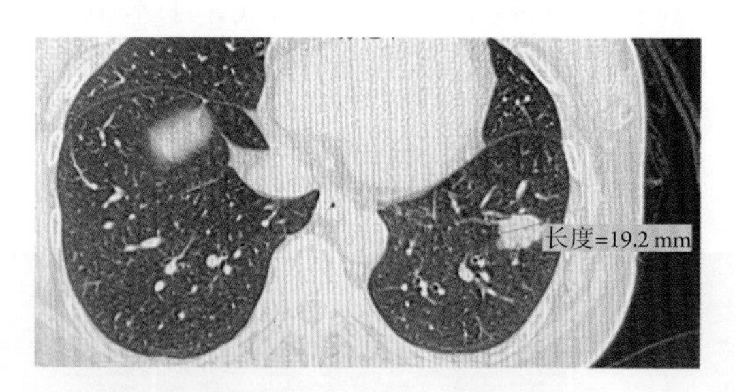

图3-19　胸部CT示左肺下叶见一长径为19.2 mm的纯实性结节

二、操作步骤

（一）麻醉、体位、切口选择

双腔气管插管麻醉，患侧垫高30°，术者站在患者的腹侧，扶镜手站在患者背侧。以剑突为中心行常规胸部及上腹部术野消毒，铺无菌巾和保护膜，取剑突下4 cm将切口向下向左沿肋弓边缘下移。

（二）具体操作步骤

步骤1 沿肋缘分离皮下组织，打开腹直肌与肋骨附着处，向外上建立肋弓下隧道，在心膈角处打开纵隔胸膜，进入患侧胸腔。

步骤2 经剑突下单孔胸腔镜手术应选用细长、双关节、带弧度的特制的手术器械，切除心包周围脂肪垫。手术步骤遵循先易后难的原则。该患者斜裂发育较好，故依次处理基底段及背段动脉—下肺静脉—下肺支气管。若肺裂不佳时则依次处理下肺静脉—下肺支气管—基底段及背段动脉—肺裂。

步骤3 使用标本袋将手术标本经剑突下的隧道取出。手术标本送术中冰冻病理检查，结果显示左下肺恶性肿瘤，倾向腺癌，切缘未见恶性病变。

步骤4 清扫第5、7、8、9组淋巴结。清扫第7组淋巴结前应先游离下肺韧带，将手术床向右侧翻转，用卵圆钳向前方牵拉肺，沿下肺静脉后方充分打开后纵隔胸膜至左主支气管上方，自下向上逐步游离第7组淋巴结。注意避免损伤食管及气管膜部，用淋巴结钳牵拉提起第7组淋巴结后也可以将其完整切除。然后沿左主支气管继续向上方游离，分开左主支气管与食管间隙，用吸引器将左肺动脉推开后，即可在左主支气管根部显露第4L组淋巴结并将其切除。

步骤5 试水检测支气管残端及余肺无漏气，手术结束，从剑突下切口置入28F胸腔引流管1根，直至胸顶，术后接引流袋。逐层关胸。

具体图示见图3-20~图3-22。

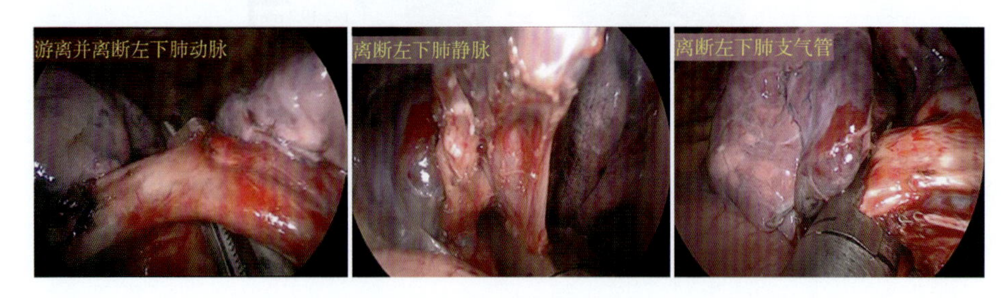

依次离断左下肺动脉、左下肺静脉及左下肺支气管。

图3-20 步骤2

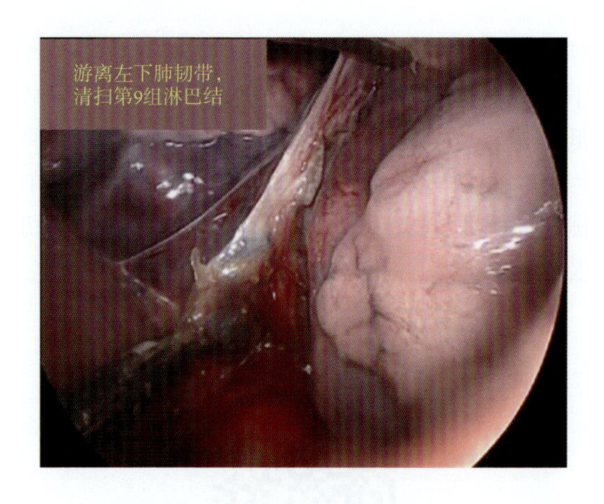

游离左下肺韧带，清扫第9组淋巴结。

图3-21　步骤4

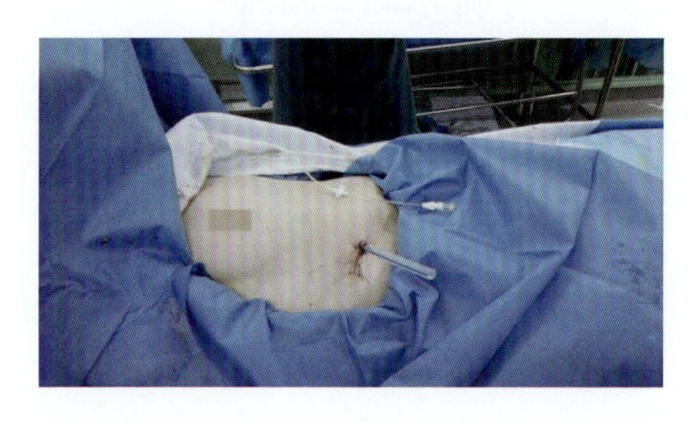

试水检测支气管残端无漏气，接引流管，逐层关胸。

图3-22　步骤5

三、术后情况

术后患者送至重症监护病房，如果恢复顺利且无并发症，第2天转至普通病房。患者术后第2天即可下床适当活动，如24 h内肺无漏气，且胸腔引流量<300 mL，可拔除胸腔引流管。通常在拔管后1天出院，患者须在10天后到门诊复查。

四、讨论

在开展剑突下胸腔镜手术的初期，我们均取剑突下正中切口，行左侧肺叶切除术时，由于器械对心脏的压迫，患者术中易出现心律失常和低血压，遂转为经肋间胸腔镜肺叶切除术。此后，对左侧肺叶切除手术，我们将切口向下、向左沿肋弓边缘下移，可以使手术器械从心脏左缘进入，以减少对心脏的压迫和手术风险，降低手术难度。对左侧手术，我们用拉钩将肋弓提起，也可减少对心脏的影响。因此，建议行经剑突下单孔胸腔镜手术时，单侧手术选取沿肋弓下斜切口，双侧手术选取剑突下横切口，因为沿肋弓的斜切口及横切口术野暴露更佳，器械及腔镜进出胸腔更加方便。

扫码观看手术操作视频

http://ame.pub/6Ekccjbm

第四章　经颈部单孔胸腔镜右肺上叶切除术

经颈部单孔胸腔镜肺叶切除术目前在胸外科领域仍应用较少。来自波兰的Marcin Zieliński教授、土耳其的Cagatay Tezel教授等发表过相关的个案报道和病例系列报道，但总例数不足20例。该技术在国内极少应用，目前本中心亦未开展相关手术。因此，本章主要是根据既往文献报道对经颈部单孔胸腔镜右肺上叶切除术予以综述。

一、操作步骤

（一）麻醉、体位、切口选择

患者取仰卧位，肩背部垫高，头部向后伸展。患者全身麻醉后双腔气管插管，取颈部低领式横切口，长5~8 cm，切开皮肤、皮下组织、颈前肌肉、分离结扎双侧颈前静脉，钝性分离气管前筋膜，并使用胸骨拉钩向上抬起胸骨角，进一步扩大手术操作空间。在打开胸膜之前可行双肺通气，进入患侧胸腔后则对侧肺行单肺通气。

（二）具体操作步骤

步骤1　使用钝头吸引器或纱布钳钝性分离气管前隧道，若有必要，可暴露气管右侧的无名动脉，清扫第1组淋巴结，注意保护右侧迷走神经；继续钝性分离可显露气管旁的上腔静脉侧壁，并沿途清扫气管旁淋巴结，分离至隆突水平，即可见到向两侧分叉出的左、右肺动脉主干，清扫隆突下淋巴结应注意不能误伤左、右肺动脉；若有必要可在左肺动脉起始部清扫第5组淋巴结，应尽量避免使用能量器械，防止误伤动脉旁的喉返神经。

步骤2　打开右侧纵隔胸膜，单肺通气，进入右侧胸腔，置入切口保护套，探查未见胸膜及胸壁转移后开始行右肺上叶切除术。

步骤3 从上至下解剖肺门，暴露右肺动脉总干，解剖肺动脉干与上肺静脉之间的间隙，并清扫肺门淋巴结，沿动脉向远端游离，分离出右肺上叶尖前支动脉，置入直线切割缝合器将其离断；向下游离中叶静脉与上叶静脉之间间隙，分离出上叶静脉并予以离断；进一步清扫动脉、静脉后方的第11组淋巴结，暴露并分离后升支动脉，用hem-o-lock将其夹闭后离断；清扫上叶段支气管与中间支气管之间的淋巴结后，易分离出右肺上叶支气管，鼓肺确认无误后，置入直线切割缝合器，将上叶支气管离断。将肺向上牵拉，使用直线切割缝合器从后至前依次离断斜裂及水平裂。

步骤4 取出标本，试漏，留置胸腔引流管2根，逐层缝合切口。

二、术后情况

术后处理同经肋间单孔胸腔镜手术，常规抗炎补液，第2天行床旁胸部X线片以查看肺部扩张情况，若肺扩张良好，无漏气，且每日胸腔引流管引流量<300 mL，患者即可拔除胸腔引流管出院。

三、讨论

相较于传统经肋间单孔胸腔镜手术，经颈部单孔胸腔镜肺叶切除术不损伤肋间神经，因此能减轻术后疼痛。同时，经颈部手术可完整评估颈部淋巴结及对侧纵隔淋巴结。在Zieliński等的报道中，手术的流程为先系统性清扫第1组淋巴结、气管双侧淋巴结及隆突下淋巴结，并送术中冰冻病理检查；若结果显示为N3期，则停止手术，术后予以根治性同步放化疗；若病理显示为N2期，亦停止手术，予以新辅助治疗后再经胸行根治性手术；仅当未见N2期及N3期淋巴结转移时，方经颈部行肺叶切除术，因此对此类患者免去了经胸切口，一定程度上减少了创伤。但目前该项术式仍处于探索阶段，手术时间较长，平均手术时间长达258 min。同时Zieliński等报道的16例患者中有2例中转开胸（12.5%），其中1例因胸腔广泛粘连，1例是因术后肺动脉出血。相对于经肋间单孔手术，该术式中转率较高，且一旦出现术中出血，中转开胸较为困难。另外，颈部切口对美观有较大影响，在甲状腺手术越来越多地选择经乳晕或腋下切口的今天，将肺叶切除的切口从胸部移至更加显眼的颈部，在美观上仍是一个值得探讨的问题。因此，对这样一种优劣势都同样明显的术式，只有把握好适应证，选择合适的患者，方能最大程度造福患者。

第五章　经颈部单孔胸腔镜前纵隔肿瘤切除术

一、临床资料

（一）简要病史

患者，男，46岁，体检发现前纵隔占位3个月，无四肢无力、眼睑下垂等肌无力症状。

（二）检查资料

胸部CT示（图5-1）前上纵隔可见一椭圆形肿块，大小为1.5 cm×1.2 cm，与周围血管边界较清，考虑胸腺瘤可能。

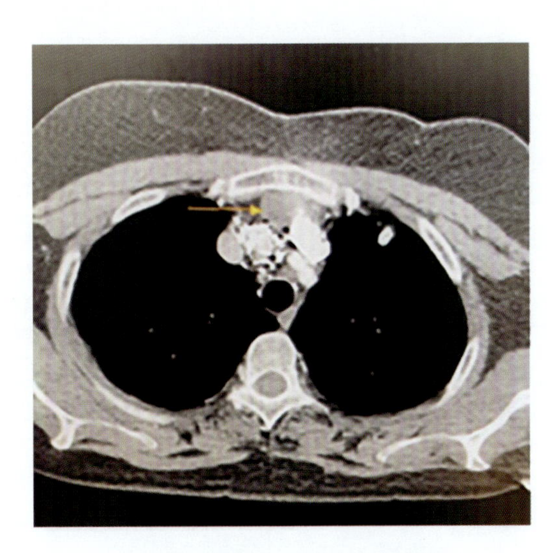

图5-1　胸部CT示前上纵隔占位

二、操作步骤

（一）麻醉、体位、切口选择

患者取仰卧位。肩部垫充气垫使颈部伸展，双腔气管插管，全身麻醉。胸骨切迹正中上方2 cm沿颈部皮纹做长约5 cm的弧形切口（图5-2~图5-3），在两侧胸锁乳突肌间，垂直切开颈阔肌，将切口上缘皮瓣向上翻至甲状腺下缘水平，拉钩牵拉切口上下缘，显露颈部深层结构。

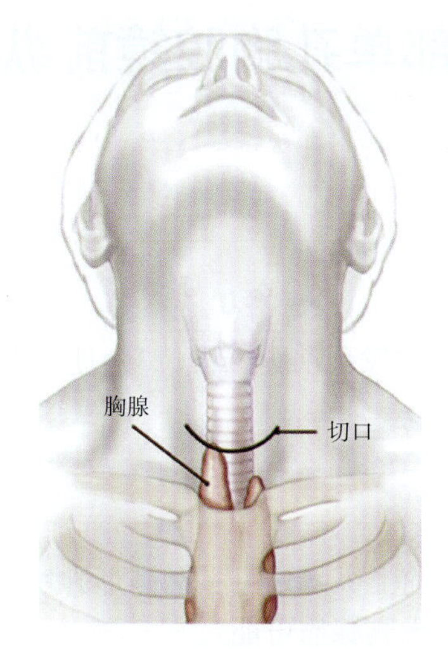

图5-2　切口选择示意图

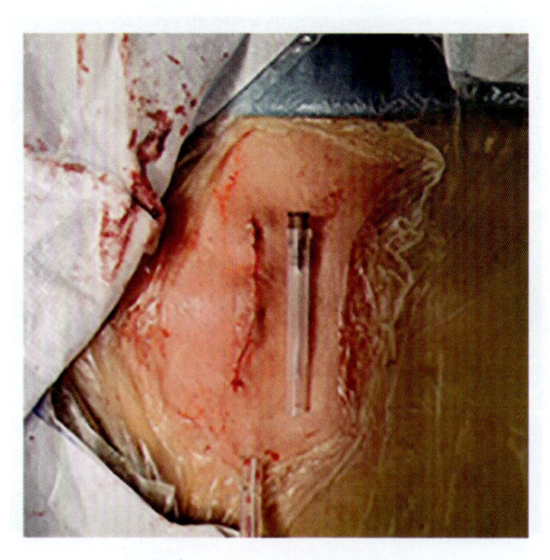

图5-3　切口选择及大小

（二）具体操作步骤

步骤1　于颈部中线处纵行分离带状肌，在带状肌深面解剖胸腺上极，通常先游离胸腺的左上极，解剖至其与右上极的汇合点（双侧上极在胸骨上切迹处交汇、无名静脉前方）；同样方法游离右侧上极，结扎双侧胸腺上极并向下牵拉。在无名静脉水平完全游离双侧胸腺上极，钝性分离胸腺上空间，手指探查胸骨下区域，将胸腺手术胸骨牵开器置于胸骨柄下，向上牵拉胸骨，使之与前纵隔软组织分离，同时将气囊放气，使头部及肩部下沉，充分暴露前纵隔。

步骤2　牵拉胸腺，继续钝性分离前纵隔间隙，一旦间隙形成，胸腺组织向前、向上收缩，显露胸腺背面引流至无名静脉的胸腺回流静脉，予以结扎并用超声刀离断。结扎胸腺静脉后，继续用海绵钳钝性分离胸腺背面（纵隔面），使双侧胸腺下极与心包分开。胸腺包膜完整，容易与心包分离，可一并切除胸腺及胸腺周围的纵隔脂肪组织。

步骤3　海绵钳钝性分离胸腺至主动脉肺窗处，分离胸腺，在左、右两侧避免损伤胸廓内动脉的分支及膈神经，在右侧避免损伤汇入上腔静脉的回流静脉。仔细探查前上纵隔，判断有无胸腺组织残留，以确保完全切除。

步骤4　止血后逐层关闭切口，颈部切口留置负压球。

具体图示见图5-4~图5-5。

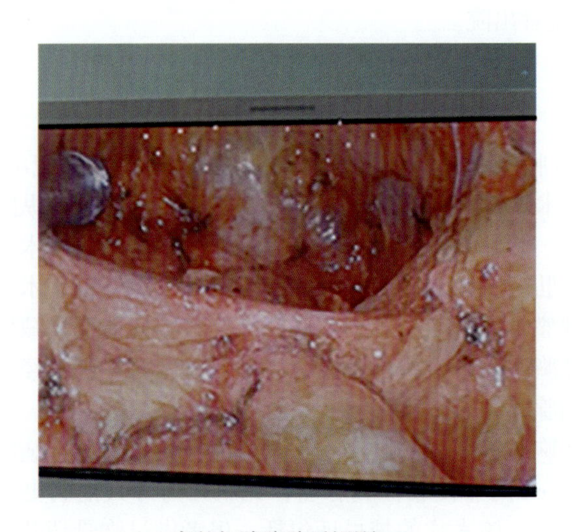

完整切除胸腺后视野。

图5-4　步骤3（1）

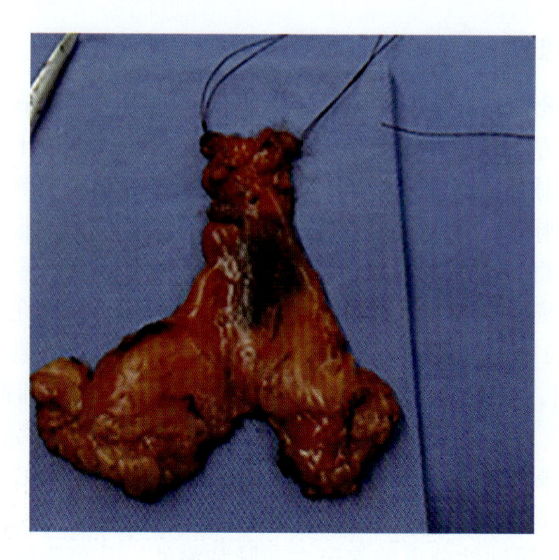

切除胸腺标本。

图5-5　步骤3（2）

三、术后情况

术后常规抗炎、补液，恢复尚可，无明显疼痛，负压球引流量较少，患者第2天即拔除引流管出院。

四、讨论

经颈部切口胸腺瘤切除术最早由Kirschner等于20世纪60年代提出，后Cooper等改进该术式，使用自制的拉钩牵开胸骨，以改善前纵隔显露情况，提高了手术切除率。颈部切口结合电视胸腔镜能进一步改善手术视野，减少组织损伤。相对于经肋间胸腔镜胸腺瘤切除术，经颈部胸腔镜手术尤其适用于位置较高的前纵隔肿瘤，同时由于不损伤肋间神经，因此能明显减轻术后疼痛。且相对于单侧的经胸手术，经颈部胸腔镜手术对显露对侧膈神经、减少误伤、完整切除双侧的胸腺组织有较大优势。

经颈部单孔胸腔镜前纵隔肿瘤切除术适应证包括：不伴胸腺瘤的重症肌无力患者；直径<4 cm的非侵袭性胸腺瘤；无肌无力等其他病史的前纵隔占位；前纵隔甲状旁腺癌。该术式的禁忌证包括：患者做过胸骨切开或甲状腺手术；肿瘤侵犯周围组织或位置较深；有颈椎病病史，颈部无法伸展。

同时，手术前应做好颈胸联合的准备，对肿瘤难以从颈部切除或术中突发大出血者，术者可在最短时间内从正中劈开胸骨，保证手术安全。

第二部分

食管外科

第六章　单孔胸腔镜食管癌根治术（胸腔部分）

一、临床资料

（一）简要病史

患者，男，62岁，进食哽噎3个多月，新辅助化疗2个疗程，采用紫杉醇（白蛋白结合型）+奈达铂的化疗方案。

（二）检查资料

胃镜示距门齿31~35 cm处的食管前壁见不规则新生物突起，黏膜凹凸不平，质脆硬，考虑食管癌。

胸部增强CT示食管中段黏膜明显增厚，管腔狭窄，增强扫描呈现明显不均匀强化，考虑食管中段恶性病变。

新辅助化疗前后CT见图6-1~图6-2。

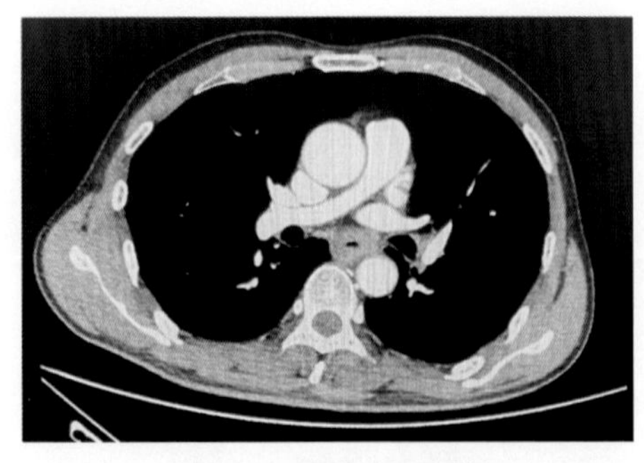

图6-1　新辅助化疗前

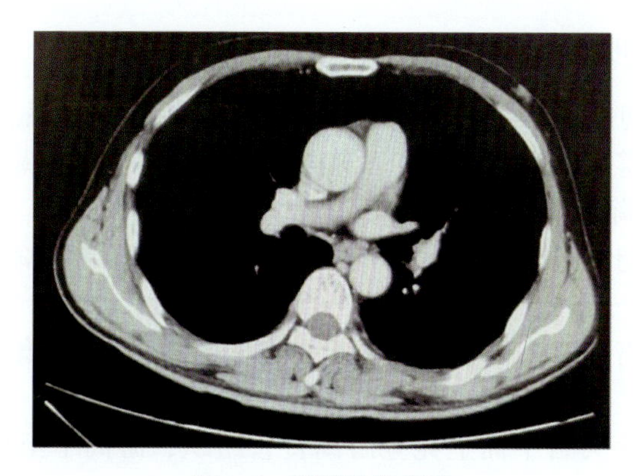

图6-2 新辅助化疗后

二、操作步骤

（一）麻醉、体位、切口选择

全身麻醉，双腔气管插管，患者取左侧俯卧位，取右侧腋中线第4肋间或第5肋间做一长约4 cm的切口，切开皮肤、皮下组织和肋间肌进入胸腔，置入切口保护套（图6-3~图6-4）。术者和扶镜手一般均位于患者腹侧。

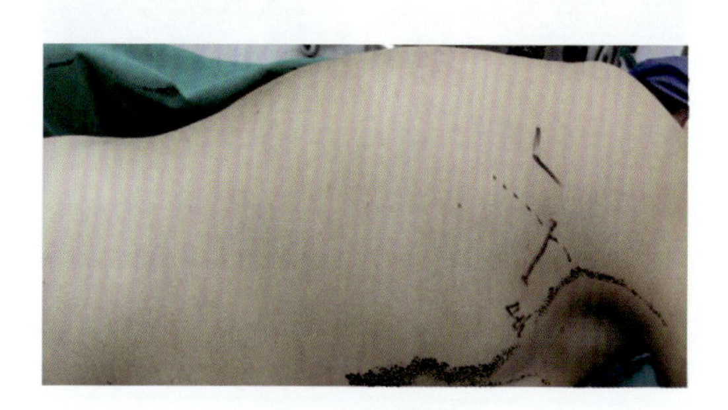

图6-3 患者体位

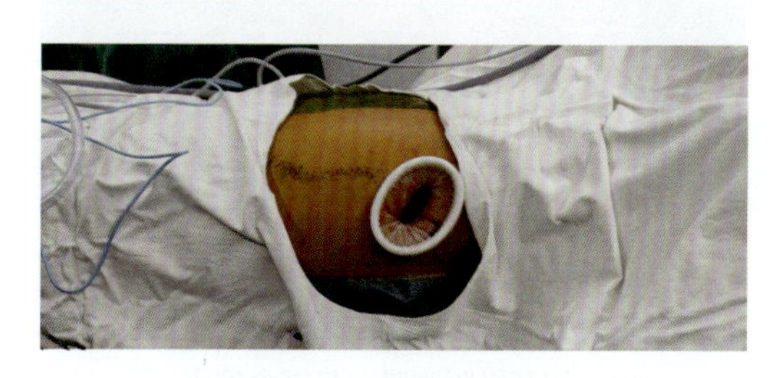

图6-4 切口保护套

（二）具体操作步骤

步骤1 从切口置入胸腔镜探查食管肿瘤位置和组织关系。

步骤2 显露后纵隔，用超声刀纵向切开纵隔胸膜，暴露食管床，进一步评估肿瘤的可切除性。

步骤3 用超声刀游离奇静脉，采用45 mm腔内直线切割缝合器夹闭、离切断奇静脉。

步骤4 游离食管肿瘤上、下段正常食管组织，贯通后套入食管悬吊带悬吊游离食管。

步骤5 超声刀自下而上完全游离食管组织，游离下至食管裂孔、上至胸顶。

步骤6 清扫胸腔各站及肿大淋巴结（奇静脉后、右喉返神经旁、左喉返神经旁、隆突下等），剪断移除食管悬吊带，完成胸腔食管游离及淋巴结清扫。

步骤7 胸腔止血，切口放置胸腔引流管1根，逐层缝合切口。

具体图示见图6-5~图6-19。

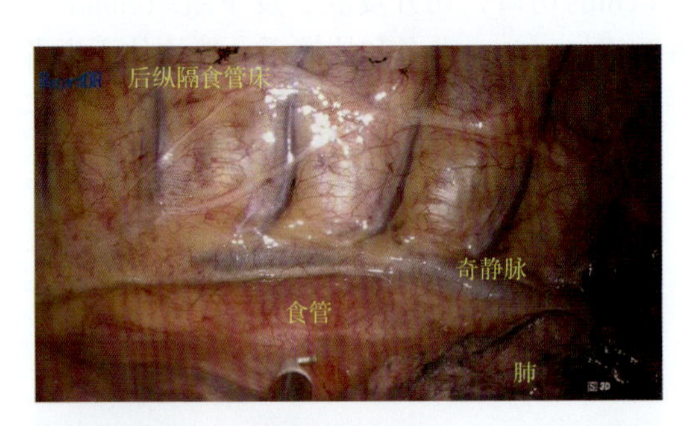

胸腔镜探查情况。

图6-5 步骤1

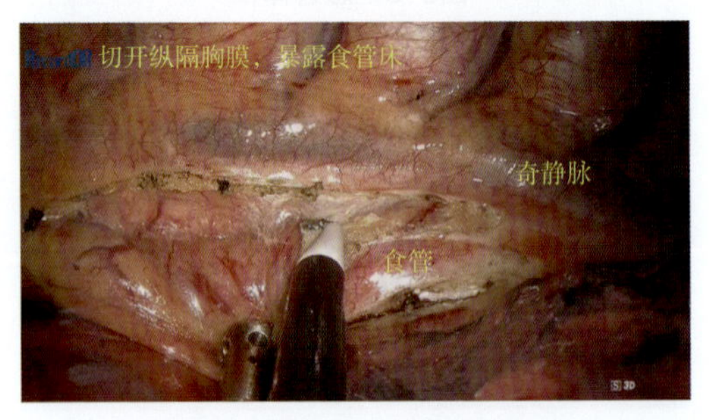

纵向切开纵隔胸膜，暴露食管床。

图6-6 步骤2

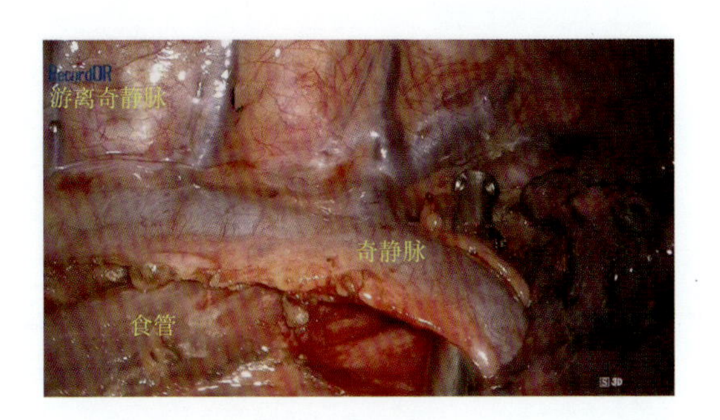

超声刀游离奇静脉。

图6-7　步骤3（1）

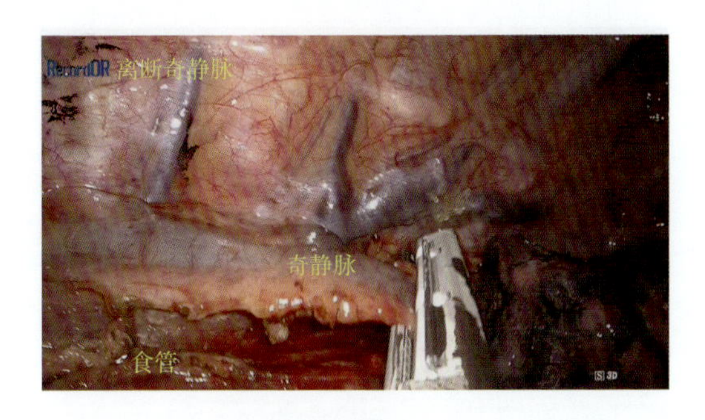

离断奇静脉。

图6-8　步骤3（2）

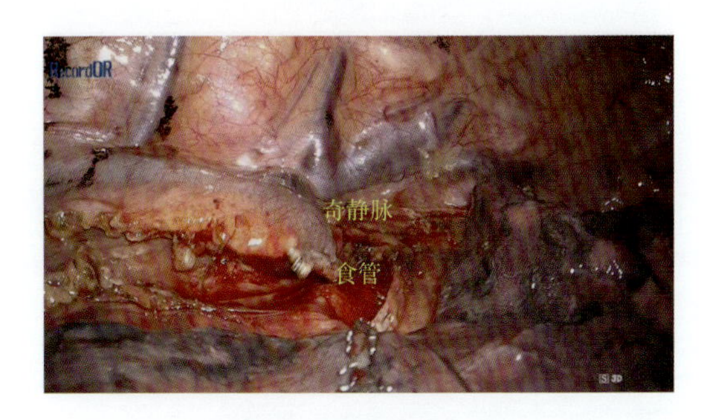

奇静脉离断后展示图。

图6-9　步骤3（3）

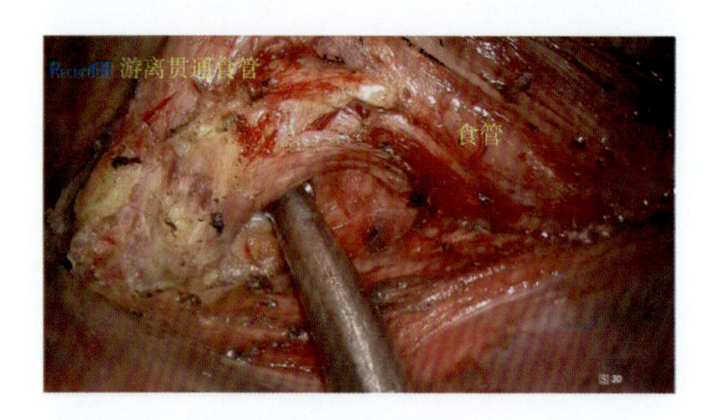

游离贯通食管。

图6-10　步骤4（1）

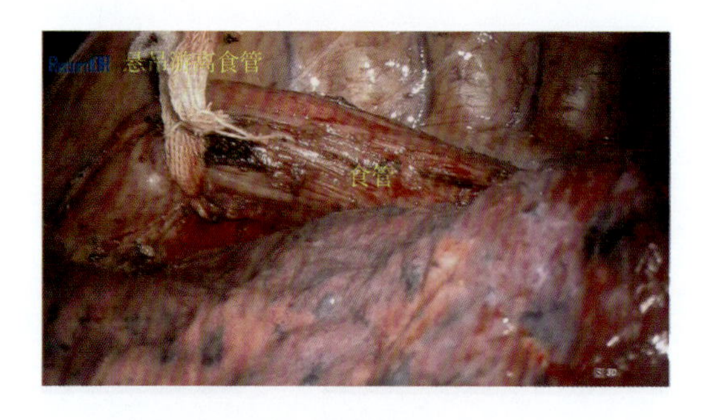

使用食管悬吊带悬吊游离食管。

图6-11　步骤4（2）

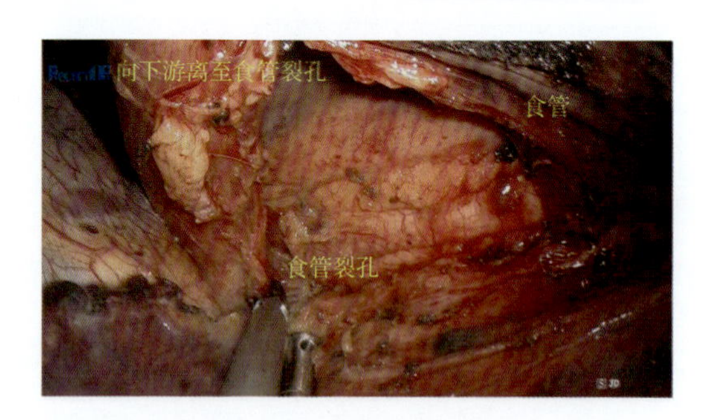

游离食管下端至食管裂孔。

图6-12　步骤5（1）

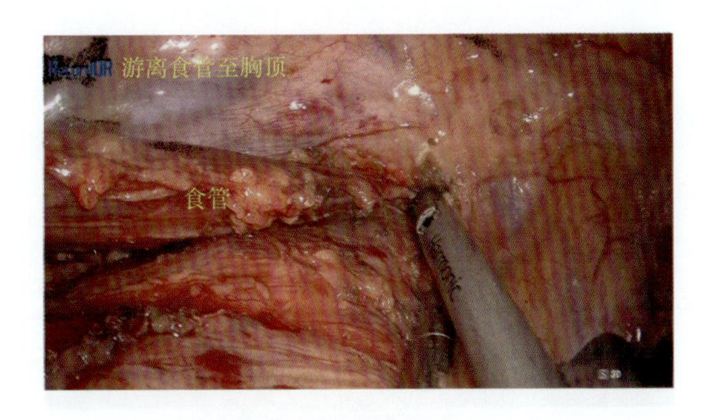

游离食管至胸顶。

图6-13　步骤5（2）

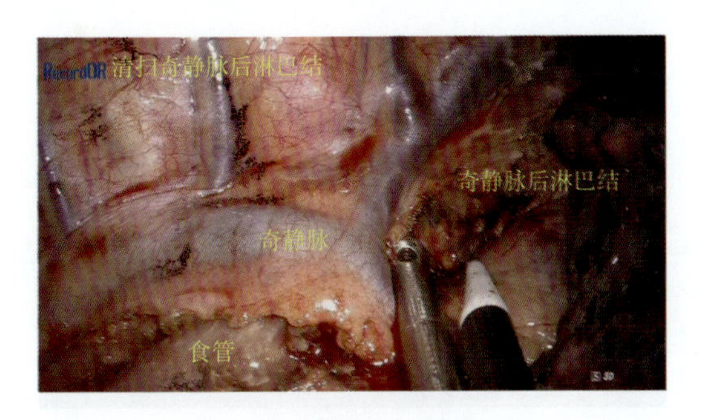

清扫奇静脉后淋巴结。

图6-14　步骤6（1）

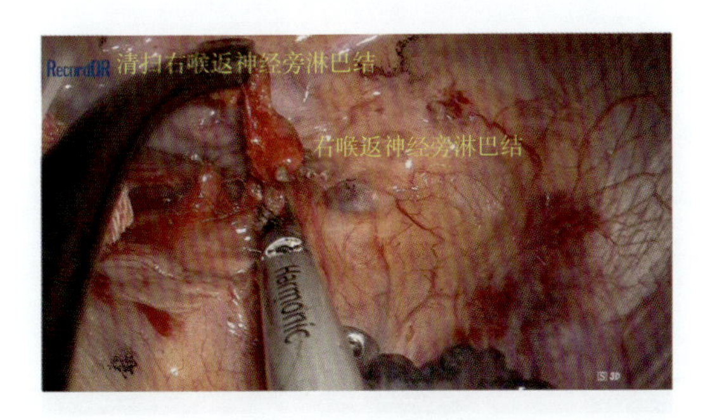

清扫右喉返神经旁淋巴结。

图6-15　步骤6（2）

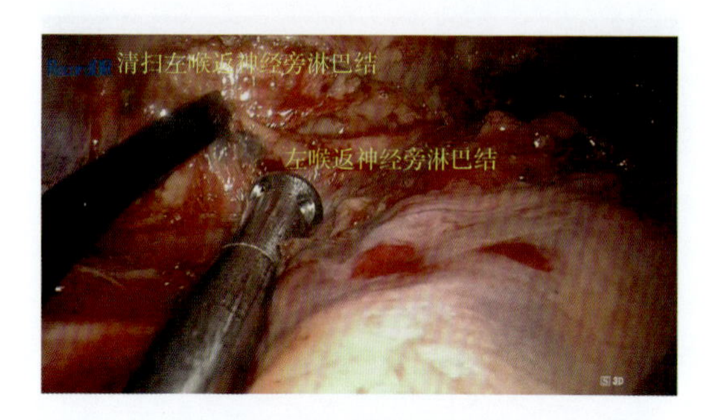

清扫左喉返神经旁淋巴结。

图6–16　步骤6（3）

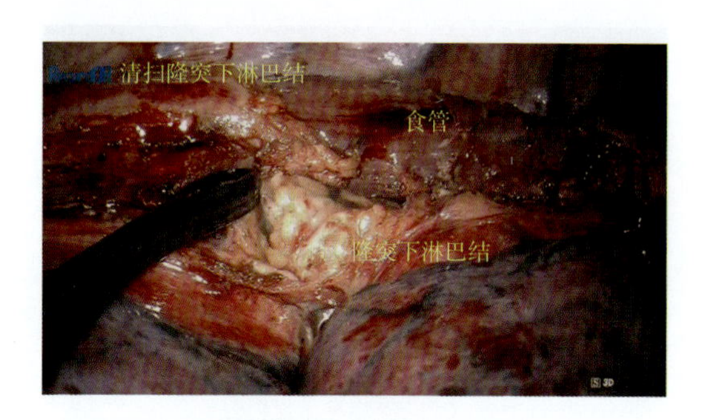

清扫隆突下淋巴结。

图6–17　步骤6（4）

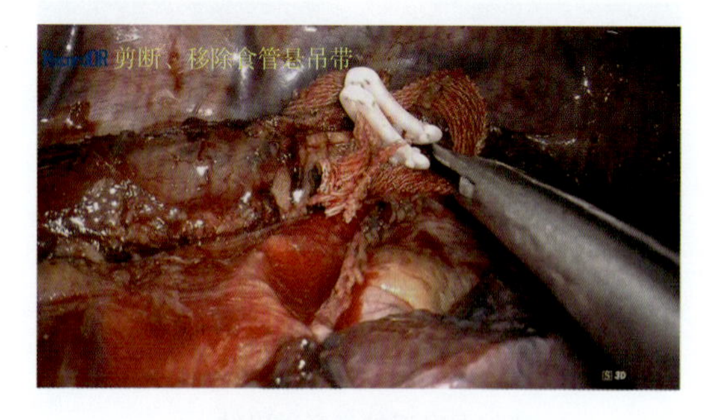

剪断移除食管悬吊带。

图6–18　步骤6（5）

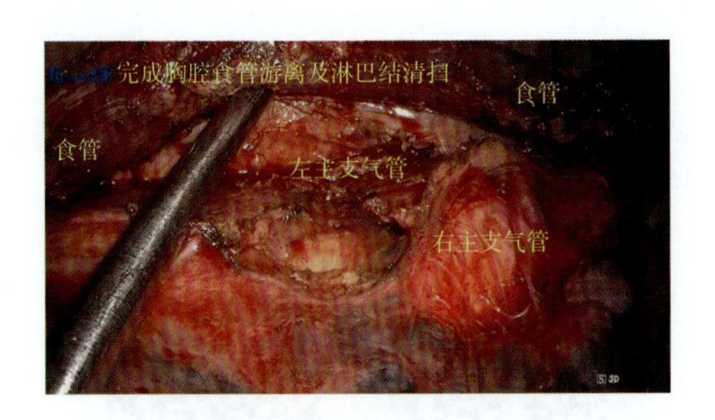

完成胸腔食管游离及淋巴结清扫。

图6-19　步骤6（6）

三、术后情况

术后常规进行抗感染、补液、营养支持等治疗，注意观察胸腔引流管引流量和在位情况。术后第1天常规复查胸部X线片，了解肺复张和胸腔引流管位置。术后积液量<200 mL/24 h，无漏气，可尽早拔除胸腔引流管。

四、讨论

单孔胸腔镜食管癌根治术的切口选择对操作有重要影响。Batirel[1]报道的单孔胸腔镜食管癌切除术中，对患者采用了左侧卧位，前倾30°，切口位于腋后线第5肋间隙，如果胸腔镜器械够长或患者胸腔太小，则建议将切口置于第6肋间隙。在手术过程中，主刀分别尝试过在第4肋间和第5肋间的切口进行手术操作，第4肋间切口对上胸部操作较好，但是对食管裂孔部位的操作距离较远，器械操作困难；而在第5肋间切口时，受普通胸腔镜器械长度限制，对胸顶食管的游离，尤其是右喉返神经旁淋巴结的清扫，存在一定困难。所以除非肿瘤非常接近食管裂孔，一般建议取第4肋间切口。克服胸腔镜与器械的相互干扰是所有单孔手术须解决的共性问题。有医生采用套管针将胸腔镜固定于切口一侧，使胸腔镜和操作器械相对隔离来减少干扰。当主刀拥有熟练的单孔胸腔镜技术时，将胸腔镜放置于切口一侧，使用普通的单孔胸腔镜器械操作，同样可以达到较好的效果。单孔胸腔镜食管癌根治术后患者的痛感较4孔法患者明显减轻，术后咳痰更有利，恢复更快。但是目前尚缺乏大样本的研究来证实其价值，所以还需要进一步的研究。

参考文献

[1] Batirel H F. Uniportal video-assisted thoracic surgery for esophageal cancer[J]. J Vis Surg, 2017, 3(11): 156.

扫码观看手术操作视频
http://ame.pub/GD9urqqU; http://ame.pub/wT5cNKUa

第七章　胸腹腔镜食管癌根治术（腹腔部分，“单孔+1”）

一、临床资料

（一）简要病史

患者，男，63岁，进食哽噎3个多月，新辅助化疗2个疗程，采用紫杉醇（白蛋白结合型）+奈达铂的化疗方案。

（二）检查资料

胃镜（化疗前，图7-1）示距门齿28~32 cm处的食管左侧壁见菜花样溃疡型新生物，累及约1/2食管周壁。

病理活检：食管鳞状细胞癌。化疗后胃镜图见图7-2。

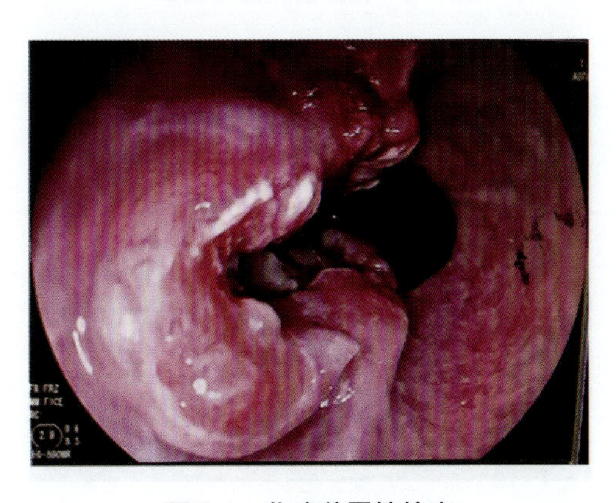

图7-1　化疗前胃镜检查

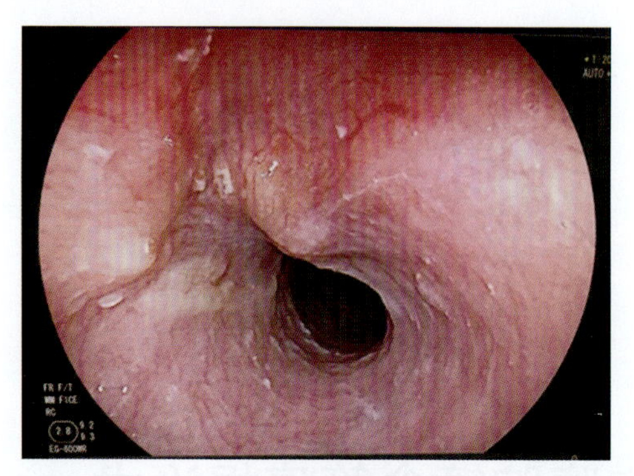

图7-2 化疗后胃镜检查

胸部增强CT示（化疗前，图7-3）食管中下段局部管壁不均匀增厚，管腔狭窄，增强扫描呈现明显不均匀强化，考虑食管中下段病变，考虑恶性。化疗后胸部增强CT见图7-4。

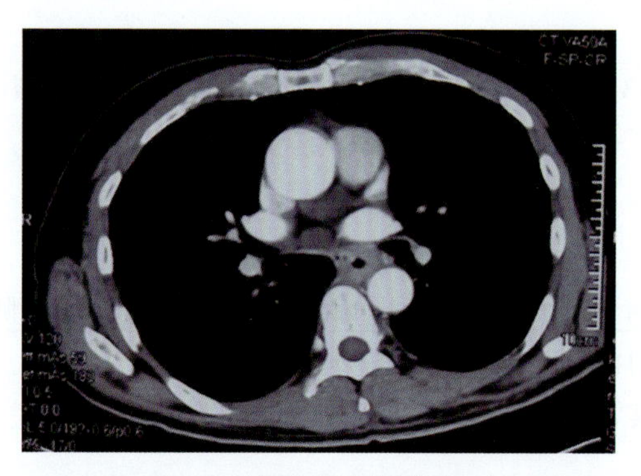

图7-3 化疗前胸部增强CT

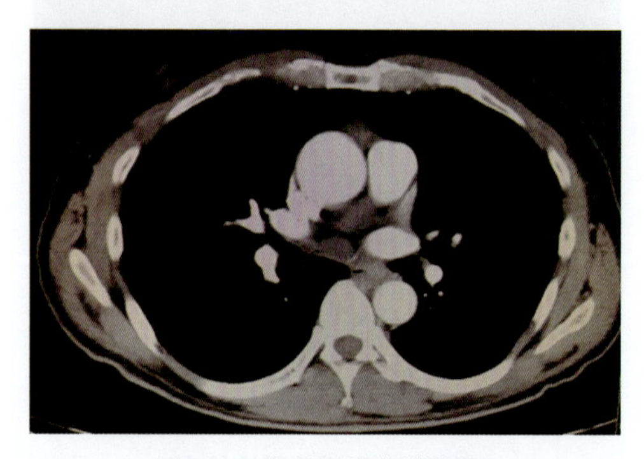

图7-4 化疗后胸部增强CT

二、操作步骤

（一）麻醉、体位、切口选择

全身麻醉，双腔气管插管，患者取平卧位。取脐上腹部正中长约4 cm切口（图7-5），切开皮肤、皮下组织、白线和腹膜进入腹腔，置入切口保护套（图7-6）和密封盖，制造气腹，压力维持在12 mmHg左右。于左侧脐旁锁骨中线交接处做1 cm切口，置入12 mm皮肤穿刺针作为辅助切口。手术操作过程中，术者和扶镜手均位于患者右侧，助手位于患者左侧。

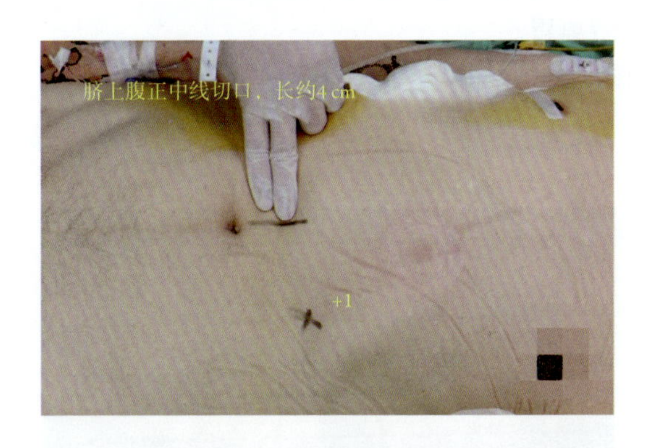

图7-5　腹部正中切口

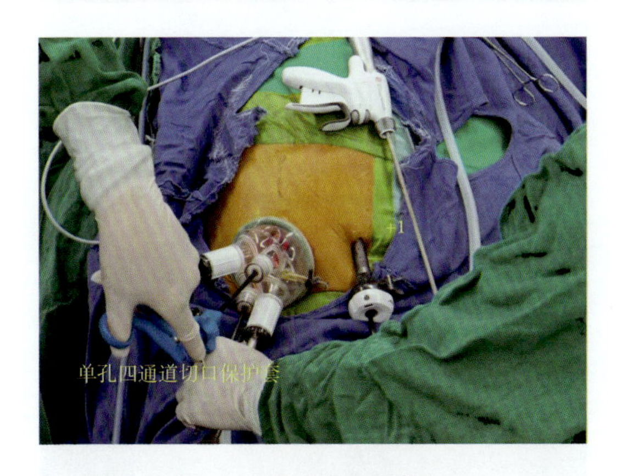

图7-6　置入切口保护套

（二）具体操作步骤

步骤1 从切口置入腹腔镜，初步探察胃周围组织关系。

步骤2 超声刀分离大网膜，游离胃大弯。

步骤3 显露脾胃间隙，用超声刀离断脾胃韧带。

步骤4 暴露分离小网膜囊，游离胃小弯侧组织。

步骤5 暴露游离胃左动脉，用hem-o-lock夹闭胃左动脉，超声刀离断胃左动脉、静脉。

步骤6 分离胃底组织，解剖游离胃后壁和食管裂孔。

步骤7 扩大食管裂孔，完全游离下段食管。

步骤8 完全游离胃。

具体图示见图7-7~图7-16。

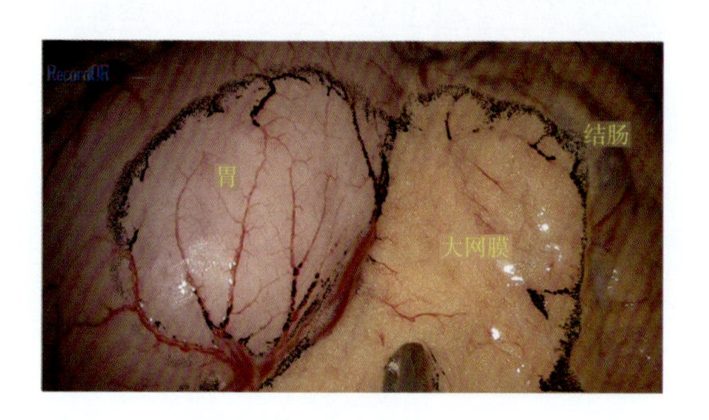

腹腔镜探查胃周围组织关系。

图7-7 步骤1

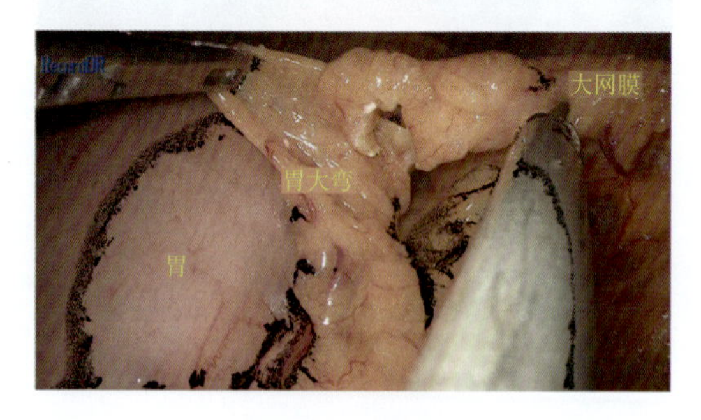

分离大网膜，游离胃大弯。

图7-8 步骤2

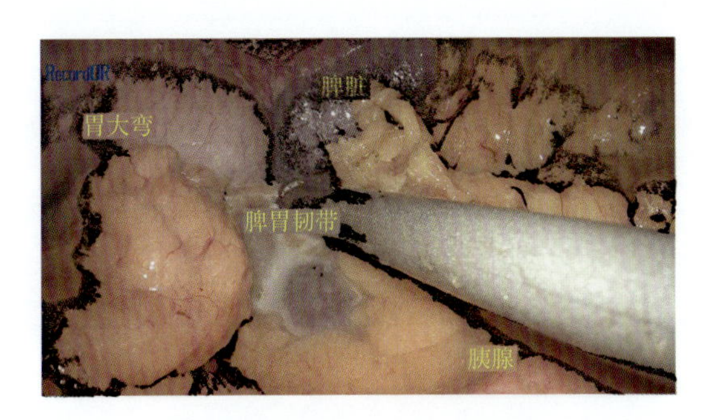

显露脾胃间隙，离断脾胃韧带。

图7-9　步骤3

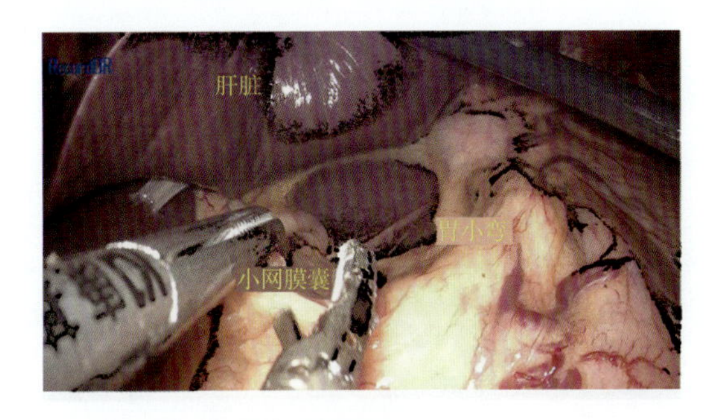

暴露分离小网膜囊。

图7-10　步骤4（1）

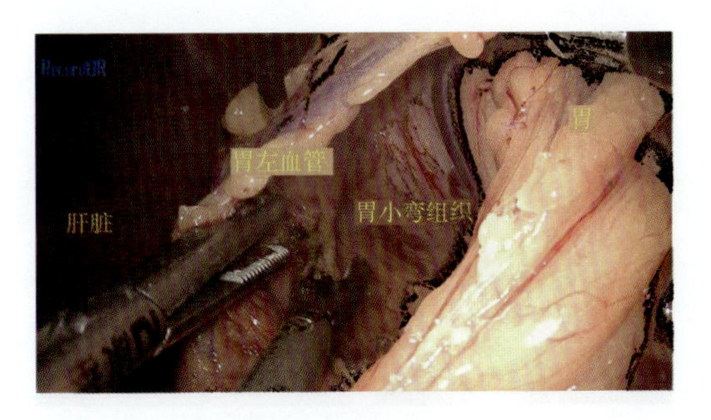

游离胃小弯侧组织。

图7-11　步骤4（2）

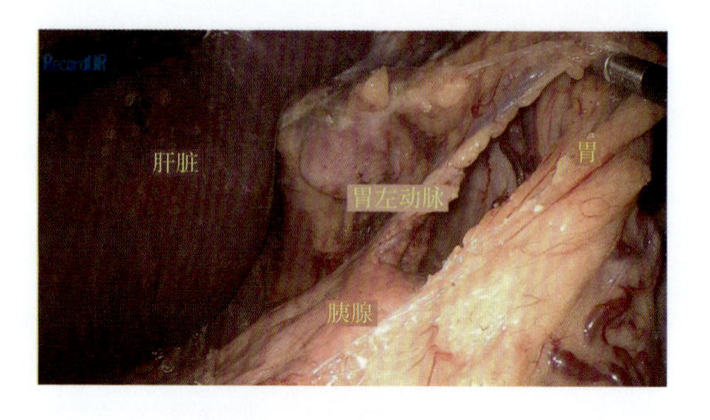

暴露、游离胃左动脉。

图7-12　步骤5（1）

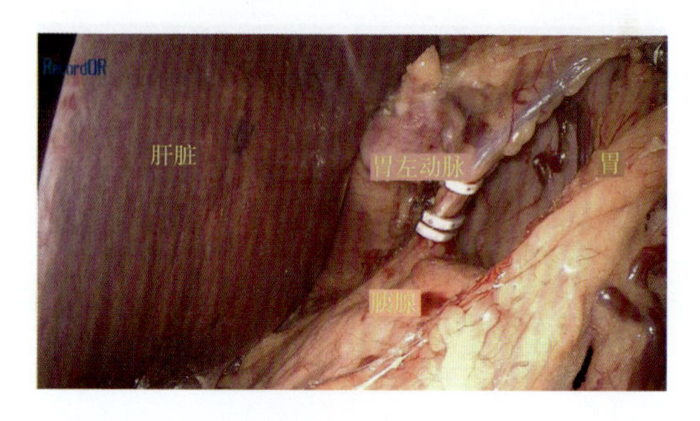

夹闭离断胃左动脉。

图7-13　步骤5（2）

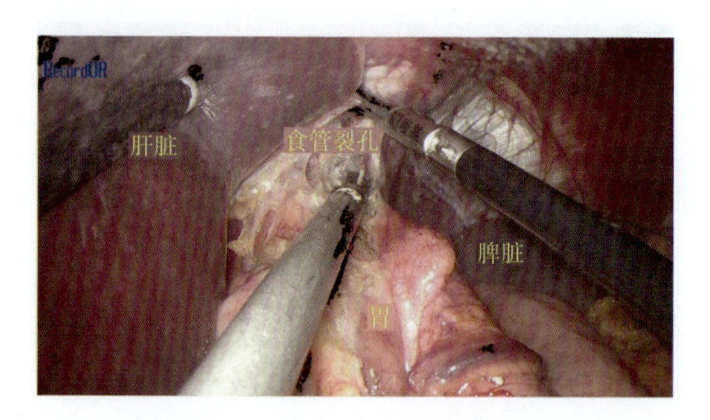

分离胃底组织，解剖食管裂孔。

图7-14　步骤6

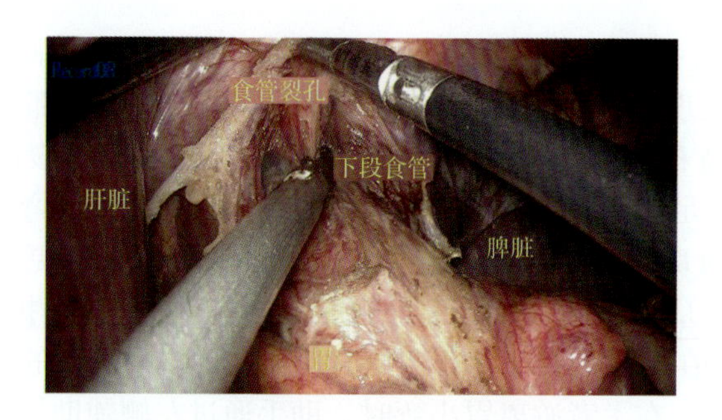

扩大食管裂孔，完全游离下段食管。

图7-15　步骤7

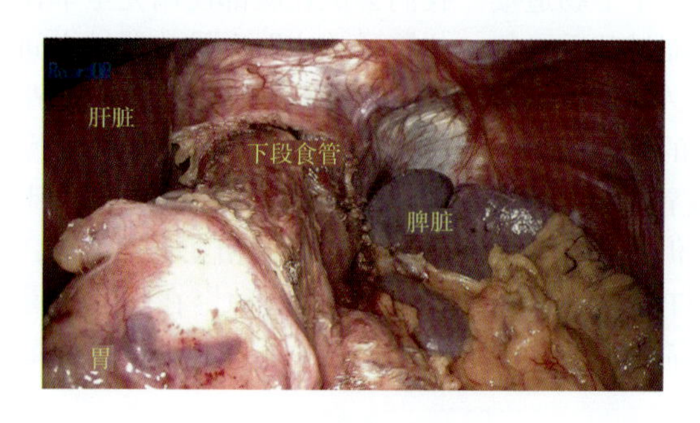

完成胃游离，再次探查腹腔。

图7-16　步骤8

三、术后情况

进行食管癌术后常规处理。腹腔留置引流管1根，如术后积液量<100 mL/24 h，可尽早拔除引流管。

四、讨论

在传统的微创食管切除术中，腹部需要取4~5个切口，且上腹部需要取3~4 cm切口来进行管状胃的塑形。因此，为寻求更小的创伤、更美观的切口、更快的恢复，胸外科医生在传统胸腹腔镜手术基础上，逐步开展了单孔手术，而将单孔技术应用于微创食管切除术（腹腔部分）的报道极少。我们在原有报道的基础上，借鉴普外科在胃肠手术中使用的“单孔+1”技术[1-4]，在不影响手术切除效果和不增加手术相关并发症的基础上，使切口更美观，且一定程度上减轻了疼痛。对“单孔+1”的腹腔镜部分，我们让患者取平卧位，左高右低，头高脚低，利用重力更好地暴露上腹部视野。同时，由于切口更靠近足侧，可以更好地暴露幽门和胃大弯及胃小弯侧。术者可以完全按照从幽门向贲门的方向系统游离胃大弯及胃小弯，这更符合解剖方向且更流畅。术中，应灵活使用单孔多通道（TriPort™）切口保护套的4个通道。Lee[5]、郑斌[6]等在暴露上腹部胃小弯侧时使用辅助提吊肝叶的方法，而我们在实际操作中发现，在术者游离胃小弯时，助手通过左侧辅助切口使用腔镜、五尺钳伸入膈食管裂孔右侧即可很好地暴露视野。同样的方法也可以辅助暴露胃左动脉、静脉。另外，由于切口更靠近中腹部，术者可以更好地寻找屈氏韧带和造瘘位置，方便了空肠造瘘。我们尝试在腹部使用完全单孔来操作，但由于腔镜镜头与所有器械几乎平行，“筷子效应”会导致器械之间相互干扰影响手术，特别是在胃左动脉的游离过程中，难以在完全单孔的情况下充分暴露视野。而辅助切口的使用，大大降低了手术难度，简化了手术操作。同时，可以利用辅助切口放置空肠营养管，且不会增加切口的数量。但是，“单孔+1”在操作过程中，仍会有一定程度的镜头和器械相互干扰情况，所以合理地安排器械位置和使用TriPort™至关重要[7]。“单孔+1”在腹腔镜胃游离操作中是安全可行的，但仍需进一步积累病例来优化手术流程，以达到最佳效果。

参考文献

[1] Hirano Y，Hiranuma C，Hattori M，et al. Single-incision or Single-incision Plus One-Port Laparoscopic Surgery for Colorectal Cancer[J]. Surg Technol Int，2020，28(36)：132-135.

[2] Zhou W，Dong C Z，Zang Y F，et al. Initial experience of single-incision plus one port left-side approach totally laparoscopic distal gastrectomy with uncut Roux-en-Y reconstruction[J]. World J Gastroenterol，2020，26(31)：4669-4679.

[3] Wang Y N，Deng H J，Mou T Y，et al. Short-term outcomes of single-incision plus one-port laparoscopic versus conventional laparoscopic surgery for rectosigmoid cancer：a randomized controlled trial[J]. Surg Endosc，2019，33(3)：840-848.

[4] Wang Y N，Peng M Y，Xie W Q，et al. [Short-term outcomes of single incision plus one port laparoscopic surgery for colorectal cancer][J]. Zhonghua Wei Chang Wai Ke Za Zhi，2021，24(1)：48-53.

[5] Lee J M，Chen S C，Yang S M，et al. Comparison of single- and multi-incision minimally invasive esophagectomy (MIE) for treating esophageal cancer：a propensity-matched study[J]. Surg Endosc，2017，31(7)：2925-2931.

[6] 郑斌，许锦鑫，吴培训，等. 密闭式单孔胸腹腔镜联合食管癌根治术的应用价值[J]. 中华消化外科杂志，2019，18(3)：270-273.

[7] Xin N，Wei R Q，Huang K N，et al. Comparative study on short-term efficacy of single incision plus one (SI+1) port and multiportal 3D laparoscopic minimally invasive esophagectomy[J]. J Gastrointest Oncol，2021，12(4)：1277-1284.

第八章　充气式纵隔镜食管癌切除术

一、临床资料

（一）简要病史

患者，男，52岁，体检发现食管病变1周。

（二）检查资料

胃镜示距门齿28~30 cm处的食管左侧壁有结节状新生物突起，表面粗糙。
病理示原位腺癌。
胸部CT示（图8-1）食管中段管壁略微增厚。

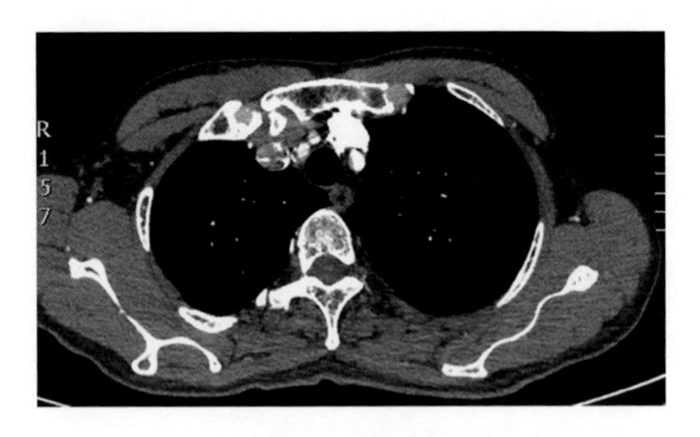

图8-1　胸部CT

二、操作步骤

（一）麻醉、体位、切口选择

全身麻醉，单腔气管插管，双肺通气，患者取仰卧位，肩部垫高使颈后仰，头偏右侧（图8–2）。

颈部切口（图8–3）：左胸锁乳突肌前缘斜切口，长5~6 cm。

腹腔镜路径（图8–4）：采用五孔法，脐周2 cm穿刺12 mm套管针作为观察孔，右侧锁骨中线脐孔上1 cm水平穿刺12 mm套管针作为主切口，右侧腋前线肋弓下2 cm水平穿刺8 mm套管针作为主切口，左侧腋前线肋弓下2 cm水平穿刺12 mm套管针作为副切口，剑突下水平穿刺8 mm套管针作为副切口。

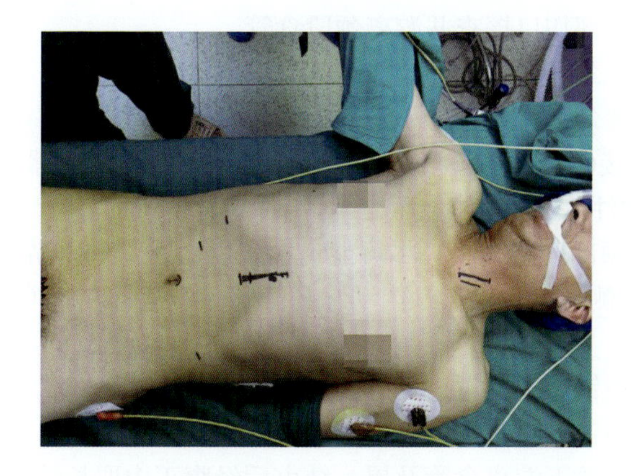

图8–2 麻醉与体位选择

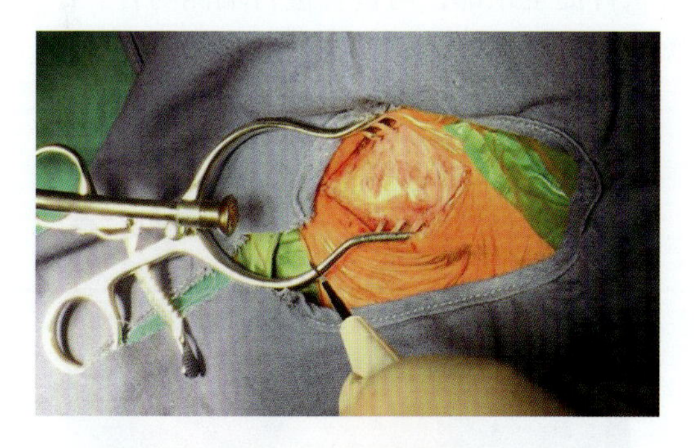

图8–3 颈部切口

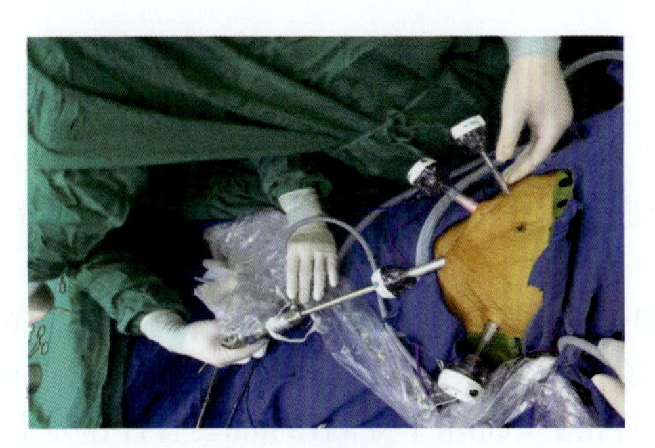

图8-4 腹腔镜路径

（二）具体操作步骤

步骤1 从颈部切口探查并游离颈段食管。

步骤2 安装颈部切口保护套。

步骤3 安装颈部密封盖。

步骤4 连接CO_2气源，置入胸腔镜、结扎束血管闭合器（ligasure）、纵隔拉钩。纵隔内注入CO_2气体，压力维持在12~14 mmHg。

步骤5 从颈部分离胸膜，尽可能最大限度由颈部向下游离食管（注意保护气管膜部、左侧喉返神经、颈内动脉和静脉），探查左侧锁骨上淋巴结及颈部淋巴结。

步骤6 腹腔镜下游离胃过程中暴露和离断胃左血管。

步骤7 腹腔镜下经食管裂孔游离腹段及下端食管。

步骤8 腹腔镜下游离食管及胃，结束后经腹正中取长约7 cm切口。

步骤9 将游离胃经腹部切口取出，用直线切割缝合器制备管状胃。

步骤10 将管状胃提至颈部，与食管进行端侧吻合。

具体图示见图8-5~图8-15。

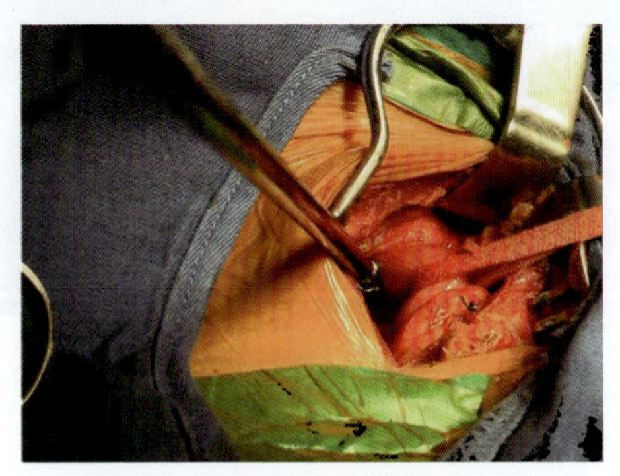

从颈部切口探查并游离颈段食管。

图8-5 步骤1

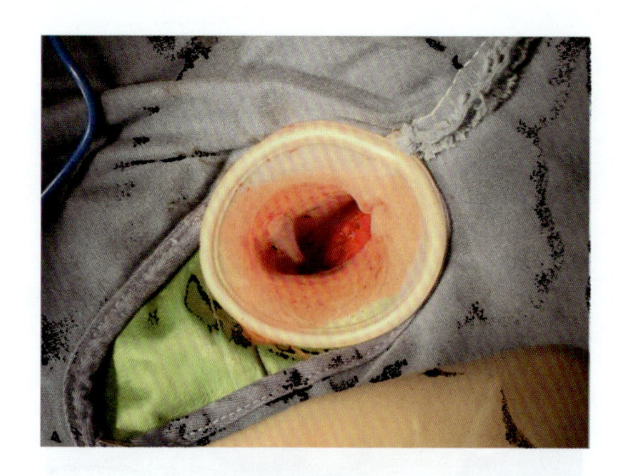

安装颈部切口保护套。

图8-6　步骤2

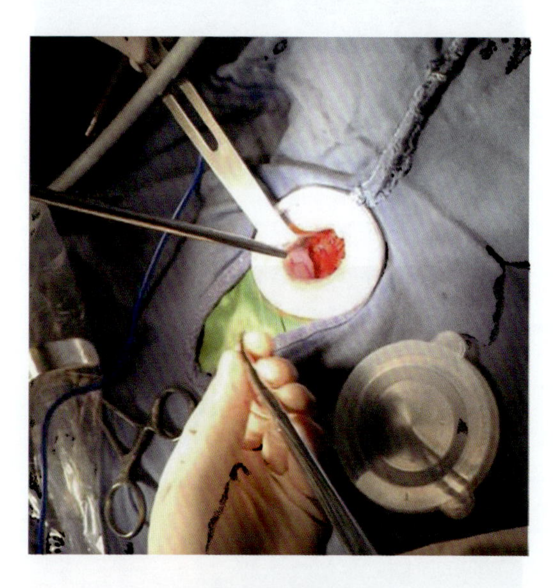

安装颈部密封盖。

图8-7　步骤3

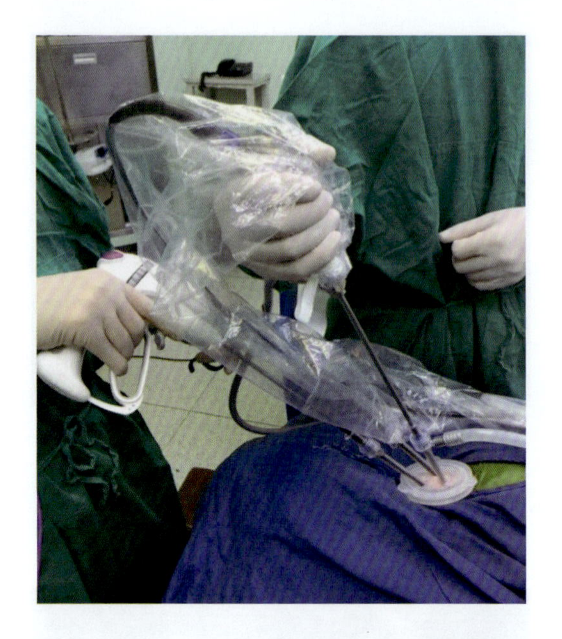

连接CO_2气源，置入胸腔镜、结扎束血管闭合器、纵隔拉钩。

图8-8　步骤4

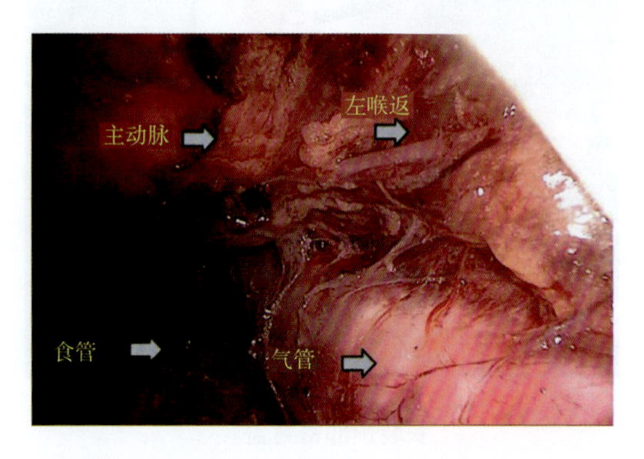

从颈部分离胸膜，尽可能最大限度由颈部向下游离食管。

图8-9　步骤5

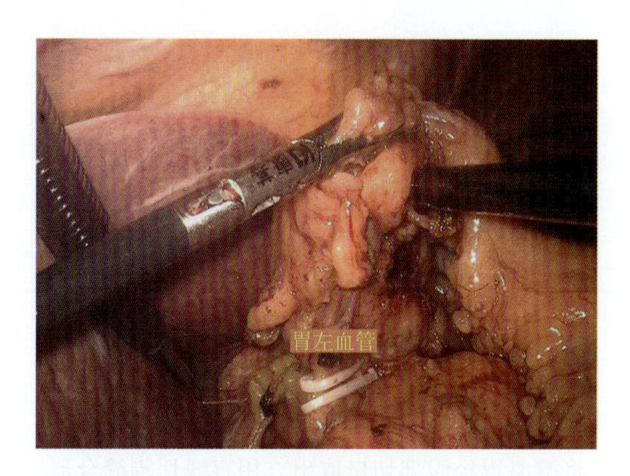

腹腔镜下游离胃过程中暴露和离断胃左血管。

图8-10　步骤6

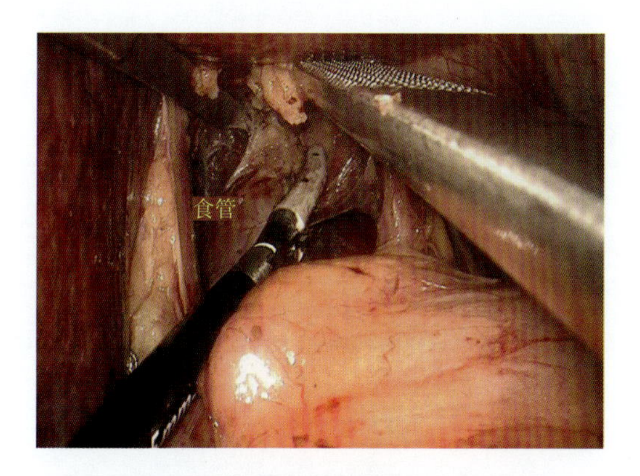

腹腔镜下经食管裂孔游离腹段及下端食管。

图8-11　步骤7

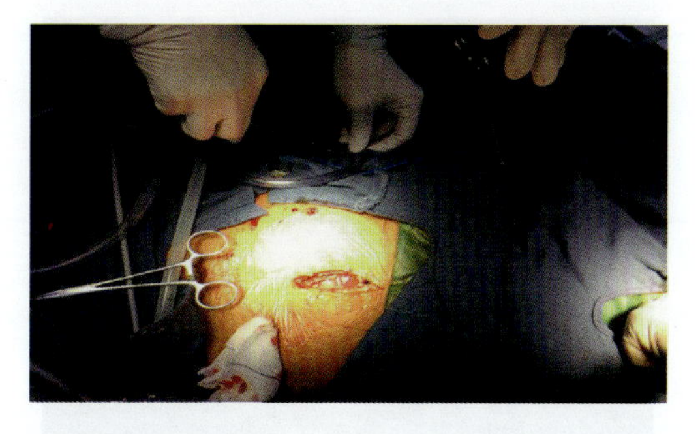

腹腔镜下游离食管及胃，结束后经腹正中取长约7 cm切口。

图8-12　步骤8

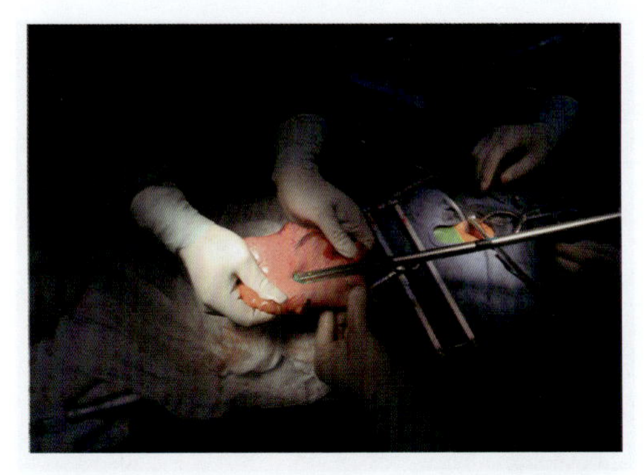

将游离胃经腹部切口取出，用直线切割缝合器制备管状胃。

图8-13　步骤9（1）

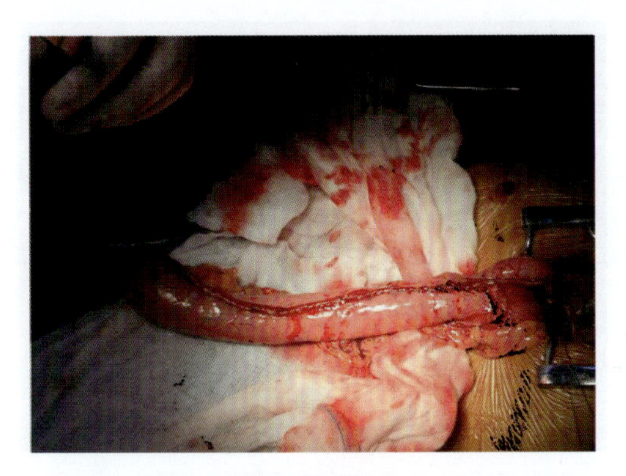

成型的管状胃。

图8-14　步骤9（2）

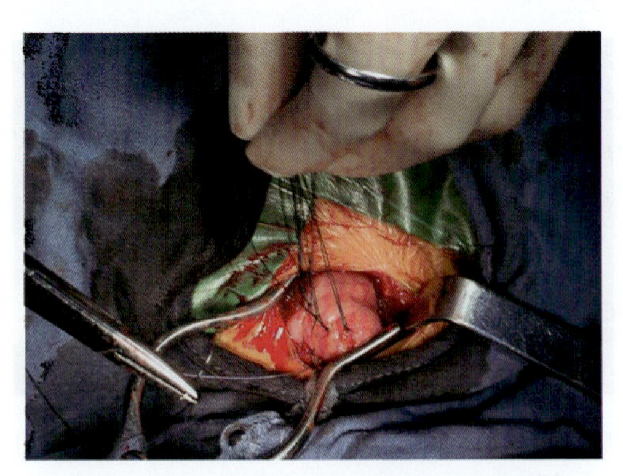

将管状胃提至颈部，与食管进行端侧吻合。

图8-15　步骤10

三、术后情况

患者无胸部切口，术后疼痛明显降低，术后第1天即可下床活动。纵隔引流管通常引流量较少，但是建议进食1周后再拔除，如果发生晚期瘘入纵隔方便冲洗。CO_2纵隔充气在一定程度上对患者的呼吸和循环有影响，术中应该严密监测血气分析。术中操作时注意保护喉返神经，必要时予以标记。在颈部切口密闭之前，应尽可能地充分游离颈部食管，方便镜下暴露。经纵隔游离食管时，一定要注意避免损伤奇静脉，一旦损伤奇静脉将导致无法控制的出血，术者须立即开胸止血，所以在游离食管右侧时尽量带线牵拉食管，从食管右后路径小心游离。我们建议经纵隔游离食管时尽量使用双侧能量头绝缘的结扎束血管闭合器，避免能量器械对周围组织造成损伤。

四、讨论

将充气式纵隔镜食管癌切除术应用于食管外科治疗的做法首先由日本学者提出，国内由曹庆东等完成首例报道，这是对传统经胸手术的突破。笔者团队目前已经可常规开展这类手术，并积累了一定的临床经验。该术式所用时间和常规胸腹腔镜联合食管癌根治术相当。

充气式纵隔镜下，通过使用一种特制的拉钩牵拉气管隆突，可以简单而安全地完成淋巴结的清扫。术中充气式纵隔镜手术能完成左侧喉返神经旁淋巴结、主动脉弓旁淋巴结及隆突下淋巴结的清扫。其局限是经左颈切口难以清扫右喉返神经旁淋巴结，对术前评估可能存在右喉返神经旁淋巴结转移的病例，不推荐行经左颈切口充气式纵隔镜手术。

手术过程中，血药浓度是麻醉检测的重要指标之一。为了保证有良好的操作空间，我们将术中纵隔密闭空间CO_2的压力保持在12~14 mmHg，当血液中CO_2浓度过高时，将暂停手术。从我们的经验看，这个压力下的术中血液CO_2浓度是稳定并且可控的。充气式纵隔镜手术不经胸腔实施食管的游离，对因心肺功能欠佳而不能耐受的患者，或因全胸腔粘连而不宜经胸腔手术的患者，该术式大大提高了手术安全性。其不足之处归纳有三：一是如同单孔胸腔镜和单孔腹腔镜手术，单孔充气式纵隔镜手术也难以规避“筷子效应”，术中需要术者和扶镜者不断调整；二是尽管纵隔处于充气状态，但是操作空间仍十分有限，这对术者及手术器械都有更高的要求；三是因为“筷子效应”及有限的操作空间，导致术中镜头易被染污，需要频繁地擦洗。

第九章　单孔充气式纵隔镜下食管拔脱术

一、临床资料

（一）简要病史

患者，男，64岁，因吞咽困难6个月入院。

患者既往有高血压病、慢性阻塞性肺疾病。吸烟20支/天，吸烟40年，术前戒烟1周。

胃镜检查示距门齿25~28 cm处可见新生物，胃镜无法通过。

病理结果为鳞状细胞癌。

（二）检查资料

胸部CT示食管肿瘤位于气管隆突水平，管壁明显增厚、约1.5 cm，与胸主动脉分界不清（图9-1）。

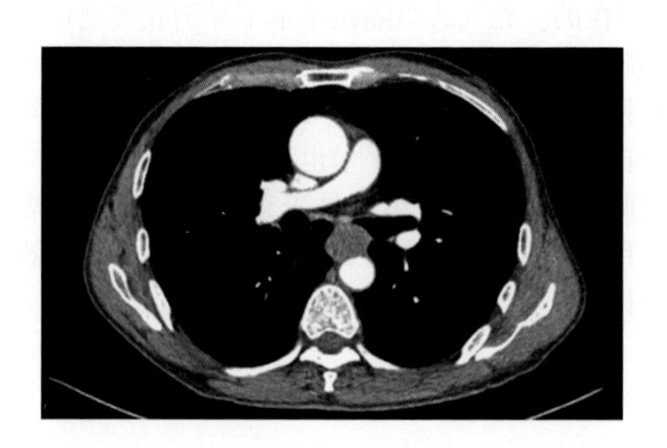

图9-1　胸部CT

二、操作步骤

（一）麻醉、体位、切口选择

全身麻醉，单腔气管插管。患者取仰卧位，肩部垫高，头尽量后仰，两手臂向内下方收，使锁骨外展，使胸廓入口空间更大，便于颈部操作。因肝脏会影响腹腔操作，因此腹部左侧垫高。腹部所有切口均在腹正中线左侧。颈部切口分别位于两侧胸锁乳突肌前缘。颈部及腹部各切口位置见图9-2。

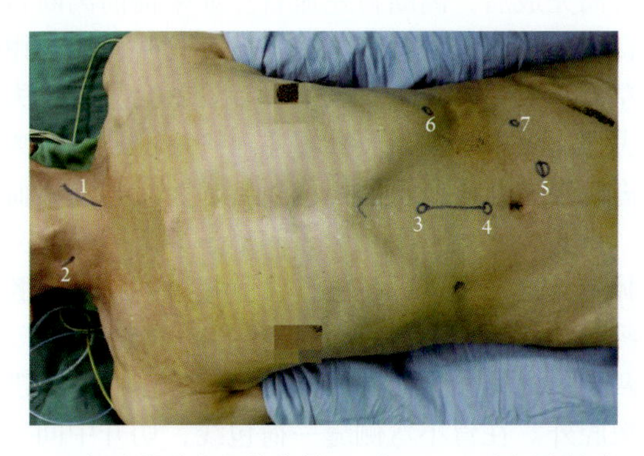

1. 左侧胸锁乳突肌前缘做4 cm切口；2. 右侧胸锁乳突肌前缘做1 cm切口；3. 主刀左手切口；4. 主刀左手切口；5. 观察孔；6. 助手右手切口；7. 助手左手切口。

图9-2　颈部及腹部各切口位置

（二）具体操作步骤

手术顺序：先在腹腔镜下游离胃及食管中下段，然后再从颈部游离食管上段。

步骤1　腹腔操作，从胃大弯侧开始，游离胃大网膜，离断胃短血管。然后向内侧游离膈肌脚表面的结缔组织。显露左侧膈肌脚肌层组织，以降低膈肌脚的张力。从腹主动脉前上方游离脂肪组织，显露左右膈肌脚交汇处，然后顺利进入后纵隔食管后侧。沿降主动脉表面游离食管后侧壁，尽量向气管隆突方向游离，注意防止损伤奇静脉。

游离食管左侧壁时，尽量靠近左侧纵隔胸膜，一直游离至左侧主支气管。离断左侧膈肌脚2~3 cm可显露纵隔，如果切开过多可能进入左侧胸腔。这一侧膈肌脚没有与心包相邻，比较安全。从左侧继续游离食管前侧壁至隆突下，可见隆突下淋巴结。此处游离靠近心包壁，可以清除脂肪组织及附近的淋巴结。

将胃向腹腔左侧推，显露胃小网膜，切开小网膜至食管裂孔处，此时可以清楚地看到右侧的膈肌脚，顺膈肌脚游离进入纵隔。助手牵拉食管，主刀左手用器械牵拉右侧膈肌，分离食管右侧壁及相邻组织的淋巴结。游离可达右主支气管，以隆突及右主支气管旁的淋巴结为标志。此时可以从多个方向游离隆突下淋巴结。游离食管右侧壁时，纵隔胸膜容易破裂，此时可以尽量往上游离，显露奇静脉弓，游离回到纵隔胸膜内，以免颈部游离时与腹腔游离不在一个层面，增加颈部操作难度。

食管中下段游离完成后，离断胃左血管。如果提前离断胃左血管，会增加经腹腔游离下段食管的难度。因为在牵拉下段食管时使用肠钳推挤下方食管及胃，如果此时胃左血管离断，整个胃及下段食管就会悬空，失去支撑，推挤食管就会松弛，失去显露效果。如果离断胃左血管后，还需游离食管，只能用肠钳夹住下段食管进行牵拉，此时可能损伤食管，引起食管出血，而且调控方向困难，显露很差。从腹腔游离下段食管，需尽量游离显露隆突下淋巴结、左右主支气管、奇静脉弓，这样经颈部游离食管就相对容易。腹腔部分操作完后，用3-0倒齿线缝合切开的膈肌，重建食管裂孔。

将正中线的两切口之间的连接处切开，形成一小切口，进入腹腔。将胃小弯侧胃壁提拉至腹腔外。在胃小弯侧缝一荷包线，切开中间胃壁，将事先放置的胃管从此牵拉出来。然后将另一根胃管作为牵引管缝合，与事先安置的胃管相连接。巡回护士退胃管，使作为牵引管的胃管经胃小弯切口逆行进入食管，进入深度为35~40 cm，大概在食管颈部位置。

步骤2　颈部操作，颈部切口见图9-2的第1、2切口位置。左侧切口位于左侧胸锁乳突肌前缘4 cm，右侧切口位于右侧胸锁乳突肌前缘1 cm。左侧切口逐层切开皮肤皮下层及肌层。沿颈动脉内侧显露颈段食管，游离颈段食管，尽量往胸廓内分离，注意保护左侧喉返神经。然后在胸廓入口处食管缝一荷包线，在荷包线靠食管入口端切断食管。此时可见作为牵引管的胃管，将荷包线与牵引管缝合，从胃小弯侧轻轻牵拉牵引管。胃侧端食管内翻进食管腔内，上纵隔气管后方形成腔隙。对右侧切口，术者应钝性分离至气管后方腔隙内，且应先放入5 cm穿刺鞘，然后在左侧切口处放置单孔充气式切口保护套，用外科手套自制的切口保护套更便于颈部器械操作。CO_2充气压力维持在12 mmHg。这样可在上纵隔形成一个较大空间。

右侧套管针放入超声刀，左侧切口可以放入摄像头和吸引器。摄像头朝向上方30°。CO_2气体流量调至20 L/min以上，这样吸引器可以一直敞开，可以随时排出烟雾，保持整个术野清晰。吸引器作为一个拉钩可帮助显露。大多数情况下，超声刀和吸引器就可以完成上纵隔所有操作。如果显露不好，左侧切口可以再放入一个器械用于抬起气管，方便显露食管周围结构。

游离上纵隔食管时，靠近周围正常组织游离。左喉返神经旁淋巴结、右侧气管食管沟的淋巴结，以及隆突下淋巴结均可以与食管一起游离。注意不要损伤胸导管。游离一定长度食管后，可轻轻牵拉从腹腔出来的牵引管，已经游离的食管将被卷入食管腔内，扩大术野。注意不要用力牵拉牵引管，如果牵拉过度，食管与纵隔周围组织的分界会显示不清楚，反而会增加手术难度。

左侧喉返神经分离可以一直分离至神经反折处，同时游离第5组淋巴结，显露主肺动脉窗、左肺动脉主干及左主支气管。右侧喉返神经游离可以看到右侧锁骨下动脉、右侧迷走神经及喉返神经反折处。食管右侧游离时，注意避免损伤支气管动脉及奇静脉。游离食管背侧时，要小心避免损伤胸导管。如果胸导管受损，可以夹住下方的胸导管断端，且顺序不可弄错。

上纵隔游离至与腹腔相通后，从腹部小切口牵拉出胃、近端食管及相应受侵犯的部分食管，制备管状胃，宽度约2.5 cm。用直线切割缝合器制备管状胃后，全层缝合加固，不包埋胃切缘。从左侧颈部切口向腹部放一根带导丝的胃管（或者胸腔引流管）作为牵引管，将牵引管头端牵拉出腹腔切口，将制备的管状胃末端缝合至牵引管上。同时，缝上一根纵隔引流管。经纵隔食管床从左侧颈部切口处牵拉出管状胃，与食管远端吻合。如果吻合不可靠，可在右侧颈部切口放置一根纵隔引流管。由于这种方法使得颈部食管保留较短，所以用重庆大学附属肿瘤医院的吻合方法（“江氏吻合术”）比较容易，其不需要很长的食管，可以在颈部深处完成吻合。

具体图示见图9-3~图9-10。

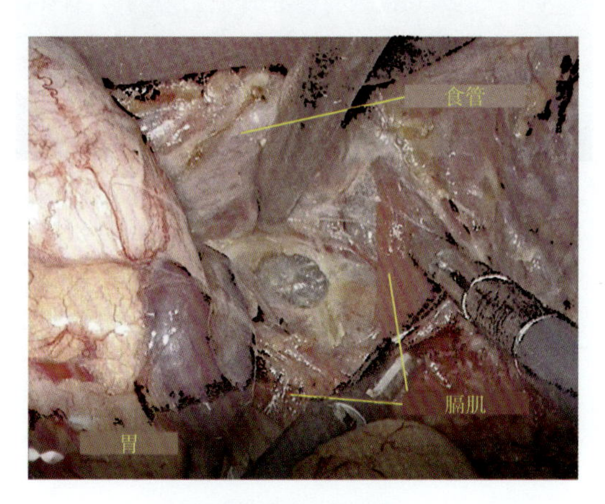

左右膈肌脚交汇处。

图9-3　步骤1（1）

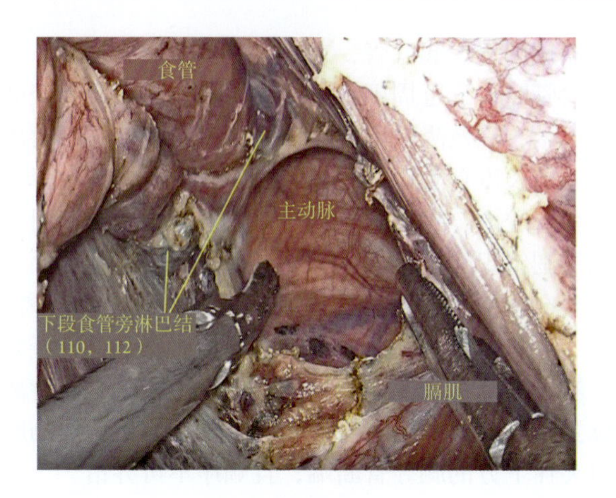

游离食管后侧壁。

图9-4　步骤1（2）

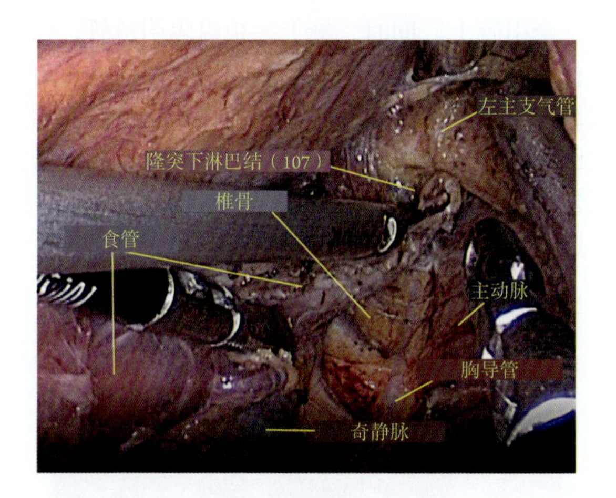

游离食管左侧壁。

图9-5　步骤1（3）

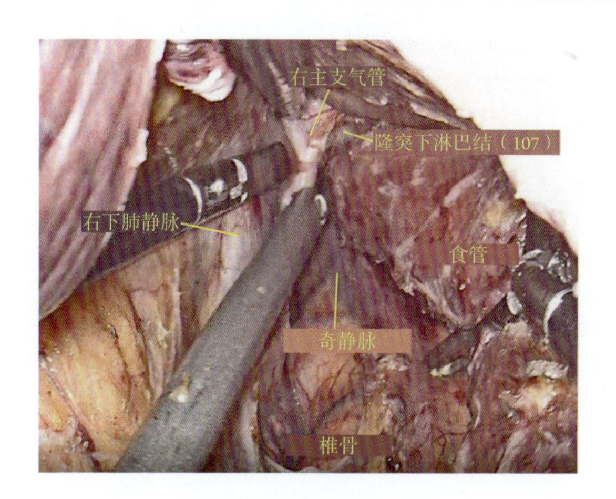

游离食管右侧壁。

图9–6　步骤1（4）

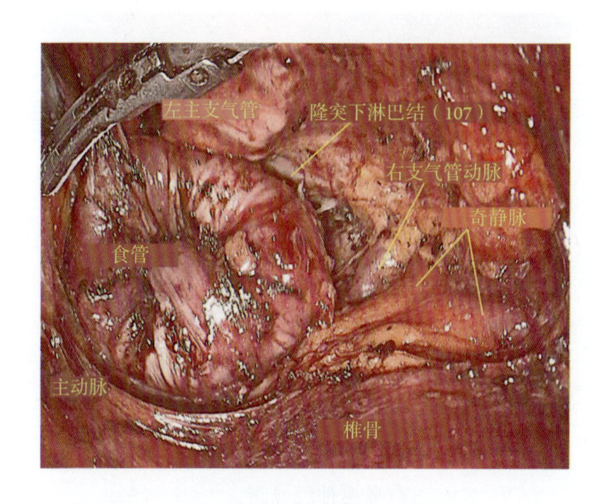

已经游离的食管内翻卷入食管腔内。

图9–7　步骤2（1）

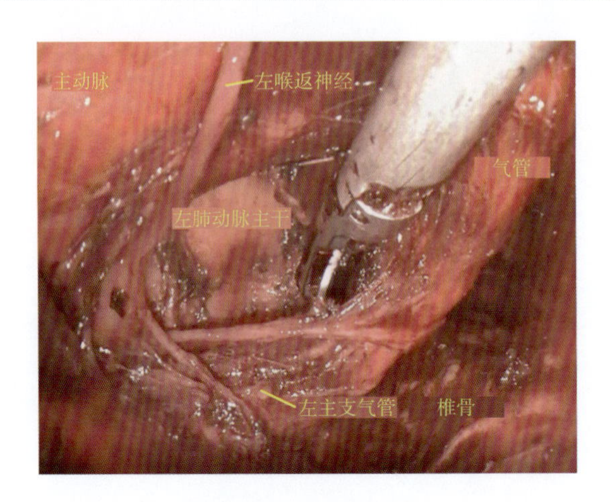

左喉返神经显露。

图9-8　步骤2（2）

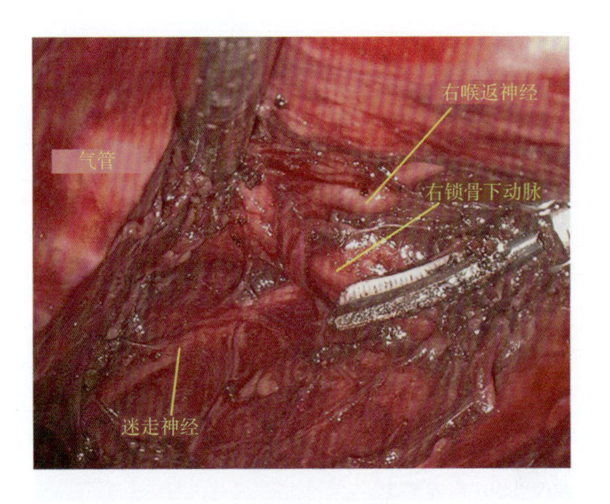

右喉返神经显露。

图9-9　步骤2（3）

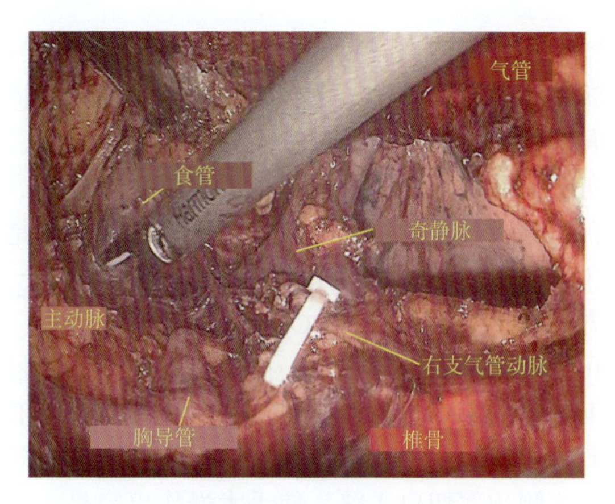

胸导管及奇静脉、支气管动脉显露。

图9-10　步骤2（4）

三、术后情况

由于该术式未经过胸腔，也未行胸腔闭式引流，因此它对患者肺影响小。患者术后不需要进重症监护病房。该手术常会出现左右侧胸膜腔破裂，但术后不需要放置胸腔闭式引流管。我们开展该手术5年来，未发生1例术后需要安置胸腔闭式引流管的手术。术后处理同其他食管癌手术，加强营养，手术当晚即可以下床活动，术后第2天可以开始胃管流质饮食。

四、讨论

经纵隔食管癌手术，往往不能像经胸腔手术那样看到食管癌全貌，视野很局限，因此选择病例很重要，应选择早期没有外侵的病例。靠近隆突部位的病灶，游离食管组织比较困难。对肿块较大的病例，尽量避免使用该术式。如果肿瘤有外侵，这种术式可能存在损伤血管风险，而且不能完整切除肿瘤，手术中转开胸也比较困难。

经纵隔手术由于是在一个狭窄的手术视野内操作，光线较暗，如果出血，整个视野会更暗，因此对腔镜的清晰度要求高。3D腔镜对腹腔操作很有帮助。由于操作空间小，用马里兰刀更安全、容易，但费用高，我们很少使用，一般是用超声刀手术。只要仔细操作，超声刀仍然安全。

腹腔操作，先从膈肌脚交汇处进入纵隔，此处很容易找到食管周围间隙。每一侧的游离都尽量向隆突水平，避免反复翻转牵拉食管，以减少操作。选择切开左上方膈肌，因为此处不但安全，而且能更好地显露隆突及左侧主支气管。

隆突水平是操作难点，若从腹腔侧操作，隆突下淋巴结与心包粘连尽量分离，这使得从颈部游离隆突下淋巴结更容易。术中要注意保护喉返神经。最初开展该手术时，喉返神经损伤、声音嘶哑的并发症发生较多，可能与我们使用的超声刀的热损伤有关。

纵隔其实没有腔隙。最早的经纵隔食管癌手术，采用的是纵隔镜手术游离食管，操作非常困难，只有少数病例报道，没有被大家接受。Fujiwara等创建的充气式纵隔镜方法，在纵隔中充入CO_2，使纵隔有了空间。但是由于食管占据大部分纵隔空间，因此手术视野很窄，操作仍然困难，而且需要特殊器械。

我们于2015年创建的手术方法，与Fujiwara的方法有3点不同：①我们的手术方法采用颈部切断食管、牵拉断端食管、食管内翻，能充分显露上纵隔空间。②我们选择从两侧颈部切口入路，使手术操作更容易，可以比较容易地骨骼化左右喉返神经，清除上纵隔淋巴结；我们的经纵隔手术方法清除左喉返神经旁淋巴结及第5组淋巴结时比经胸腔入路更容易。③我们采用左侧膈肌切口，使经腹腔游离食管更轻松。

经纵隔食管癌手术是对经胸腔入路手术的一种很好的补充，能够解决一些不能经胸腔入路的食管癌手术。但目前的操作体验不如经胸腔手术，还不能完全代替经胸腔入路的手术，还需要积累更多经验。

第三部分

纵隔外科

第十章　经胸单孔胸腔镜全胸腺切除术

一、临床资料

（一）简要病史

患者，女，49岁，体检发现前上纵隔占位3周，无眼睑下垂、吞咽困难、呼吸困难等重症肌无力症状。

（二）检查资料

胸部增强CT见图10-1。

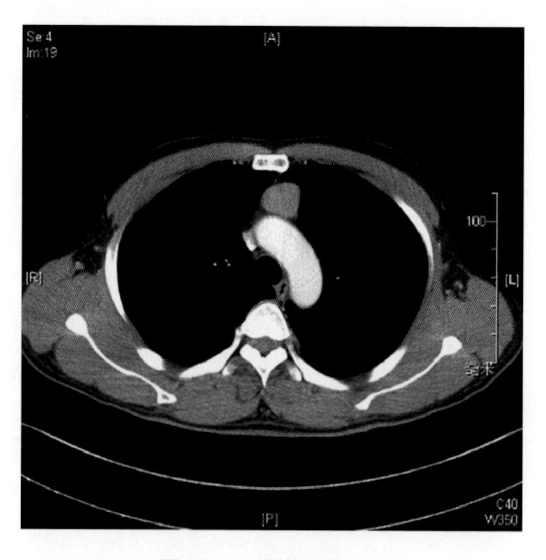

图10-1　胸部增强CT

二、操作步骤

（一）麻醉、体位、切口选择

全身麻醉，双腔气管插管。取平卧位，患者右侧肩背部垫高45°（左侧肩背部垫高60°）。切口选择：右侧选择腋中线至腋前线第4肋间或第5肋间做一长约3 cm的切口；左侧选择腋中线左第3肋间或第4肋间做一长约3 cm的切口。主刀与扶镜手站于术侧，显示器置于对侧头端。体位及切口选择见图10-2。

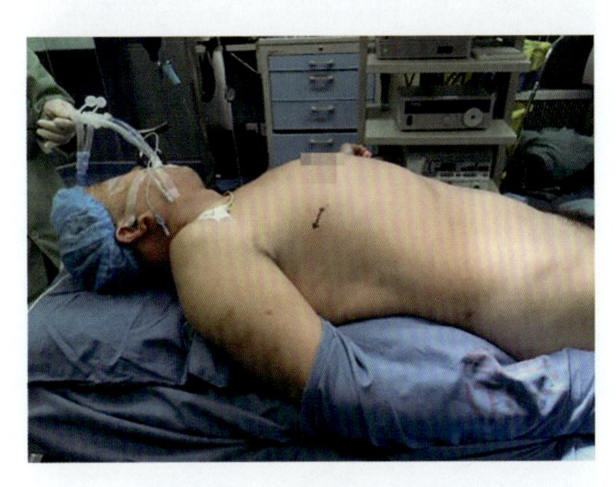

图10-2　体位及切口选择

（二）具体操作步骤

步骤1　切开皮肤及皮下组织，沿前锯肌肌纤维方向纵行分离至肋间肌。注意保护肋间神经及血管，于上下肋中间切开肋间肌及胸膜进入胸腔，置入切口保护套。

步骤2　注意保护右侧膈神经，吸引器将胸腺向左侧轻推，长柄超声刀打开胸腺表面纵隔胸膜至右侧胸廓内静脉。

步骤3　吸引器将胸腺组织向上方挑起，紧贴心包，尽可能游离无名静脉以下胸腺组织。

步骤4　紧贴胸腺，吸引器将胸腺轻轻下压，于右侧胸廓内静脉内侧缘用超声刀打开无名静脉上方及前方胸腺包膜。钝性游离胸腺双侧上极。

步骤5　吸引器将游离的胸腺组织轻轻挑起以暴露胸腺静脉，用5 mm hem-o-lock钳将其夹闭后以超声刀离断。

步骤6　用吸引器或双关节钳将胸腺上极组织轻柔压向无名静脉右下方以暴露左侧胸廓内静脉，以左侧胸廓内静脉内侧缘沿胸骨后方打开左侧纵隔胸膜，紧贴左侧胸腺组织，打开胸腺包膜。注意保护左侧膈神经，完整切除胸腺。

步骤7 将胸腺置入标本物袋后取出。

具体图示见图10-3~图10-8。

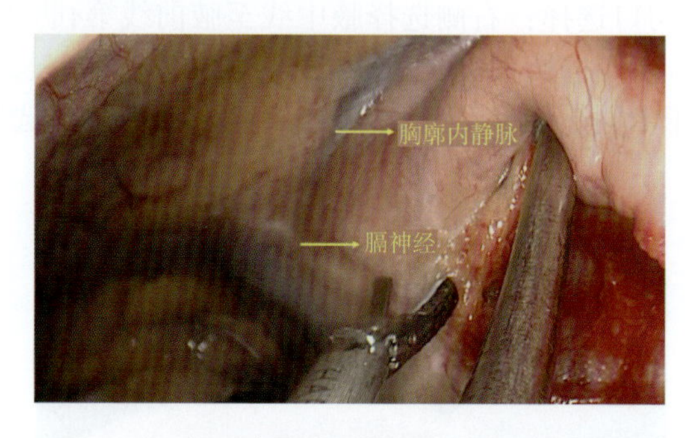

打开胸腺表面纵隔胸膜。

图10-3 步骤2

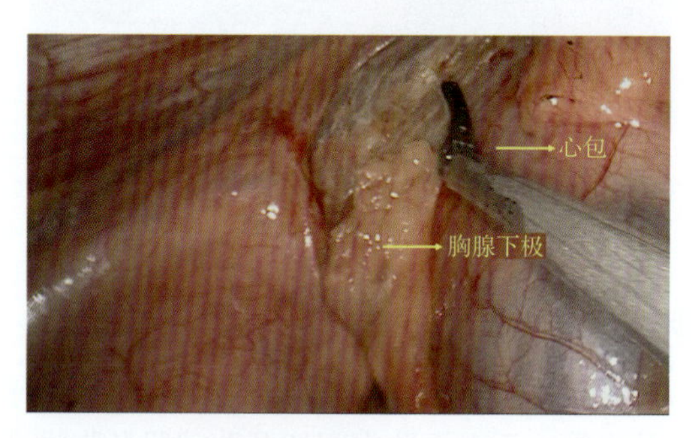

游离胸腺下极。

图10-4 步骤4（1）

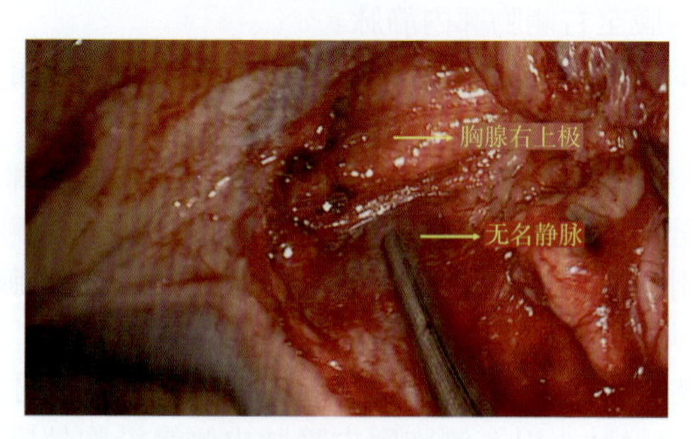

游离胸腺右上极。

图10-5 步骤4（2）

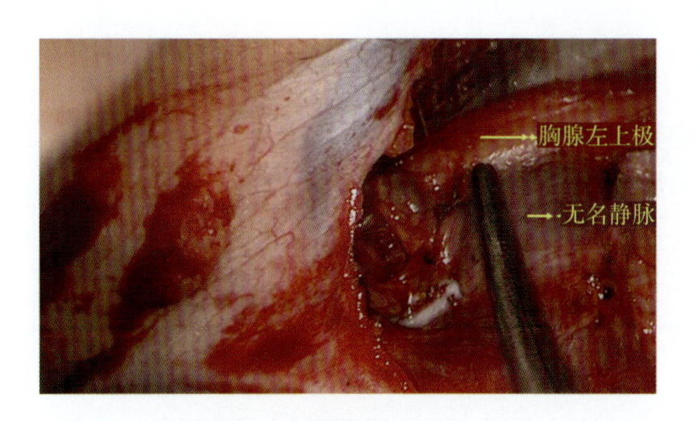

游离胸腺左上极。

图10-6　步骤4（3）

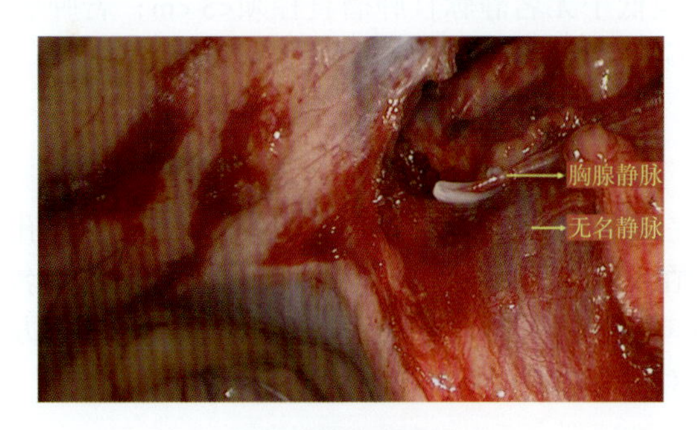

离断胸腺静脉。

图10-7　步骤5

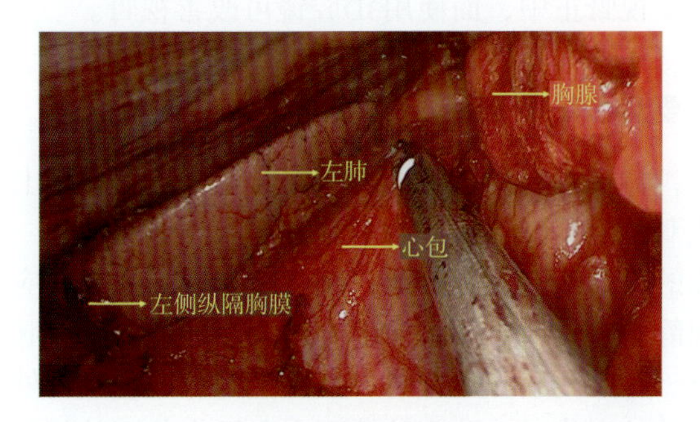

完整切除胸腺组织。

图10-8　步骤6

三、术后情况

术后仔细检查如无明显出血，可直接在胸腔排气后关闭切口，或置入Arrow管引流。术后1~2天拔管出院。

四、讨论

（一）适应证

由于前纵隔空间较小，在经胸单孔胸腔镜下行全胸腺切除术时视野暴露及操作均有一定的难度，因此须谨慎选择病例。此方式适用于Masaoka分期为Ⅰ、Ⅱ期胸腺瘤及需要行手术治疗的胸腺囊肿或其他前纵隔占位患者（相对来讲，肿瘤上缘应低于无名静脉且肿瘤直径须<5 cm；若肿瘤上缘超过无名静脉，则肿瘤直径应<2 cm）。

（二）优点

单孔腔镜较三孔腔镜创伤小。切口位于腋下，较侧胸三孔或剑突下切口更为隐蔽、美观。在单孔腔镜视野下，其视野及操作方向与无名静脉平行，因此处理胸腺静脉较三孔腔镜更为方便。此外，由于视野与操作方向的一致性，在单孔腔镜下处理双侧心膈角脂肪垫亦较为容易。

（三）缺点

单孔腔镜下角度有限，使无名静脉以上的视野暴露及操作相对困难，不能强求将操作面置于视野正中，而使用3D腔镜可改善视野。

（四）手术操作要点

单孔腔镜下，器械互相干扰不可避免。腔镜可置于切口上方，使用带弧度的加长吸引器或双关节器械及长柄超声刀进行操作。

全胸腺切除的难点为胸腺静脉及双侧胸腺上极的处理，应尽可能避免损伤无名静脉。胸腺静脉多位于右侧胸廓内静脉起始部及无名静脉下方，在处理该部位时尤需注意。在游离胸腺上极时，须注重胸腺的包膜内处理，从而最大限度地减少无名静脉的误伤。单孔胸腔镜下由于操作角度的问题，在处理危险区域时必须看清超声刀远端，将胸腺包膜轻轻向上方挑起，并使用吸引器将正常组织轻轻下压，以免误伤重要的组织结构。

单孔腔镜下器械使用受限，因此无名静脉损伤很难修补。一旦发生损伤，应先用纱布压迫止血，若短时间内无法止住，则应果断改为剑突下或开放手术。

单孔胸腔镜下的暴露相对困难，对较大的肿瘤操作应尽量轻柔，以免肿瘤破裂引起种植。如有肿瘤破裂风险，应及时中转开放手术或剑突下切口。

第十一章　经剑突下单孔胸腔镜胸腺瘤扩大切除术

一、临床资料

（一）简要病史

患者，女，68岁，体检发现纵隔肿瘤2年半，随访略增大。

（二）检查资料

患者胸部CT见图11-1。

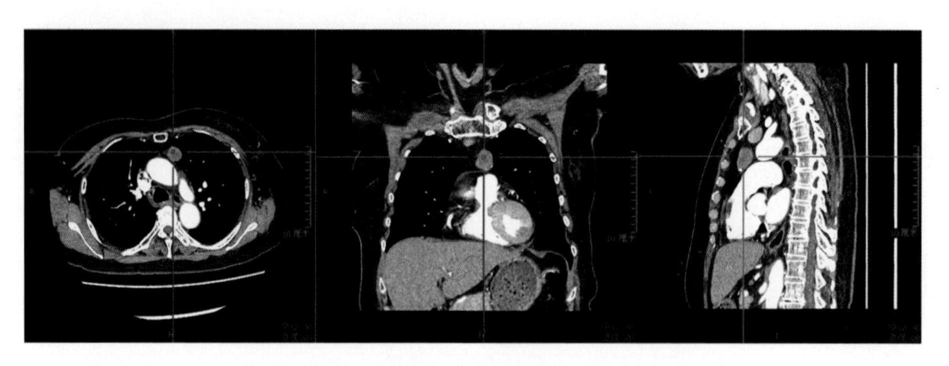

图11-1　胸部CT

二、操作步骤

（一）麻醉、体位、切口选择

取气管内静吸复合麻醉，单腔气管插管，患者取平卧位，头高脚低，于剑突下2 cm处做一长3~4 cm的纵行切口。

（二）具体操作步骤

步骤1　手指钝性分离切口周围及剑突下组织，置入单孔切口保护套。

步骤2　充入CO_2，建立人工气胸。

步骤3　置入胸腔镜，超声刀游离剑突下组织，建立隧道。

步骤4　打开左、右侧胸膜腔，并沿左、右胸廓内静脉内侧缘向头端游离胸骨下方组织。

步骤5　处理右侧心膈角脂肪。

步骤6　沿右侧膈神经打开纵隔胸膜至无名静脉。

步骤7　游离无名静脉上缘至甲状腺下极，充分暴露无名静脉，超声刀离断胸腺静脉。

步骤8　处理左侧心膈角脂肪，沿左侧膈神经打开纵隔胸膜。

步骤9　左右会合，切除全胸腺组织及心包脂肪。

具体图示见图11-2~图11-10。

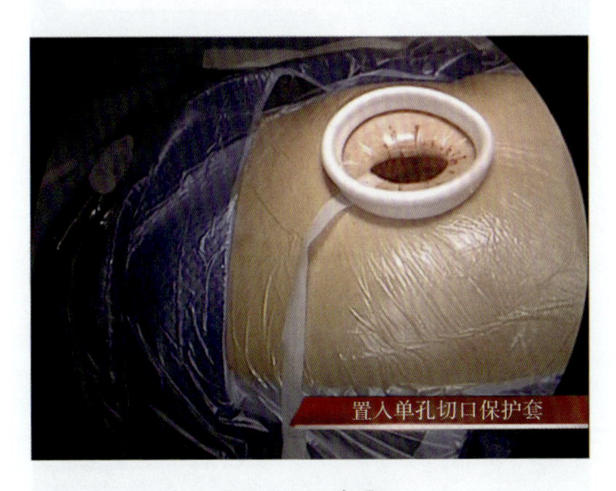

图11-2　步骤1

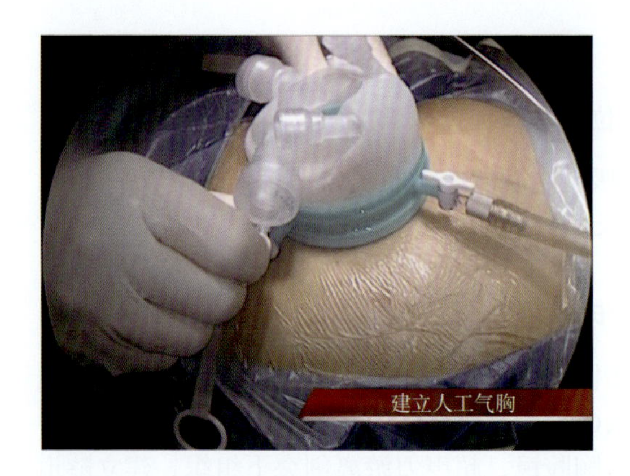

图11-3　步骤2

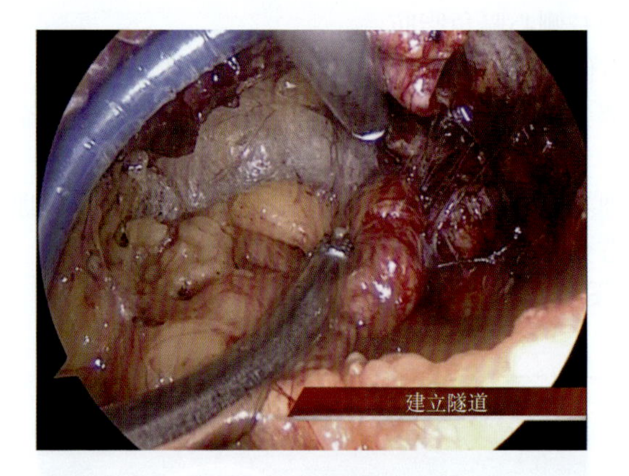

图11-4　步骤3

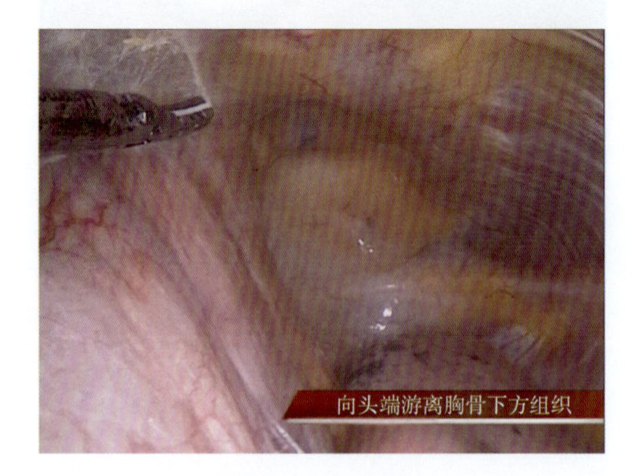

图11-5　步骤4

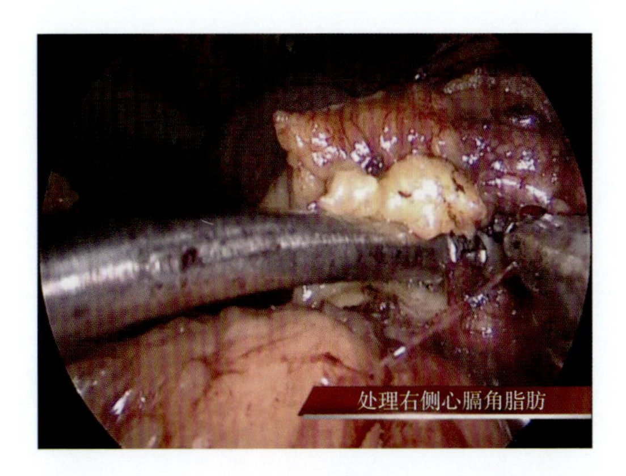

图11-6　步骤5

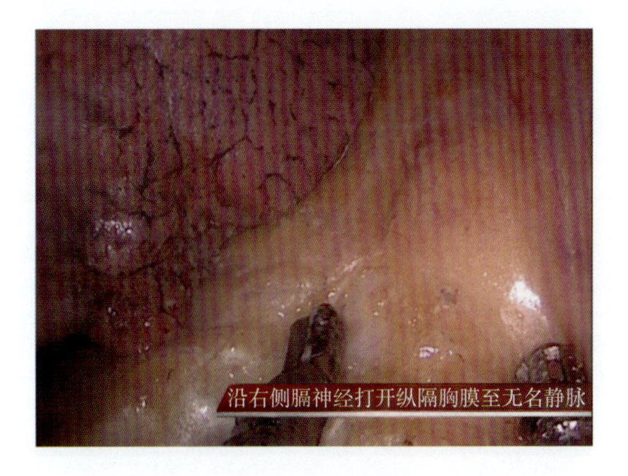

图11-7　步骤6

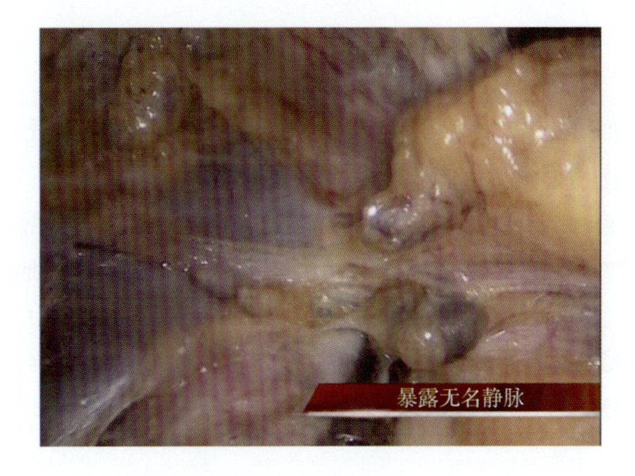

图11-8　步骤7

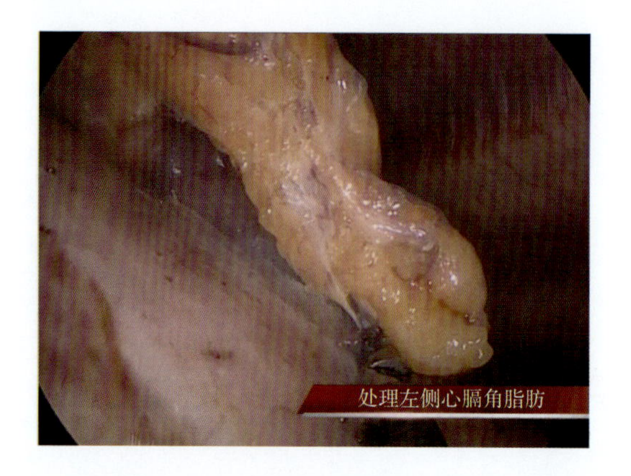

图11-9　步骤8

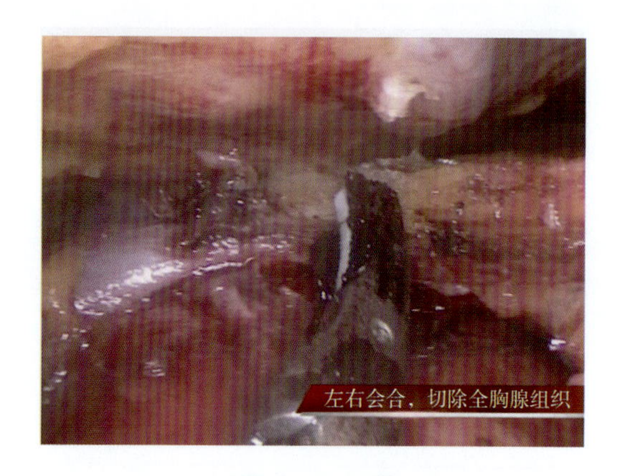

图11-10　步骤9

三、术后情况

患者术中出血少，未放置引流管，术后第2天复查胸部低剂量CT示肺复张良好，未见明显胸腔积液，予以出院。

术后病理检查示AB型胸腺瘤（3 cm×2.2 cm×2 cm），局部突破包膜侵犯肺周围组织，肿瘤细胞较丰富。免疫组化示AB型胸腺瘤，肿瘤中上皮细胞Vim（+）、CK（+）、CK7少量（+）、CK20（+）、CK19（+）、CD34（-）、CD99（-）、STAT6（-）、CD3（+）、TdT（-）、CD1a（+）、CD5（-）、Ki-67阳性率为10%。

四、讨论

经剑突下单孔胸腔镜胸腺瘤扩大切除术具有切口美观、术后疼痛轻、无肋缘处膈肌损伤等优点，但操作空间较小，手术器械间相互干扰，对术者要求极高。

经剑突下单孔胸腺瘤切除术主要操作要点如下：术中可切除剑突，切口尽可能贴近胸骨下方，有利于增加操作角度；切除心包周围脂肪垫有助于改善手术视野；一侧术野暴露不佳时，可通过调整手术床角度以利于术者操作；扶镜手不必强求将操作点保持在画面中心位置，主刀能清晰地看到操作区域即可；术中遇突发情况，术者可随时增加辅助切口转“两孔”或“三孔”手术，不一味追求“单孔”；国内目前暂无带转角的抓持钳，术者需掌握特殊手术技巧来克服器械间的相互干扰，即双手交替使用超声刀。

经剑突下单孔胸腔镜胸腺瘤扩大切除术是一种安全、有效、可行的术式，不增加围手术期并发症，且能有效减少术后切口疼痛。其在手术学方法及手术器械应用上还有改进空间，未来发展值得期待。

扫码观看手术操作视频
http://ame.pub/vhLFRjdJ

第十二章　经颈部充气式纵隔镜下全胸腺切除术

一、临床资料

（一）简要病史

患者，女，53岁，体检发现前纵隔占位，无眼睑下垂等症状，既往体健。

（二）检查资料

胸部CT示（图12-1）前纵隔占位。

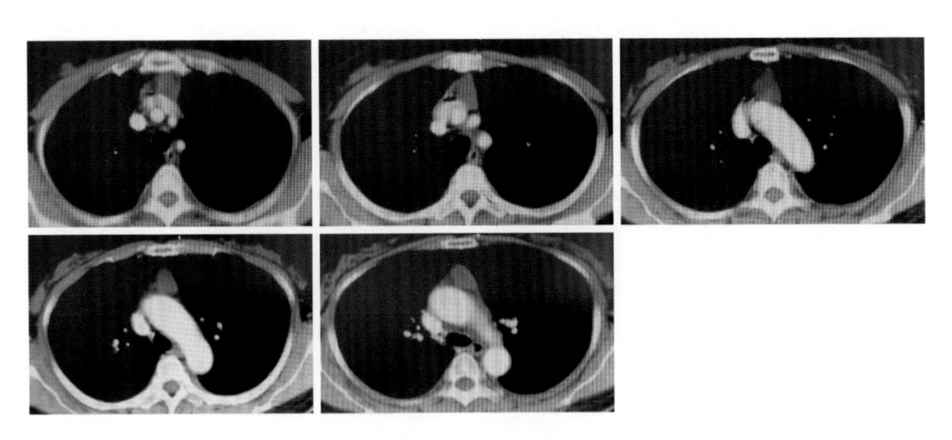

图12-1　胸部CT

二、操作步骤

（一）麻醉、体位、切口选择

单腔气管插管麻醉，CO_2实时监测。患者取仰卧位，头向右后侧仰。左胸锁乳突肌切口。体位及切口见图12-2。

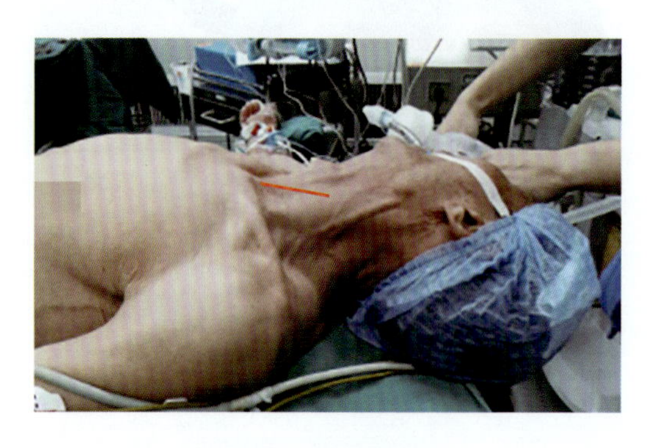

图12-2　体位及切口

（二）具体操作步骤

左胸锁乳突肌切口前端置特制拉钩悬吊胸骨柄，后端置切口保护套和密封盖，用于充气和操作（图12-3~图12-5）。

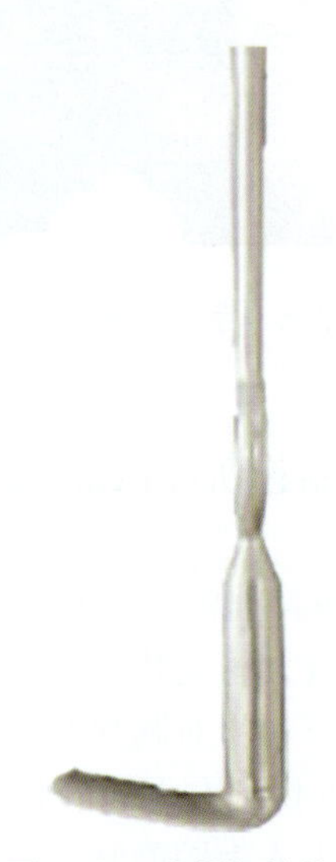

图12-3　胸骨柄拉钩

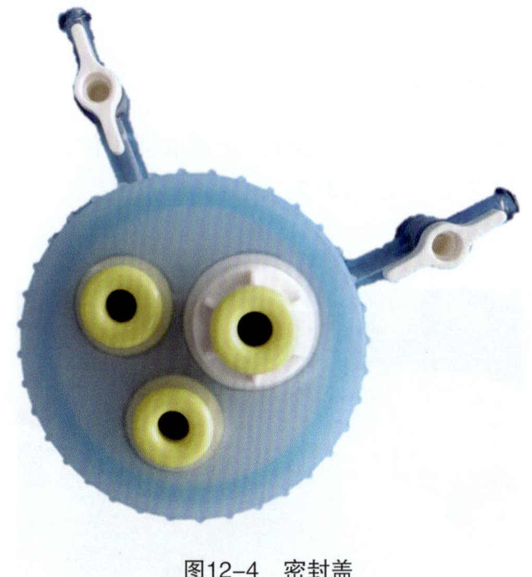

图12-4　密封盖

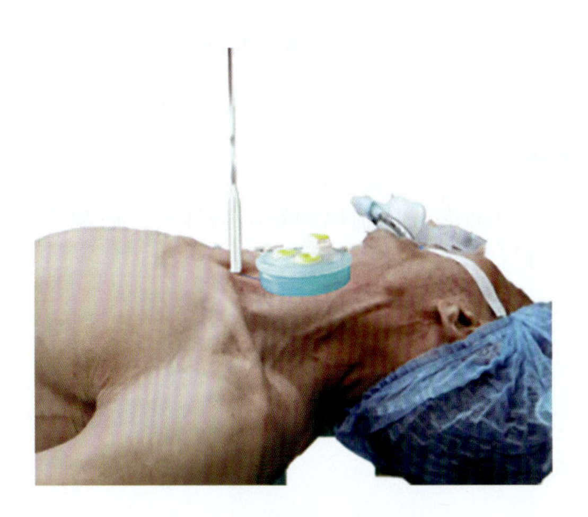

图12-5　手术器械放置位置

步骤1　取左胸锁乳突肌斜行切口4 cm，切开颈阔肌，牵开左胸锁乳突肌、胸骨舌骨肌、胸骨甲状肌。

步骤2　甲状腺下方找到胸腺上极，离断并往后下方分离；右侧沿右颈总动脉，往下分离胸腺。左侧气管食管沟找到并游离左喉返神经，向下游离并看到神经远离右前方胸腺，确保下一步对胸腺的游离不损伤神经，分离左侧。

步骤3　在左胸锁关节后方找到左无名静脉，左无名静脉主体夹于胸腺和心包之间，向右下方行走最终汇入上腔静脉。沿左无名静脉前方分离胸腺，尽量向右前下方分离。

步骤4　置特制胸骨柄拉钩，向上悬吊提起胸骨柄。直视下继续在左无名静脉前方游离胸腺，遇到血管用hem-o-lock夹闭后离断。

步骤5　靠胸骨柄拉钩处对切口处缝2针，关闭胸骨柄拉钩处切口。切口后方置切口保护套，盖上密封盖。此时切口下方形成一个密闭空间，可以实现充气的目的。密封盖右方为切口，上方为辅助切口，左下方为观察孔（5 mm镜）。接入气腹机，充入CO_2气体，压力设置为10 mmHg。

步骤6　继续在胸腺后方游离无名静脉，离断胸腺后方汇入无名静脉的静脉分支，向下游离胸腺与心包间隙至膈肌；两侧边界此时因充气使胸膜突入胸腔，同时充气使得胸腺周围脂肪与胸膜间间隙变得清楚，分离胸腺左右两侧；左侧有时会有胸腺汇入乳内静脉的分支，予以离断，右侧腔静脉旁有时也有一支静脉，同样予以离断。双侧分离后，此时胸腺仍然挂在胸骨上，最后于胸骨后方分离胸腺，完整切除胸腺组织及周边脂肪组织并将其取出。

步骤7　检查无出血，前纵隔床置1根引流管，外接负压球，关闭切口。

三、术后情况

术后注意颈部引流，术后第1天引流量为50 mL，第2天引流量为10 mL，第3天引流量为5 mL，后拔管出院。

术后病理检查示胸腺囊肿。

四、讨论

胸腺位于纵隔，故经纵隔路径切除胸腺是手术自然路径，经胸路径是非自然路径，纵隔路径可以最小化手术创伤。而胸腺位于上纵隔，上极位于颈部，故胸腺手术最合理的接近路径是颈部。颈部入路，可以直视下清除甲状腺下方、气管前方脂肪，从容处理胸廓入口处胸腺回流到左无名静脉的静脉分支，即使出血，甚至也可以在直视下压迫并选择最快捷的路径劈开胸骨进行处理。故经颈路径胸腺切除被认为是最早的微创术式。

胸廓入口狭窄，尤其是胸骨柄上端向后倾斜，将胸腺隐藏于向前凸出的胸骨角后方。胸骨柄影响了从颈部对胸腺的观察，最终影响对胸腺的游离和切除。

解决这些问题的关键点如下。

使用特制的胸骨柄拉钩抬高胸骨柄，术者可以在直视下找到左无名静脉（在左胸锁关节后方），充气后，镜下分离胸腺后方胸腺回流到左无名静脉的静脉分支。离断静脉分支后手术流程即可安全实施。

使用左胸锁乳突肌切口便于对胸骨角后方进行观察。传统领式切口固然美观，但下颌骨向前突出影响观察，并影响器械的插入。左胸锁乳突肌切口可以弱化下颌骨的阻挡，同时该切口的观察起点降至喉结后方，利于对胸骨柄后方胸腺的观察。使用该切口的另一个目的是在切口前端置特制的胸骨柄拉钩后，予缝闭，在切口后部分可以置切口保护套，此时即可形成一个密闭空间，并予以充气。

对前纵隔充气，创造游离空间。胸腺两侧缘多超过胸骨线，胸腺两侧部分多被胸膜囊甚至肺前缘所掩盖，因而通常切除胸腺时，必须切除部分脏层胸膜才能完整切除胸腺。而充气以后，本来凹进纵隔的胸膜因充气而凸入胸腔，同时气体渗入胸膜胸腺间隙使得间隙清楚，便于胸腺剥离而不破坏胸膜，膈神经也同时得到有效保护。本例患者术中CO_2监测没有出现过高现象，没有充气相关并发症。

五、结论

经颈部充气式纵隔镜下全胸腺切除术，通过特制胸骨柄拉钩将胸骨柄抬高，再对纵隔床充气，可有效扩大手术空间，实现胸腺组织及肿物的完整切除和颈部、前纵隔脂肪的清扫，并对无名静脉实施有效保护，是安全、有效、便捷、微创的手术路径，能减轻患者术后疼痛，减少住院时间。

扫码观看手术操作视频
http://ame.pub/gbNHTt9G

第四部分

气管外科

第十三章　单孔胸腔镜左肺上叶袖式切除术+肺动脉阻断术

一、临床资料

（一）简要病史

患者，女，70岁。咳嗽、咳痰，伴痰中带血1个多月，新辅助化疗2个疗程，采用GP方案（吉西他滨+顺铂）。

（二）检查资料

支气管镜示（图13-1）左肺上叶开口处新生物。

病理活检示鳞状细胞癌。

临床分期：T2N1M0（ⅡB期）。

胸部CT示（图13-2）肿瘤侵犯左主支气管。

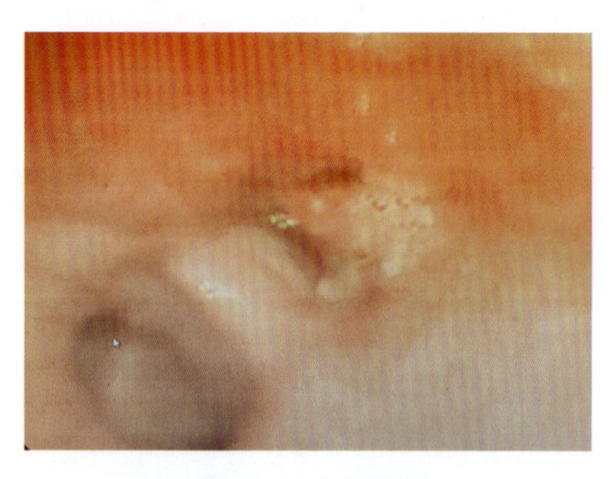

图13-1　支气管镜

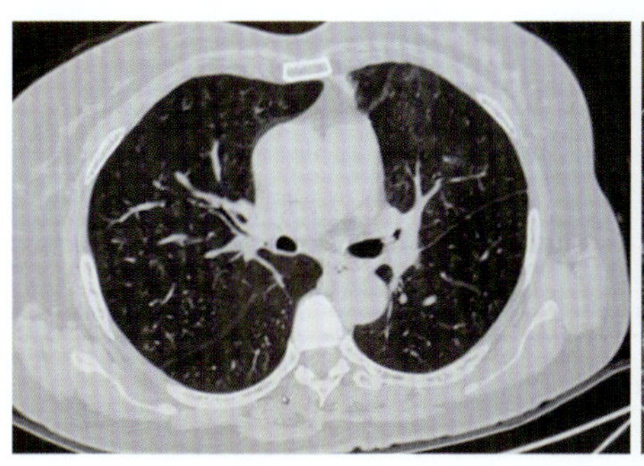
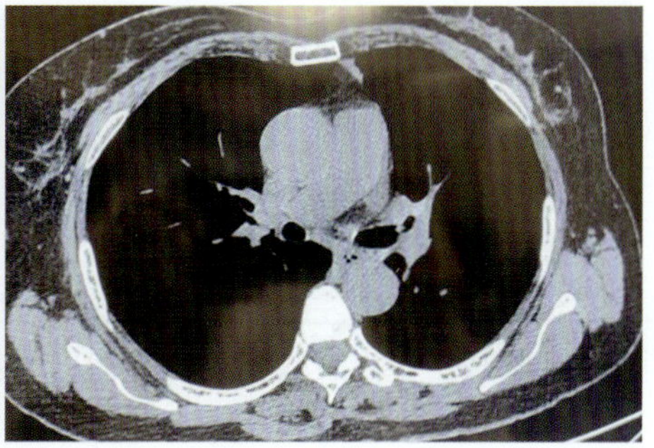

图13-2　胸部CT

二、操作步骤

（一）麻醉、体位、切口选择

全身麻醉，双腔气管插管，患者取右侧俯卧位。选取左侧腋中线第5肋间做长约4 cm切口。切开皮肤、皮下组织和肋间肌进入胸腔，置切口保护套进行手术操作。术者和扶镜手均位于患者腹侧。患者体位及切口见图13-3。

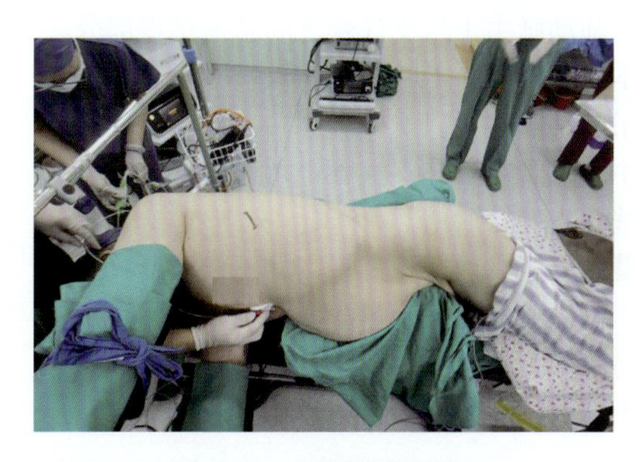

图13-3　患者体位及切口

（二）具体操作步骤

步骤1　超声刀打开斜裂。

步骤2　游离左肺上叶舌段动脉并予以离断

步骤3　清扫汇总区第11组淋巴结。

步骤4　游离暴露左肺上叶A1+2的b支动脉。

步骤5　予以hem-o-lock夹离断左肺上叶A1+2的b支动脉。

步骤6 游离左肺上叶A1+2的c支动脉。
步骤7 予以直线切割缝合器离断左肺上叶A1+2的c支动脉。
步骤8 超声刀打开前纵隔胸膜。
步骤9 清扫第5、6组淋巴结。
步骤10 游离并暴露肺动脉主干。
步骤11 游离左肺上叶A1+2的a支动脉。
步骤12 予以直线切割缝合器离断左肺上叶A1+2的a支动脉。
步骤13 予以游离左肺上叶A3动脉。
步骤14 予以直线切割缝合器离断左肺上叶A3动脉。
步骤15 游离左上肺静脉。
步骤16 直线切割缝合器切割闭合左上肺静脉。
步骤17 清扫支气管旁淋巴结。
步骤18 分离松解左下肺韧带。
步骤19 清扫第7组淋巴结。
步骤20 清扫肺动脉下淋巴结，使得血管骨骼化。
步骤21 离断左肺下叶支气管。
步骤22 离断左肺下叶主支气管。
步骤23 阻断钳临时阻断肺动脉主干。
步骤24 游离肺动脉主干与支气管之间紧密粘连部分。
步骤25 标本袋取出左肺上叶肺组织。
步骤26 悬吊肺动脉主干。
步骤27 将主支气管与下叶支气管进行连续缝合。
步骤28 先缝合支气管后壁。
步骤29 再缝合支气管前壁。
步骤30 注水测试支气管缝合口渗漏情况。
步骤31 最后打结。
具体图示见图13-4~图13-34。

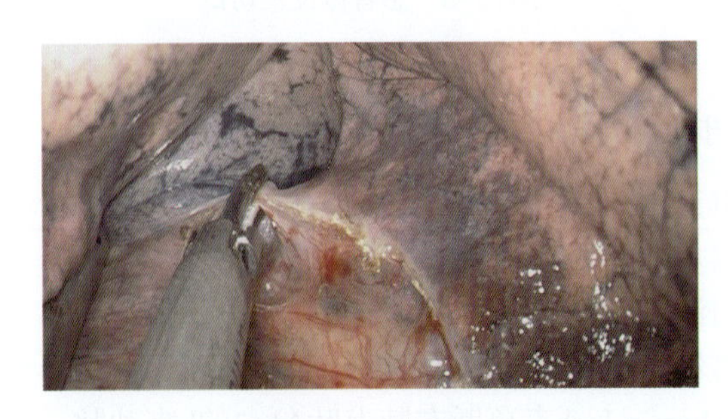

图13-4 步骤1

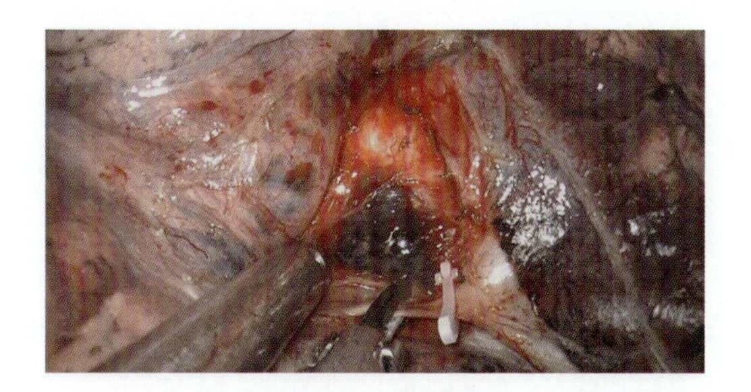

图13-5　步骤2

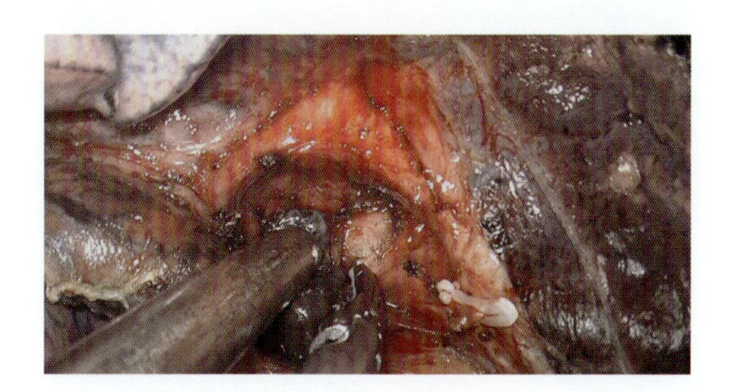

图13-6　步骤3

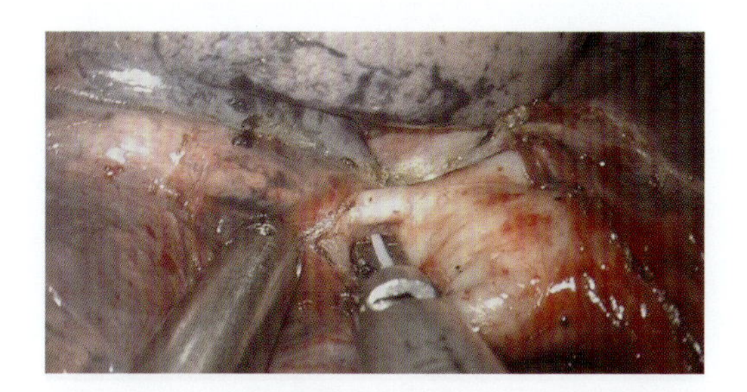

图13-7　步骤4

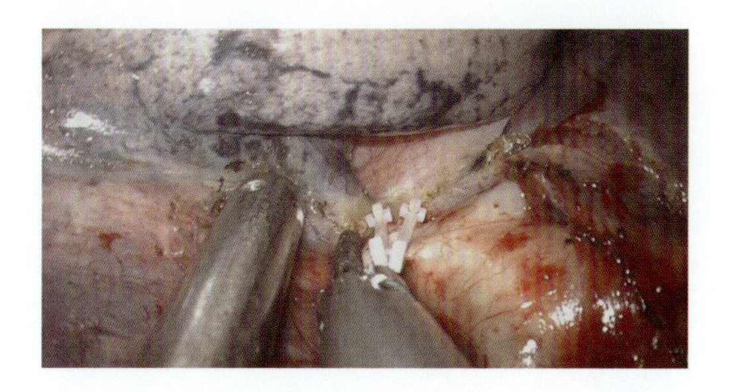

图13-8　步骤5

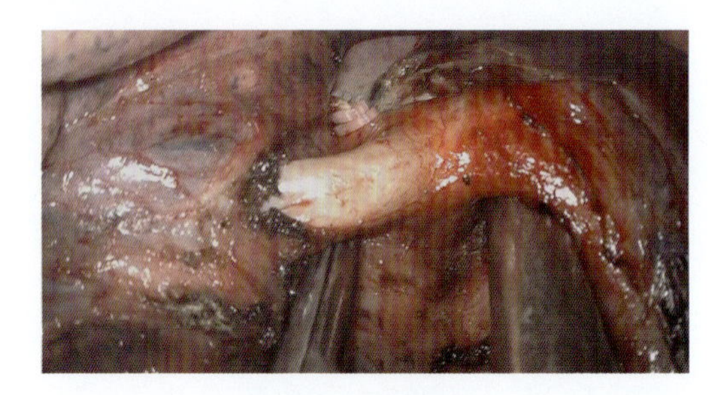

图13-9　步骤6

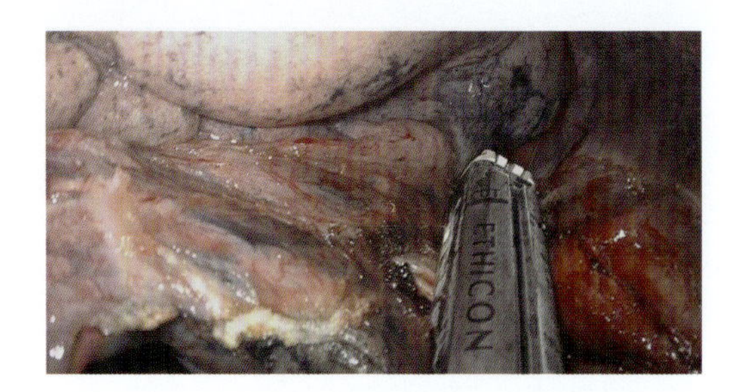

图13-10　步骤7

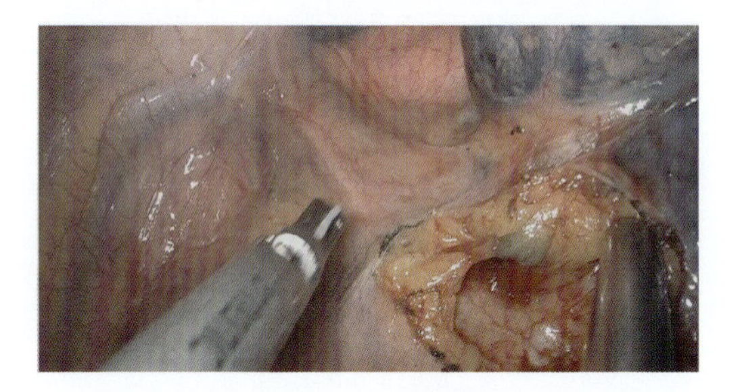

图13-11　步骤8

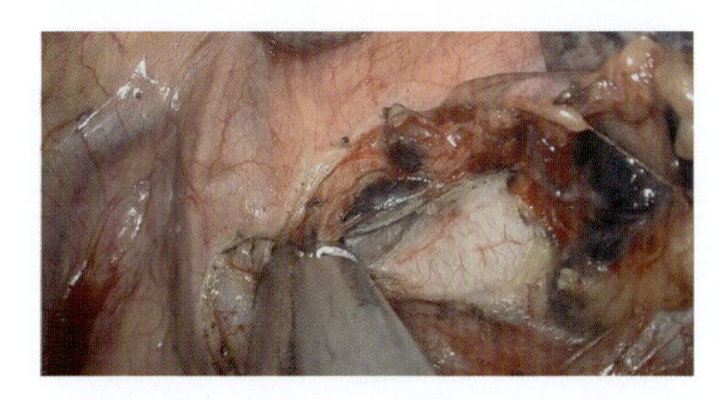

图13-12　步骤9

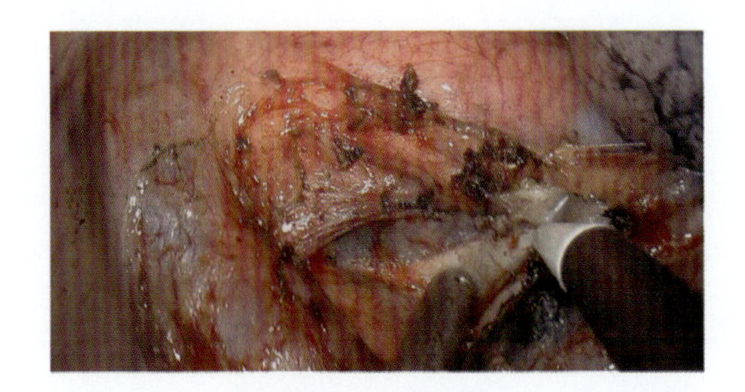

图13-13　步骤10

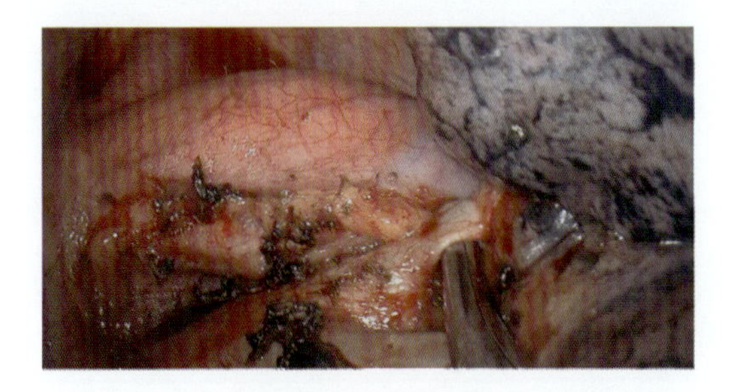

图13-14　步骤11

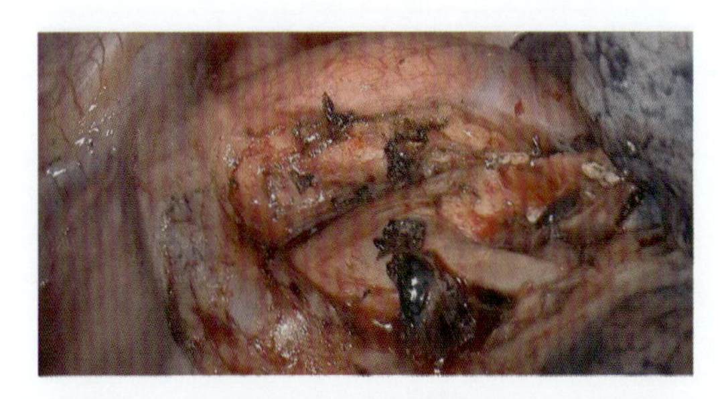

图13-15　步骤12

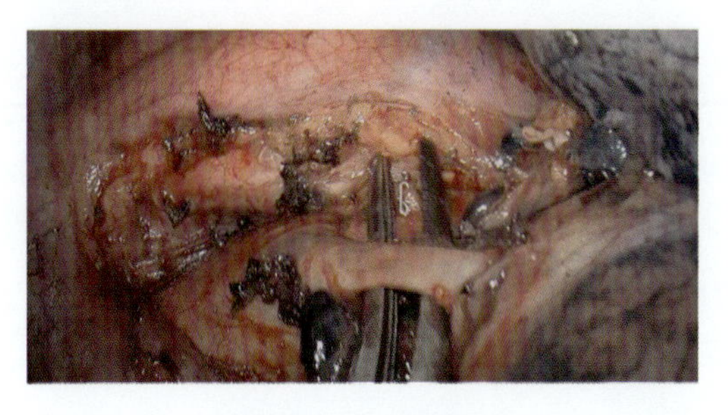

图13-16　步骤13

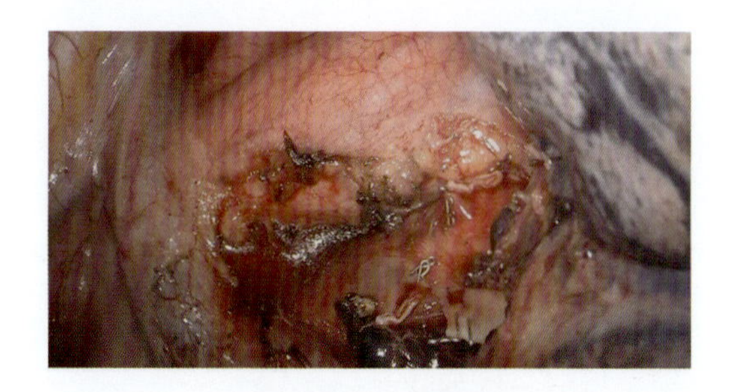

图13-17　步骤14

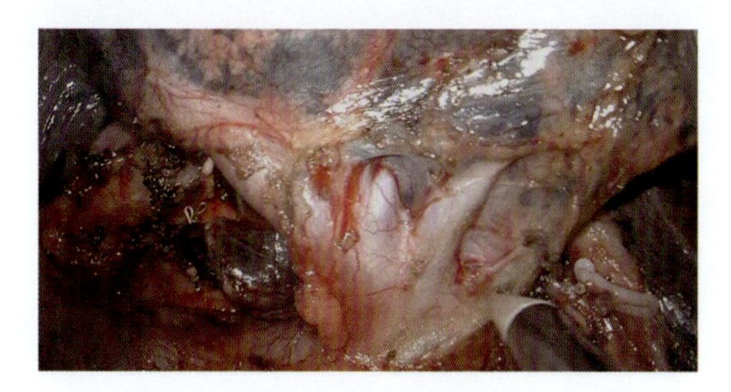

图13-18　步骤15

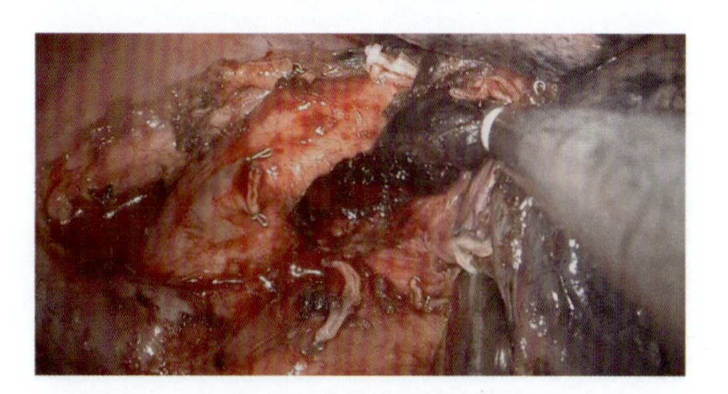

图13-19　步骤16

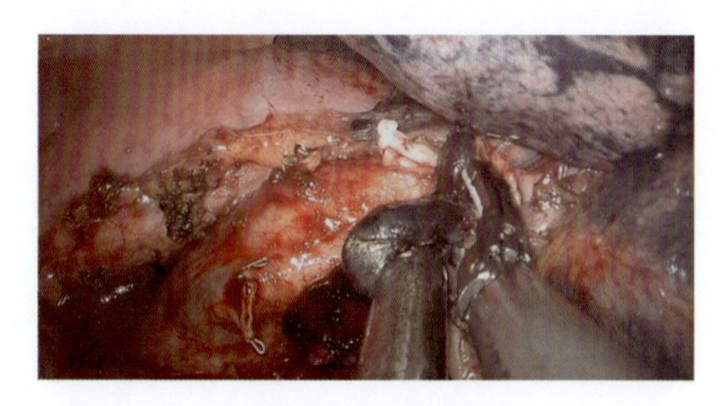

图13-20　步骤17

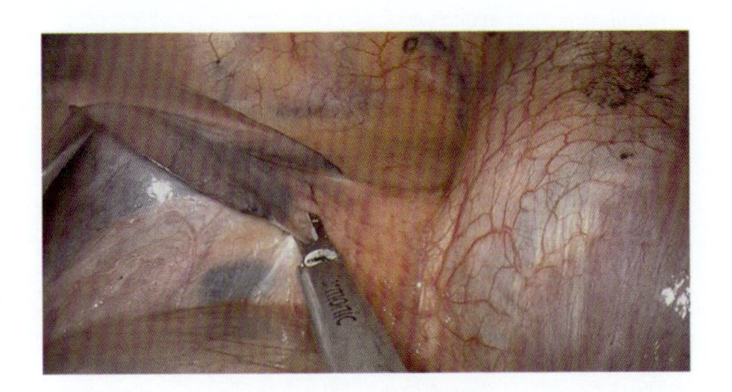

图13-21　步骤18

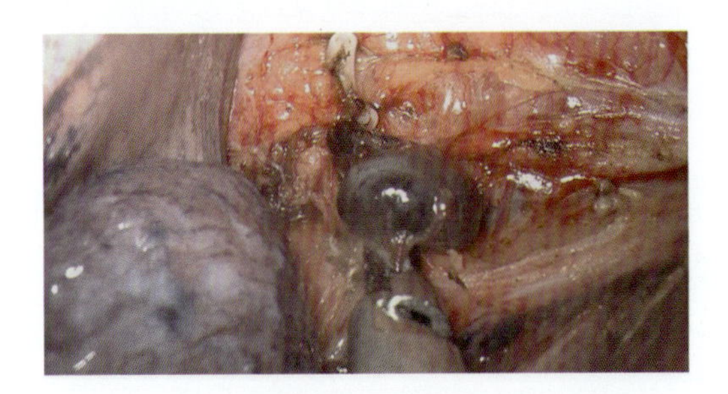

图13-22　步骤19

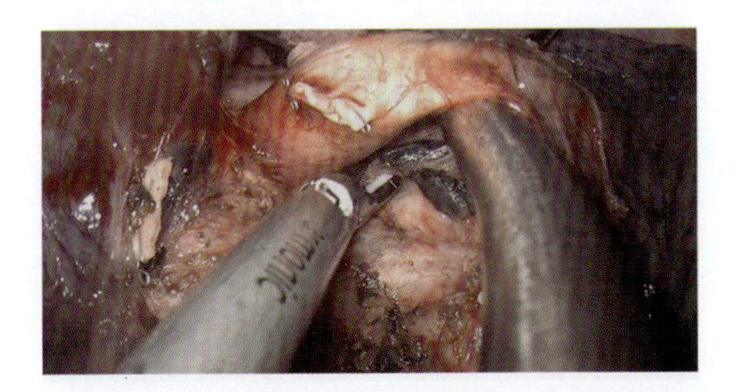

图13-23　步骤20

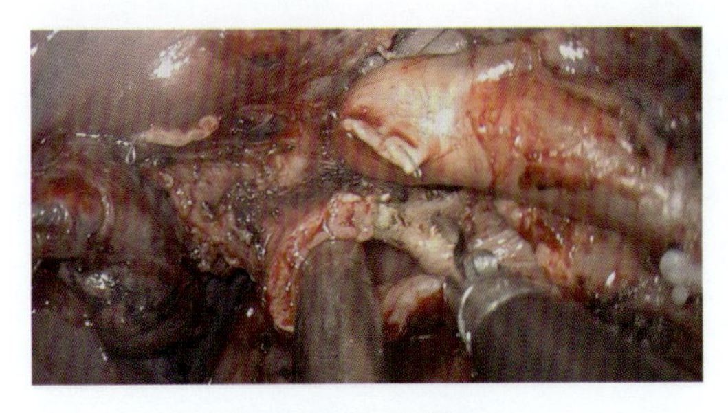

图13-24　步骤21

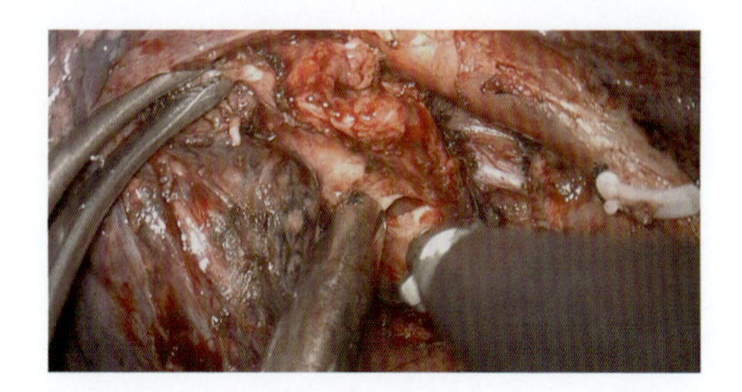

图13-25　步骤22

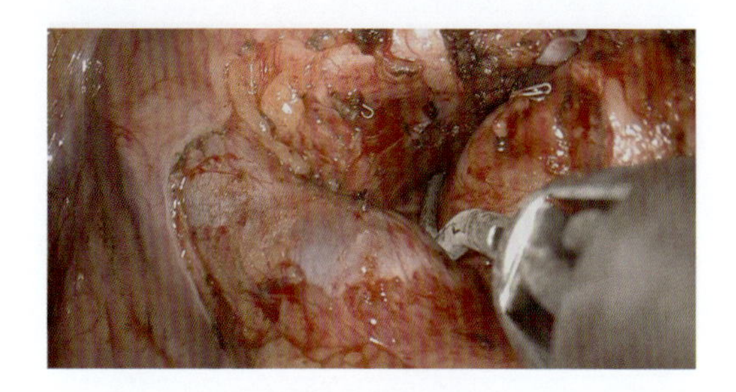

图13-26　步骤23

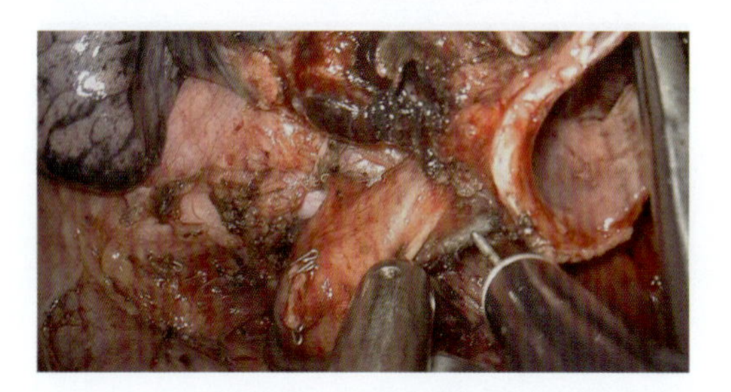

图13-27　步骤24

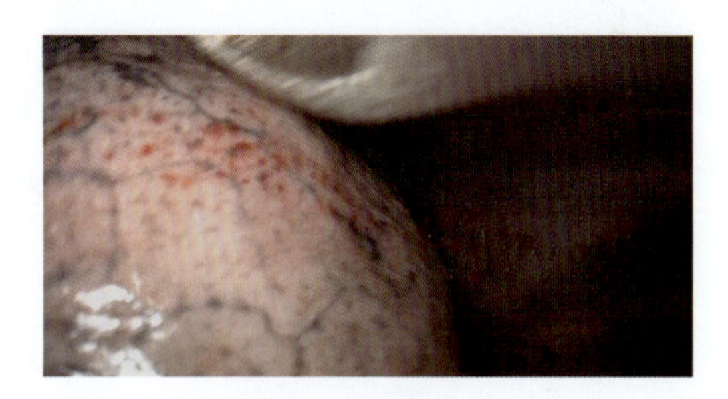

图13-28　步骤25

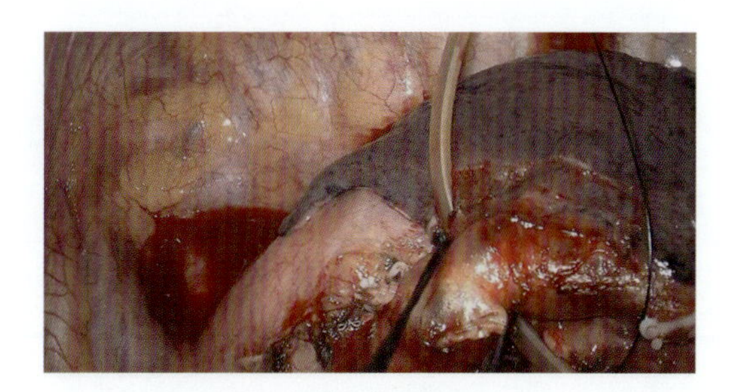

图13-29　步骤26

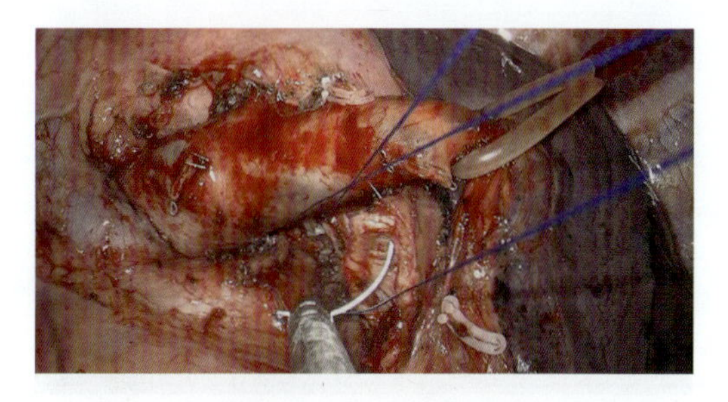

图13-30　步骤27

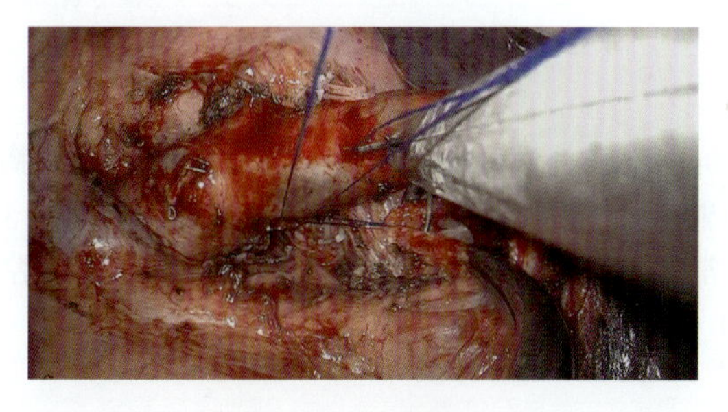

图13-31　步骤28

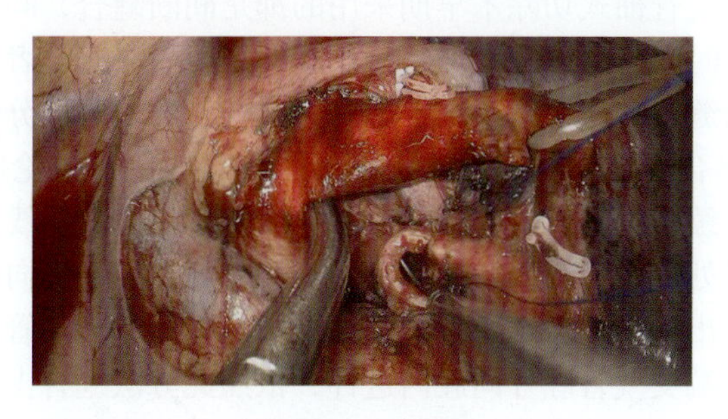

图13-32　步骤29

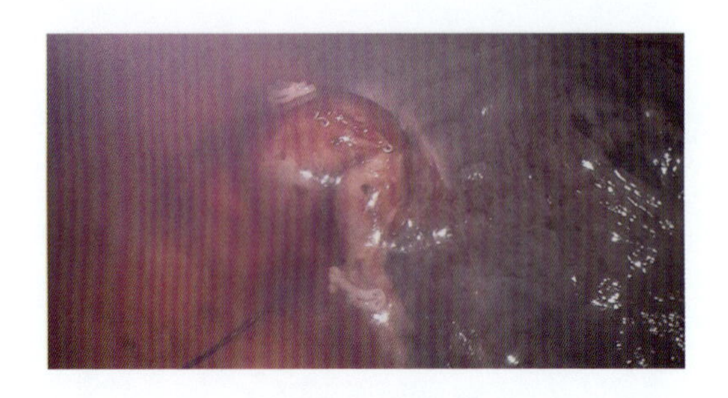

图13-33　步骤30

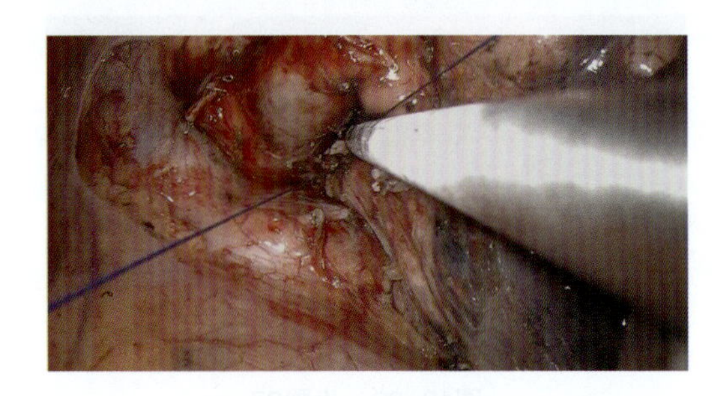

图13-34　步骤31

三、术后情况

术后行常规抗感染、补液、营养支持等治疗，注意观察胸腔引流管引流量和在位情况。如果患者术后咳痰很困难，建议术后第1、2、3天尽量行纤维支气管镜下吸痰，常规复查胸部X线片，了解肺复张情况和胸腔引流管位置。术后积液量<200 mL/24 h、无漏气，即可拔除胸腔引流管。

四、讨论

胸腔镜下支气管袖式切除术早期采用的都是间断缝合，间断缝合不可避免地增加了手术的时间，且缝线太多，易相互缠绕。后来有学者采用“杂交缝合法”，即将间断缝合和连续缝合结合起来，支气管的软骨部分采用间断缝合，膜部采用连续缝合，这在一定程度上缩短了缝合时间。刘伦旭等率先报道了用腔镜下单线连续缝合的方式缝合支气管，从术者视野对角线位置的支气管膜部与软骨部交界处开始缝合，第一针由远心端支气管腔内缝向腔外，缝出后将缝线由副切口拉出胸腔外；用双针线的另一头从近心端支气管腔内缝向腔外，顺次将针由远心端支气管腔外向腔内进针，依照此方法缝合支气管后壁及纵隔面，收紧缝线，再继续缝合支气管前壁；此时，将此头缝线由主切口拉出胸腔预置，将另一针由副切口送回胸腔，缝合支气管脊柱面及外侧壁，由近心端支气管腔外缝至腔内，远心端支气管腔内缝向腔外，缝合中依次将缝线收紧；两头缝针在外侧壁交会，再次统一收紧缝线后打结。在随后开展的支气管袖式切除手术中，较多地采用了连续缝合的方法，在技术上是安全可行的。目前国内少数几家专科医院开展单孔胸腔镜支气管袖式切除术，采用连续缝合，技术难度较多孔增加不少，但是目前很多术者在3D胸腔镜的支持下很顺利地完成了这项操作，将我们的手术提高到了一个更高的层次。

扫码观看手术操作视频
http://ame.pub/e7fETH2u

第十四章　单孔胸腔镜左肺下叶袖式切除术

一、临床资料

（一）简要病史

患者，男，56岁，体检发现左肺下叶占位1周。

（二）检查资料

胸部CT示左肺下叶占位，考虑恶性。

二、操作步骤

（一）麻醉、体位、切口选择

全身麻醉，双腔气管插管，患者取右侧卧位，选取左侧腋中线第5肋间做长约4 cm切口。切开皮肤、皮下组织和肋间肌进入胸腔，置切口保护套进行手术操作。术者和扶镜手可以位于患者同侧，也可以是对侧。

（二）具体操作步骤

步骤1　从切口置入胸腔镜，进行胸腔探查。
步骤2　游离左侧斜裂，显露肺动脉干及其分支血管。
步骤3　游离下叶背段动脉，hem-o-lock夹闭后离断血管。
步骤4　清扫后肺门淋巴结。
步骤5　游离左下肺基底段动脉，血管钉夹闭后离断。
步骤6　分离上叶主支气管，清扫左侧第11组淋巴结。
步骤7　游离下肺韧带，游离并离断下肺静脉。
步骤8　游离下叶支气管周围组织，清扫隆突下淋巴结。

步骤9　游离左肺上叶支气管周围组织，松解、游离上叶支气管。

步骤10　分别剪断左肺上叶支气管及左主支气管，移除病肺。

步骤11　左肺上叶支气管和左主支气管行端侧吻合，并试漏确保缝合严密。

步骤12　清扫纵隔淋巴结，胸腔止血彻底，留置胸腔引流管，逐层缝合切口。

具体图示见图14-1~图14-14。

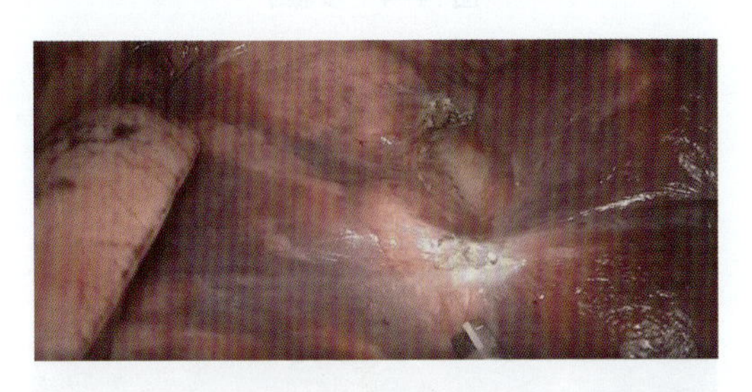

胸腔探查，分离斜裂。

图14-1　步骤2

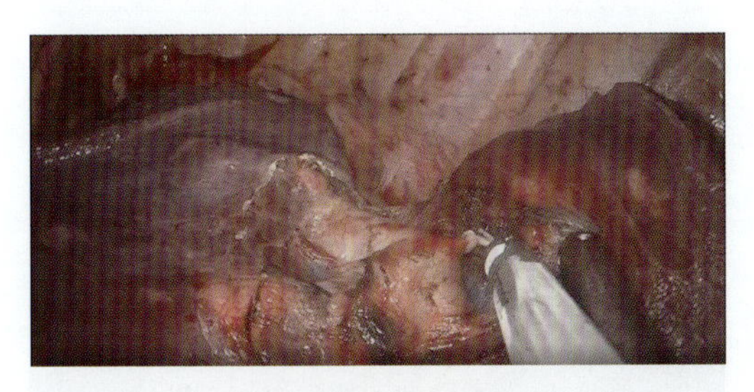

游离下叶背段动脉，夹闭后离断血管。

图14-2　步骤3

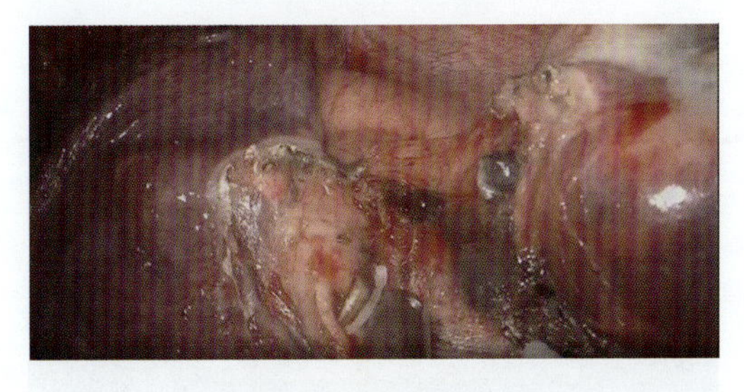

清扫后肺门淋巴结。

图14-3　步骤4

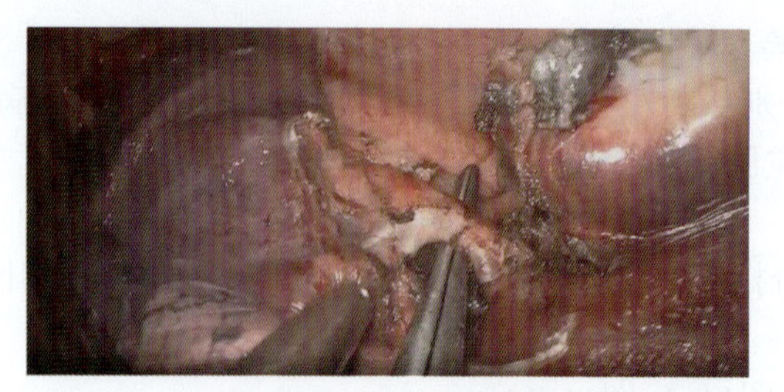

游离基底段动脉，并离断。

图14-4　步骤5

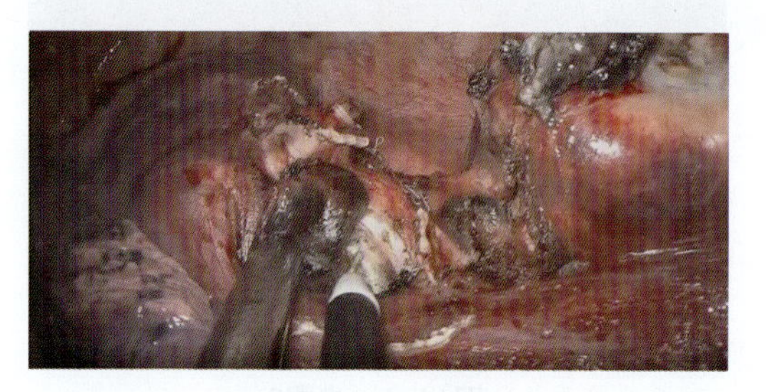

分离上叶主支气管，清扫第11组淋巴结。

图14-5　步骤6

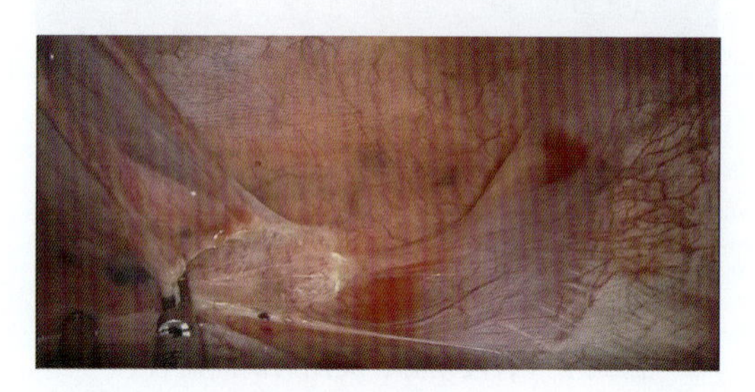

游离下肺韧带。

图14-6　步骤7（1）

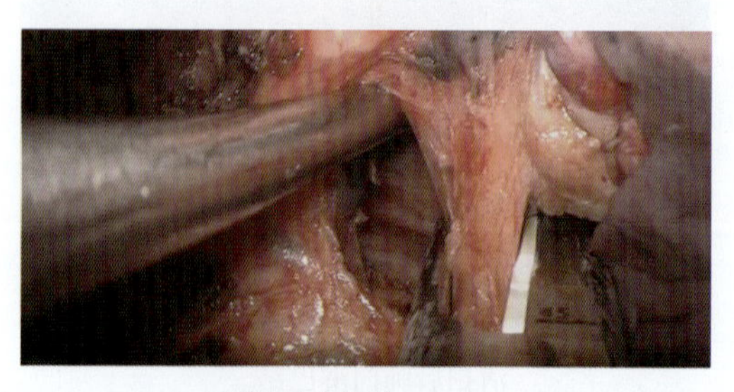

离断下肺静脉。

图14-7　步骤7（2）

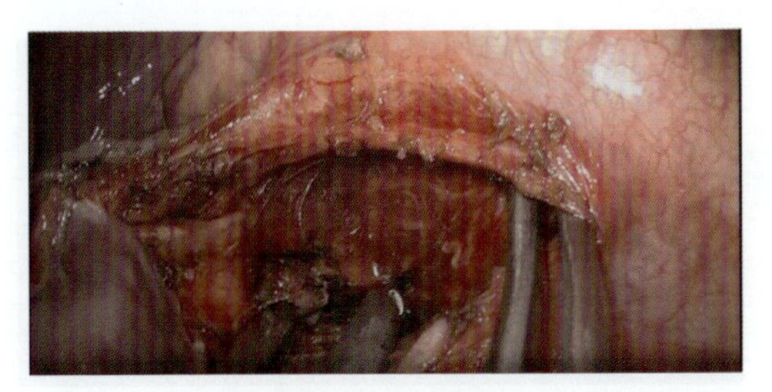

清扫隆突下淋巴结。

图14-8　步骤8

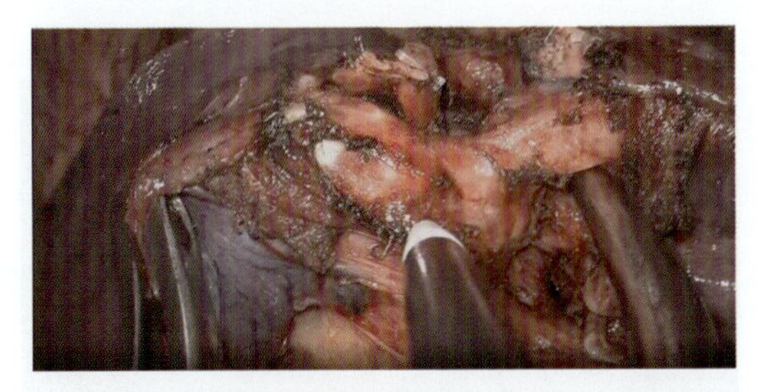

松解、游离上叶支气管。

图14-9　步骤9

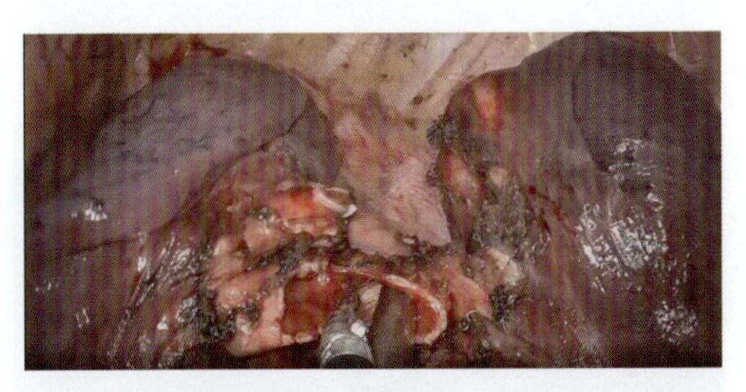

剪断上叶支气管。

图14-10　步骤10（1）

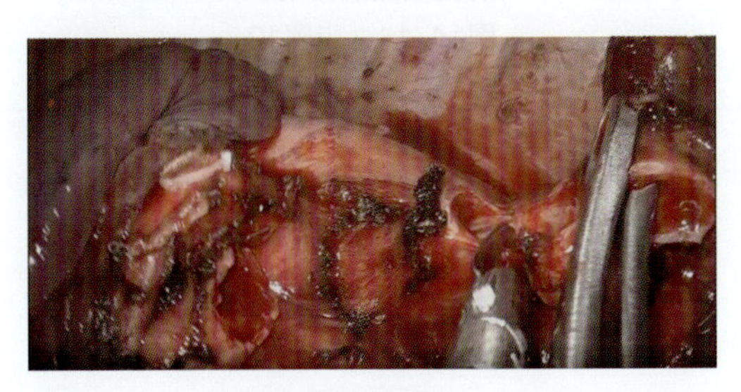

剪断左主支气管。

图14-11　步骤10（2）

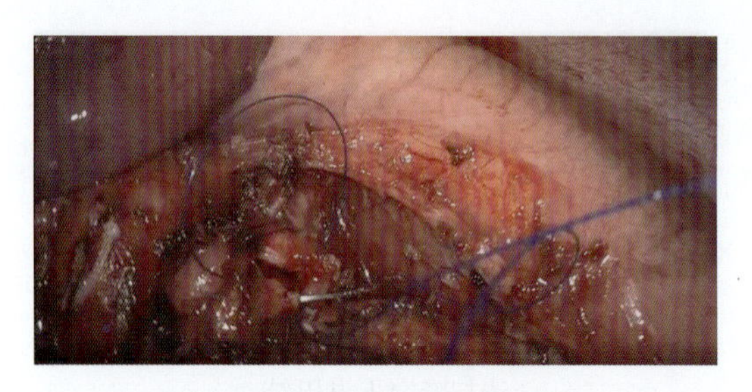

左主支气管和上叶支气管行端侧吻合。

图14-12　步骤11（1）

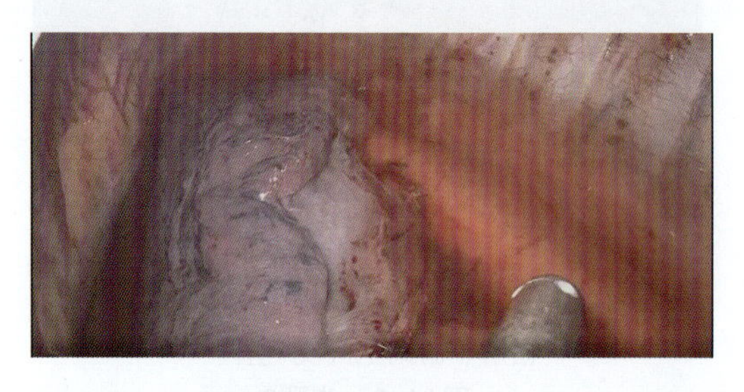

试漏确保吻合严密。

图14-13　步骤11（2）

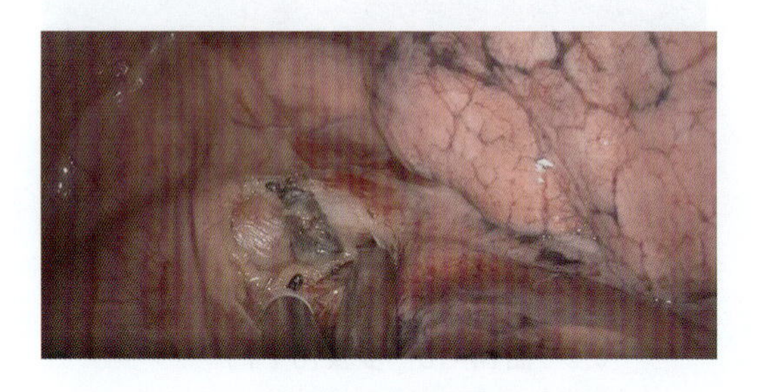

清扫纵隔淋巴结。

图14-14　步骤12

三、术后情况

根据肺切除术后常规进行抗感染、祛痰、营养支持等治疗，注意观察胸腔引流管引流量和在位情况。术后第1天常规复查胸部X线片，了解肺复张和胸腔引流管位置。术后积液量<200 mL/24 h，无漏气，可尽早拔除胸腔引流管。

扫码观看手术操作视频
http://ame.pub/JXhmMAeQ

第十五章　单孔胸腔镜左肺上叶双袖式切除术

一、临床资料

（一）简要病史

患者，女，55岁，咳嗽、咳痰伴痰中带血1个多月，新辅助化疗2个疗程，采用GP方案。

（二）检查资料

支气管镜示（图15-1）左肺上叶开口处新生物。

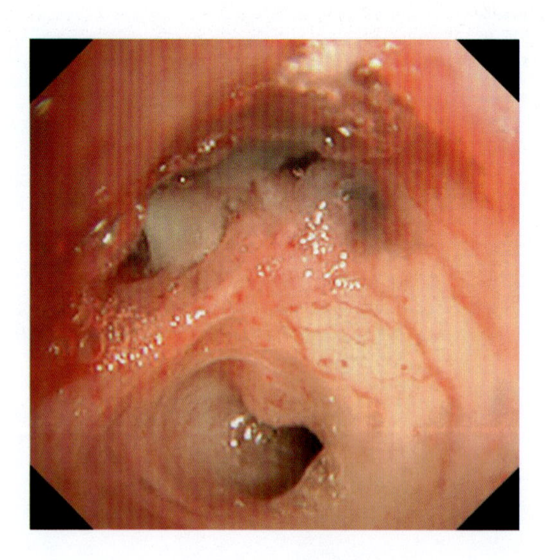

图15-1　支气管镜

病理活检示鳞状细胞癌。

临床分期：T2N1M0（ⅡB期）。

新辅助化疗前后胸部CT见图15-2~图15-3。

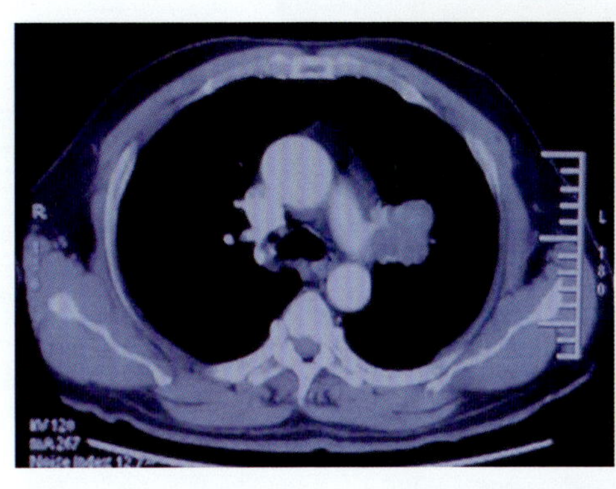
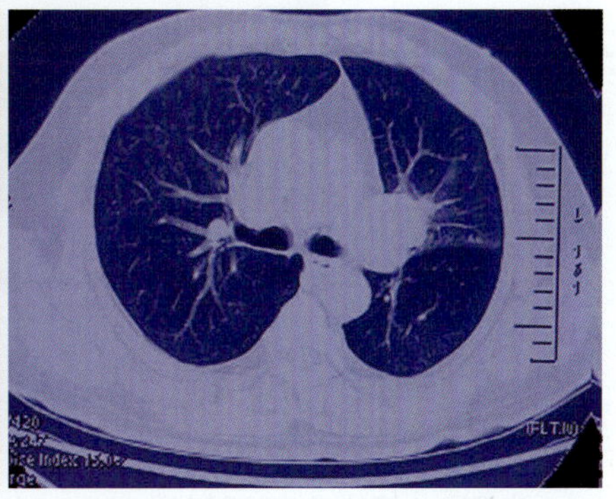

胸部CT示肿瘤侵犯左肺动脉主干。

图15-2　新辅助化疗前

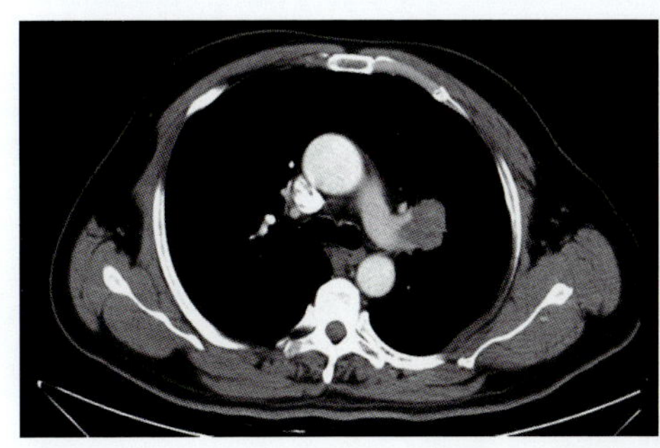
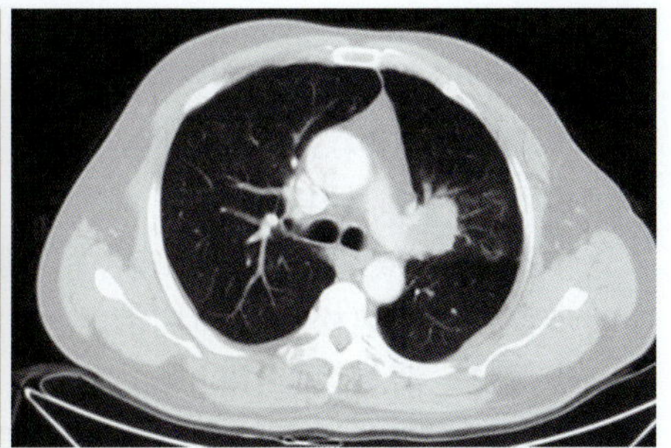

胸部CT示肿瘤较前明显缩小。

图15-3　新辅助化疗后

二、操作步骤

（一）麻醉、体位、切口选择

全身麻醉，采用双腔气管插管，患者取右侧俯卧位，左侧腋中线第5肋间做长约4 cm切口，切开皮肤、皮下组织和肋间肌进入胸腔，置切口保护套进行手术操作（图15-4）。术者和扶镜手均位于患者腹侧。

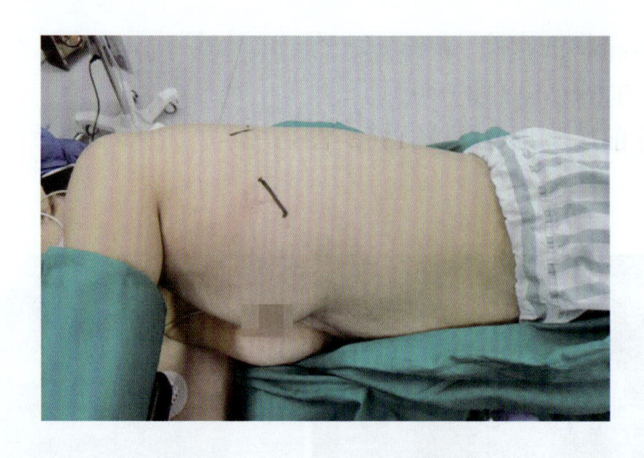

图15-4　患者体位及切口

（二）具体操作步骤

步骤1　超声刀打开斜裂。
步骤2　游离左肺上叶舌段动脉。
步骤3　直线切割缝合器缝合舌段动脉。
步骤4　清扫汇总区第11组淋巴结。
步骤5　游离暴露动脉与支气管之间的间隙。
步骤6　超声刀打开前纵隔胸膜。
步骤7　清扫第5、6组淋巴结。
步骤8　游离左上肺静脉。
步骤9　直线切割缝合器缝合左上肺静脉。
步骤10　分离松解下肺韧带。
步骤11　清扫第7组淋巴结。
步骤12　充分游离肺动脉根部组织。
步骤13　阻断肺动脉主干。
步骤14　阻断汇总区肺动脉干远端。
步骤15　双重阻断汇总区肺动脉干远端。
步骤16　离断汇总区肺动脉。
步骤17　离断下叶支气管。
步骤18　离断近端肺动脉干。
步骤19　离断主支气管。
步骤20　悬吊主支气管。
步骤21　将主支气管与下叶支气管进行连续缝合。
步骤22　先缝合支气管后壁。
步骤23　再缝合支气管前壁。

步骤24　注水测试支气管吻合口渗漏情况。

步骤25　将肺动脉主干与下肺动脉连续缝合。

步骤26　缝合肺动脉后壁。

步骤27　缝合肺动脉前壁。

步骤28　肺动脉吻合口内注入肝素钠。

步骤29　释放肺动脉阻断线观察肺动脉吻合口是否漏血。

具体图示见图15-5~图15-33。

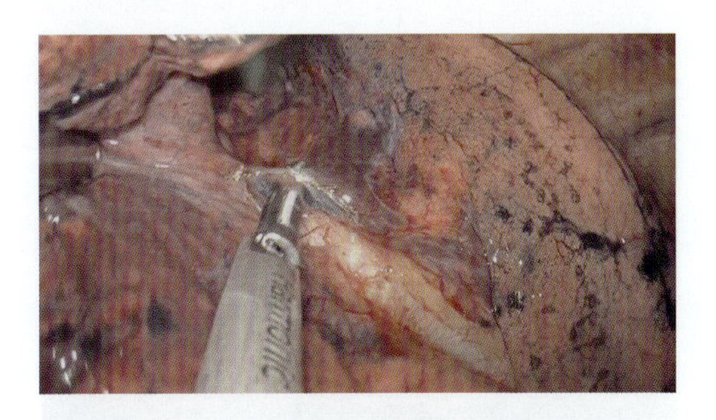

图15-5　步骤1

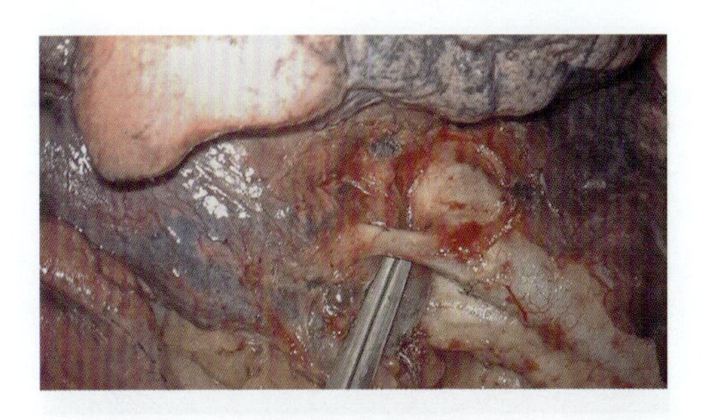

图15-6　步骤2

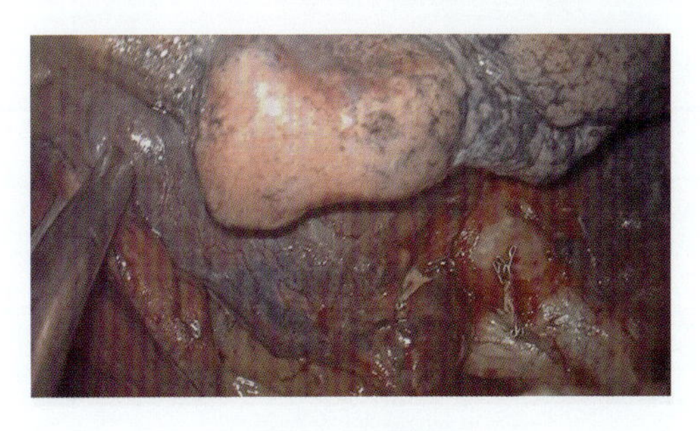

图15-7　步骤3

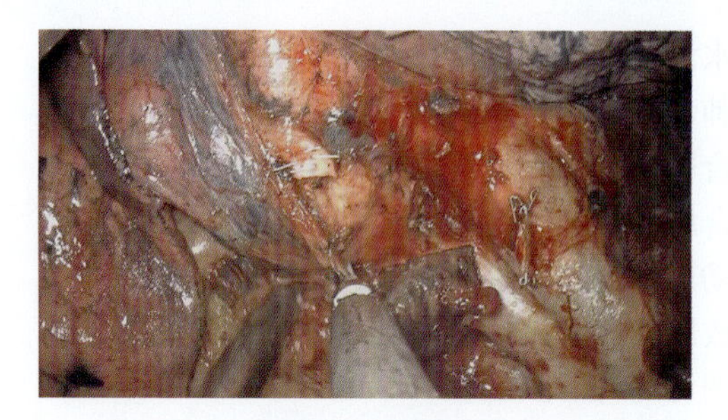

图15-8　步骤4

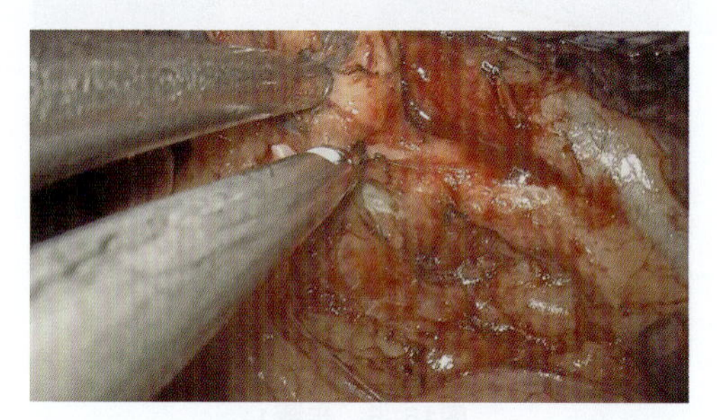

图15-9　步骤5

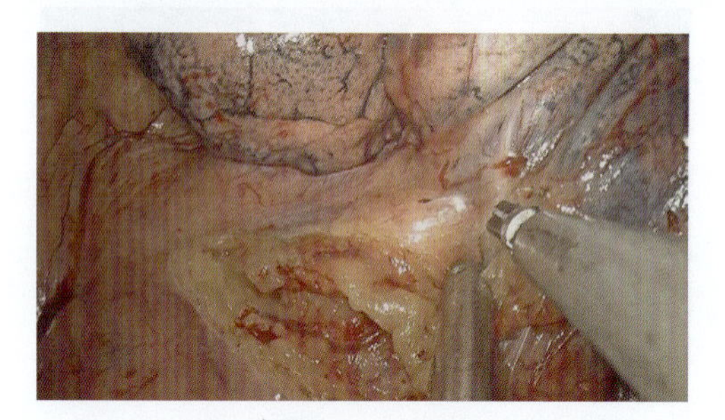

图15-10　步骤6

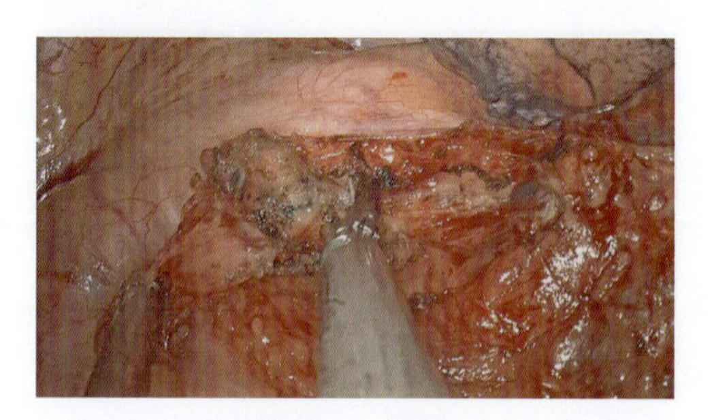

图15-11　步骤7

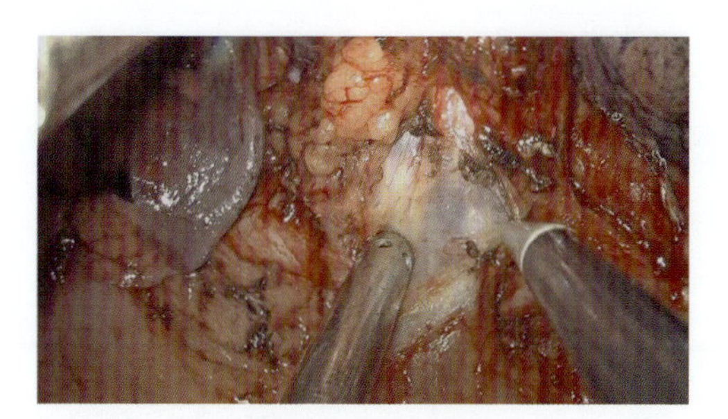

图15-12　步骤8

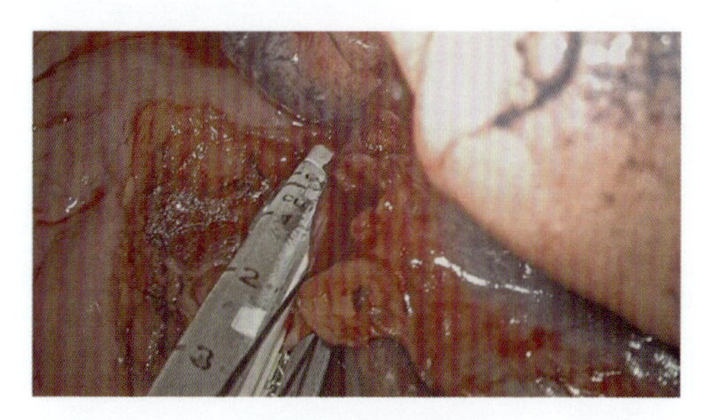

图15-13　步骤9

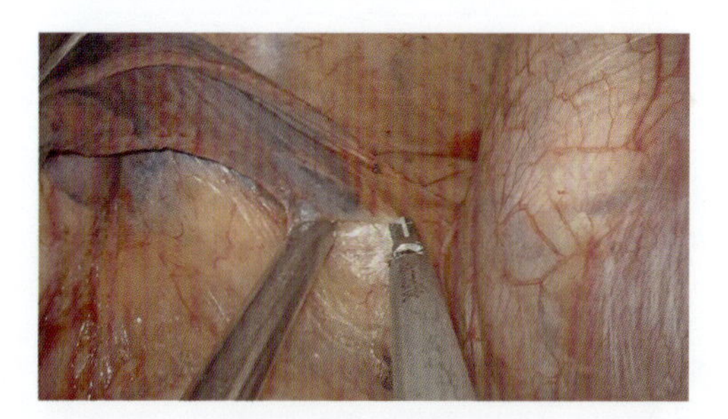

图15-14　步骤10

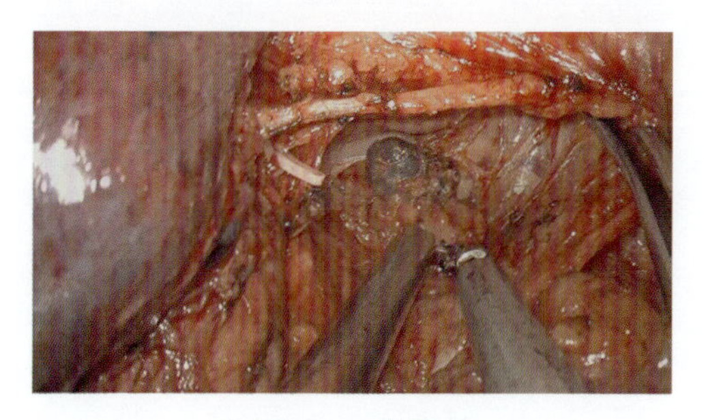

图15-15　步骤11

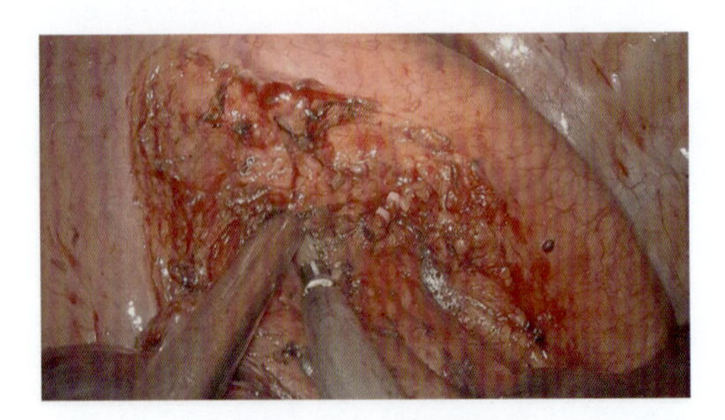

图15-16　步骤12

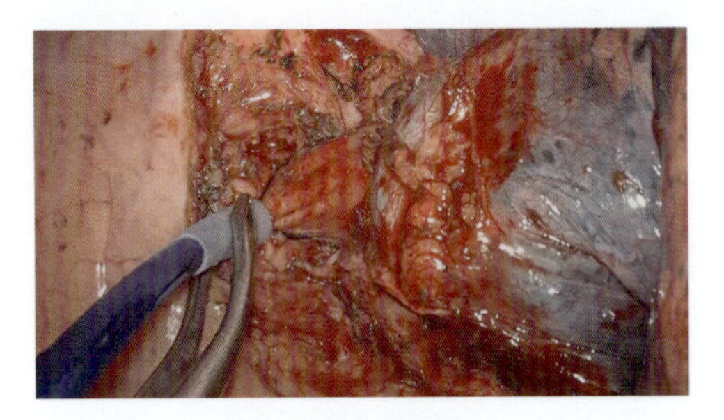

图15-17　步骤13

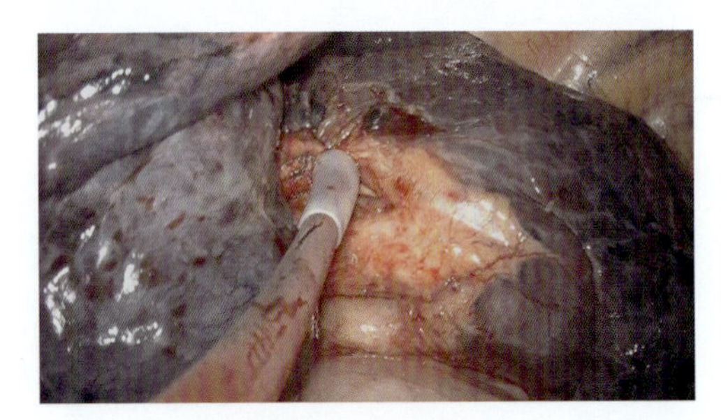

图15-18　步骤14

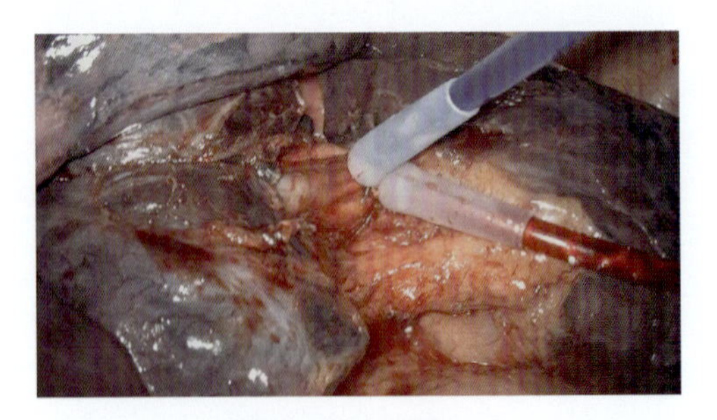

图15-19　步骤15

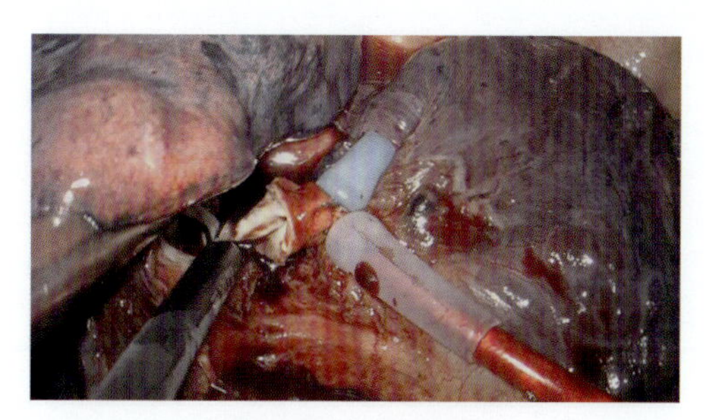

图15-20　步骤16

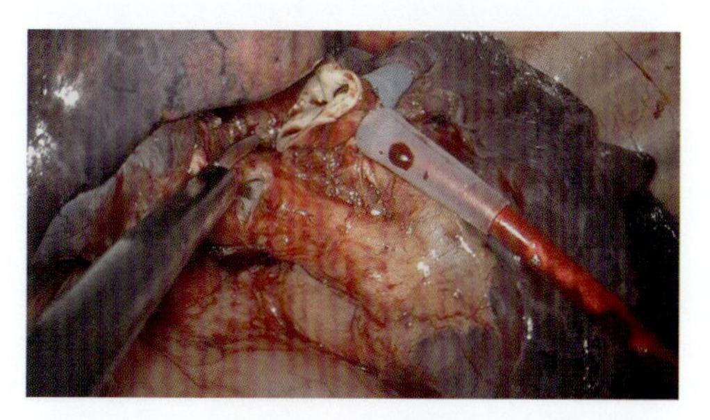

图15-21　步骤17

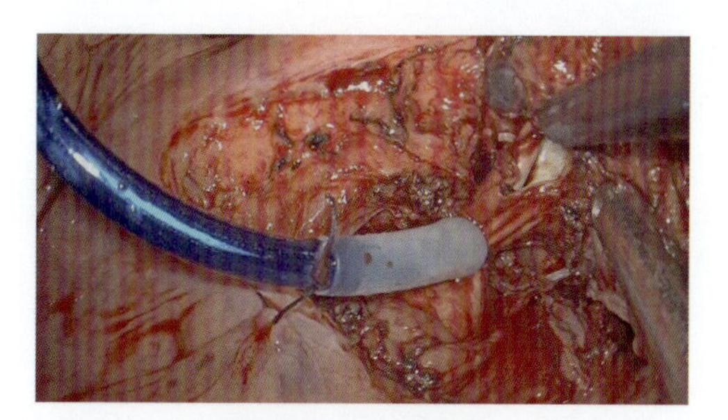

图15-22　步骤18

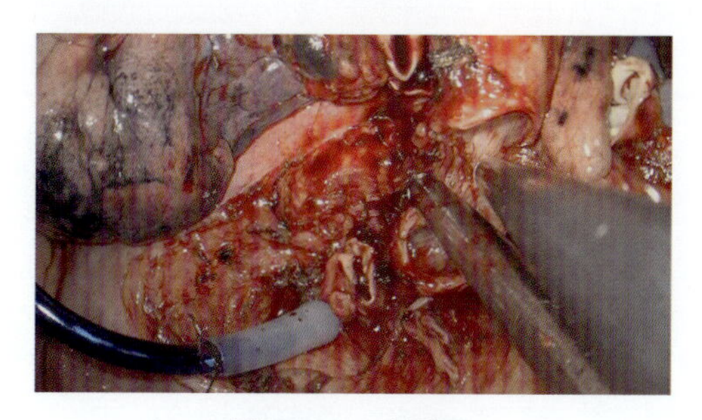

图15-23　步骤19

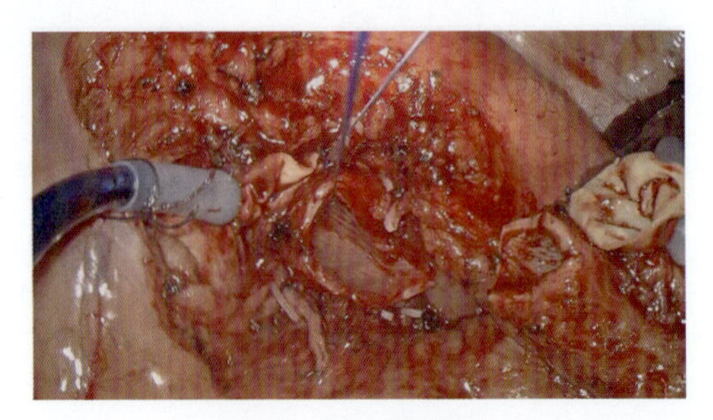

图15-24　步骤20

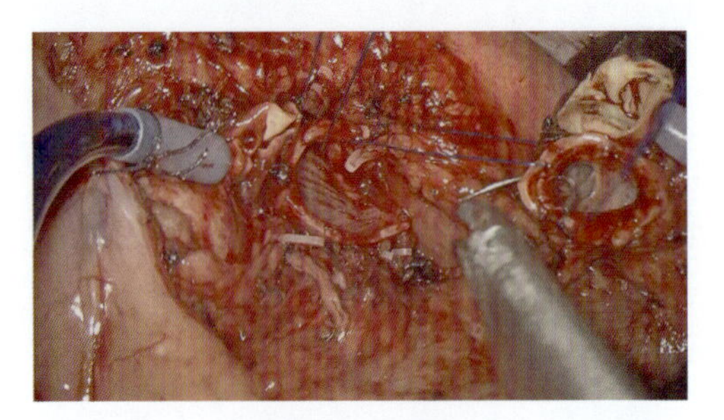

图15-25　步骤21

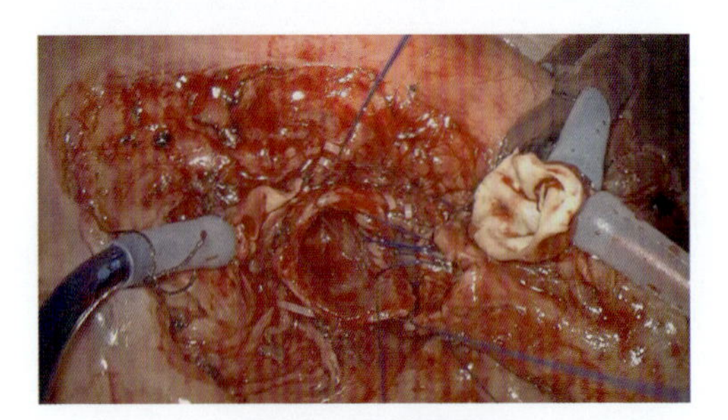

图15-26　步骤22

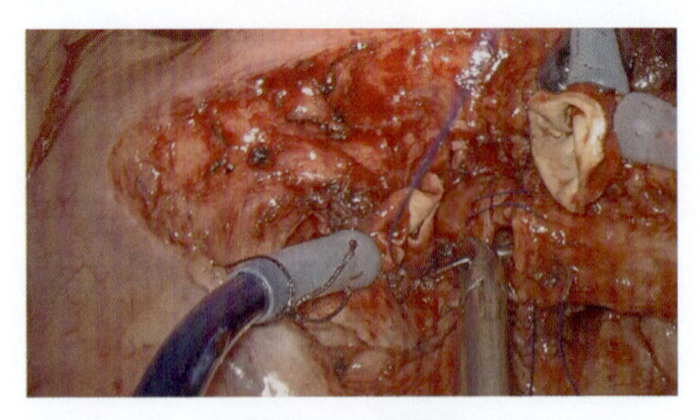

图15-27　步骤23

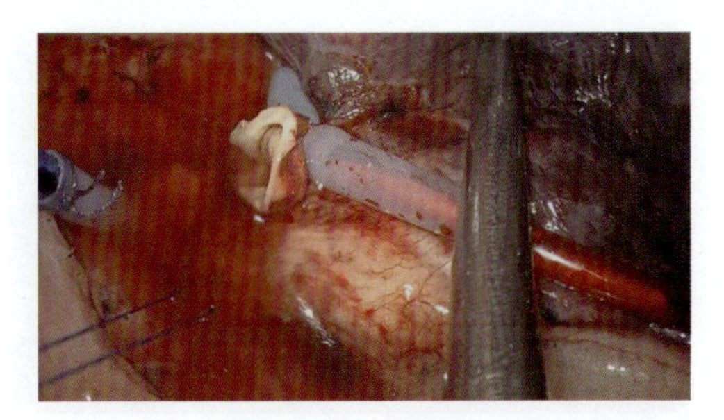

图15-28　步骤24

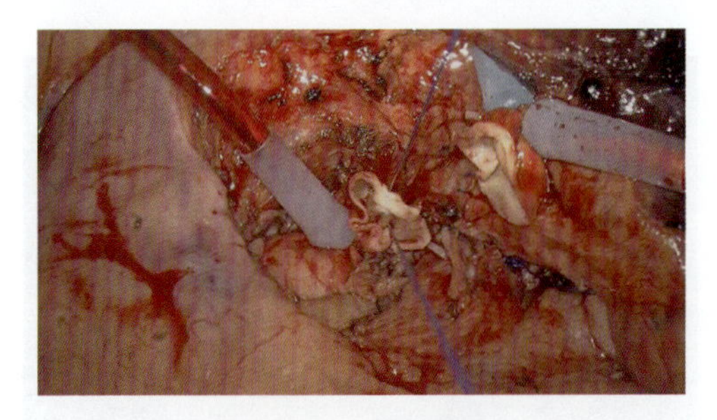

图15-29　步骤25

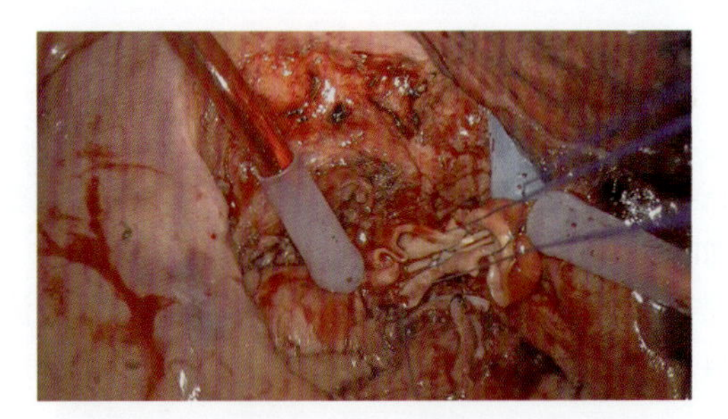

图15-30　步骤26

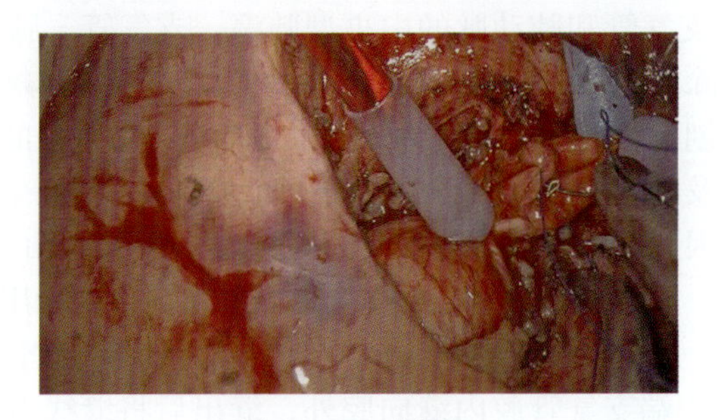

图15-31　步骤27

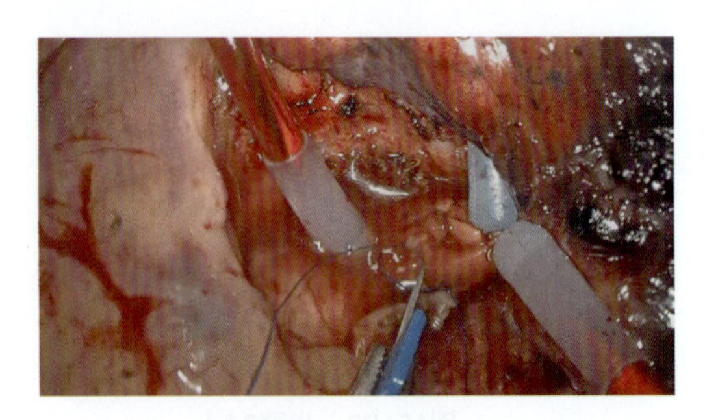

图15-32　步骤28

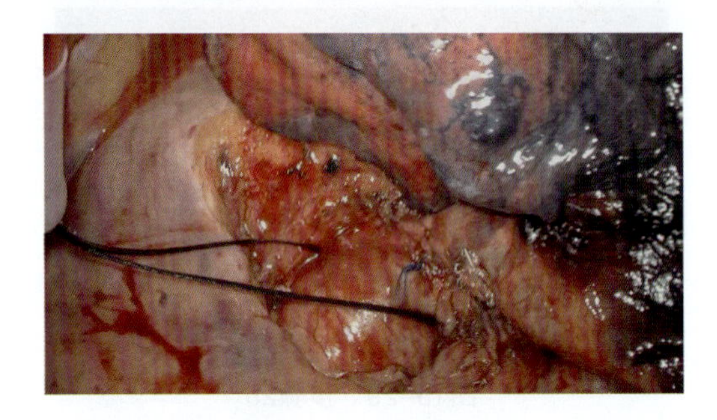

图15-33　步骤29

三、术后情况

术后常规进行抗感染、补液、营养支持等治疗，注意观察胸腔引流管引流量和在位情况。如果患者术后咳痰困难，建议术后第1、2、3天尽量行纤维支气管镜下吸痰，常规复查胸部X线片，了解肺复张和胸腔引流管位置。若术后引流量<200 mL/24 h，无漏气，即可拔除胸腔引流管。

四、讨论

对同时侵犯支气管和肺动脉的中央型肺癌，支气管、肺动脉双袖式切除无疑优于全肺切除。但是，双袖式切除术是一项复杂且极具挑战性的手术，不论是开胸还是微创胸腔镜手术，对胸外科医生都是一项顶峰的技术。目前袖式切除术采取三孔及四孔居多，由于单孔袖式难度更高，对医生的技术和解剖有着极高的要求，因此国内开展单孔袖式的医院较少，目前国内仅有几个大型三甲医院在开展。一般先缝合支气管再缝合血管。目前主要采用单线连续缝合的方式吻合支气管，从术者视野对角线位置的支气管膜部与软骨部交界处开始缝合，第一针由远心端支气管腔内缝向腔外，缝出后将缝线由单孔处拉出胸腔外；用双针线的另一头从近心端支气管腔内缝向腔外，顺次将此针由远心端支气管腔外向腔内进针，依照此方法缝合支气管后壁及纵隔面，收紧缝线，再继续缝合支气管前壁；另一针缝合支气管脊柱面及外侧壁，由近心端支气管腔外缝至腔内，远心端支气管腔内缝向腔外，缝合中依次将缝线收紧；两头缝针在外壁交汇，再次统一收紧缝线后打结。缝合动脉血管时，基本采用连续缝合的方式，一般使用5–0 Prolene线。腔镜下袖式肺动脉切除术的关键是控制肺动脉吻合时进出针的力度和角度，避免撕裂血管吻合边缘；在打结前注入肝素钠充满血管腔并排气。

扫码观看手术操作视频
http://ame.pub/d2u4CqLM

第十六章　单孔胸腔镜隆突重建术

一、临床资料

（一）简要病史

患者，男，55岁，因痰中带血1个月就诊。

（二）检查资料

支气管镜示（图16-1）隆突及左、右总支气管开口内侧黏膜隆起，高低不平，触之易出血，自体荧光成像（autofluorescence imaging，AFI）下呈粉红色。

活检病理：气管鳞癌。

胸部增强CT示（图16-2）气管隆突明显增厚，管腔无明显狭窄，考虑肿瘤可能。

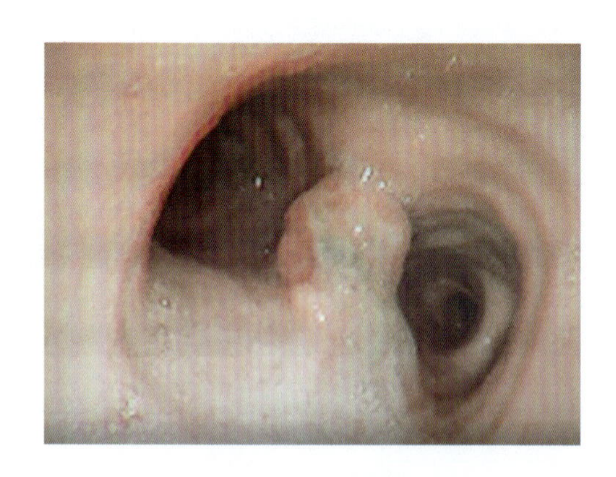

图16-1　支气管镜

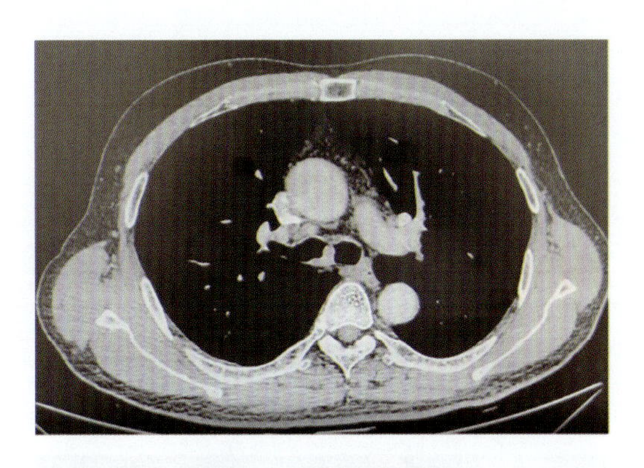

图16-2　胸部增强CT

二、操作步骤

（一）麻醉、体位、切口选择

全身麻醉，双腔气管插管，患者取左侧俯卧位，选取右侧腋中线第5肋间做长约5 cm切口。切开皮肤、皮下组织和肋间肌进入胸腔，置切口保护套进行手术操作。术者和扶镜手可以位于患者同侧，也可以是对侧。

（二）具体操作步骤

步骤1　从切口置入胸腔镜，进行胸腔探查。

步骤2　游离右侧肺门结构，显露右侧主支气管，并清扫右侧肺门和上纵隔淋巴结。

步骤3　松解气管后壁，游离奇静脉，腔内直线切割缝合器采用血管钉夹闭离断奇静脉。

步骤4　进一步游离、松解左主支气管、主支气管、右主支气管周围组织，清扫隆突下淋巴结。

步骤5　腔镜下分别离断右主支气管、主支气管和左主支气管。

步骤6　探查气管肿瘤，明确边界，确保切除彻底。

步骤7　根据气管的粗细，分别修剪右主支气管、左主支气管。

步骤8　左主支气管和支气管行端侧吻合，试漏，确保吻合严密。

步骤9　根据右主支气管直径，在主支气管侧壁开窗。

步骤10　行右主支气管和支气管端侧吻合，试漏，确保吻合严密。

步骤11　胸腔止血，清洗胸腔，留置胸腔引流管后逐层缝合伤口。

具体图示见图16-3~图16-17。

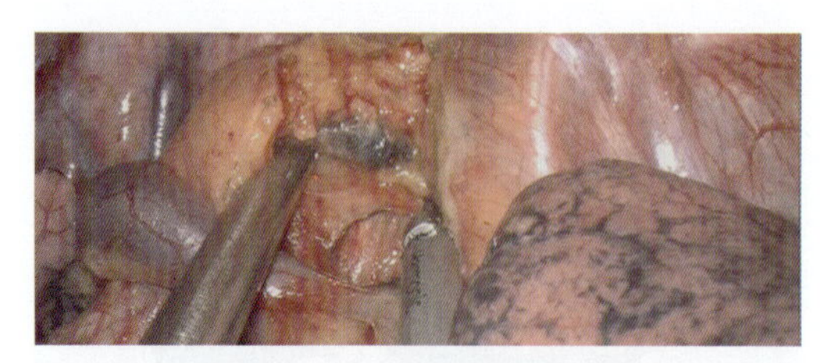

胸腔探查，游离清扫右侧肺门和上纵隔淋巴结。

图16-3 步骤2

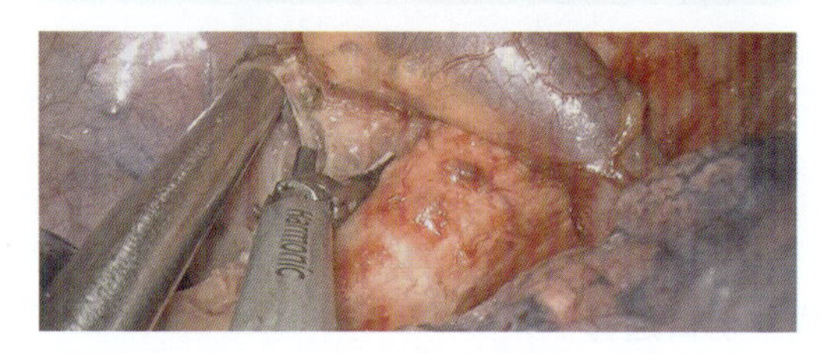

松解气管后壁，游离奇静脉。

图16-4 步骤3（1）

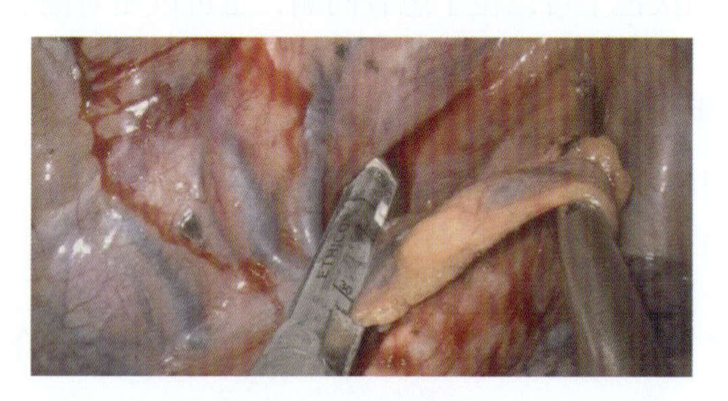

血管钉离断奇静脉。

图16-5 步骤3（2）

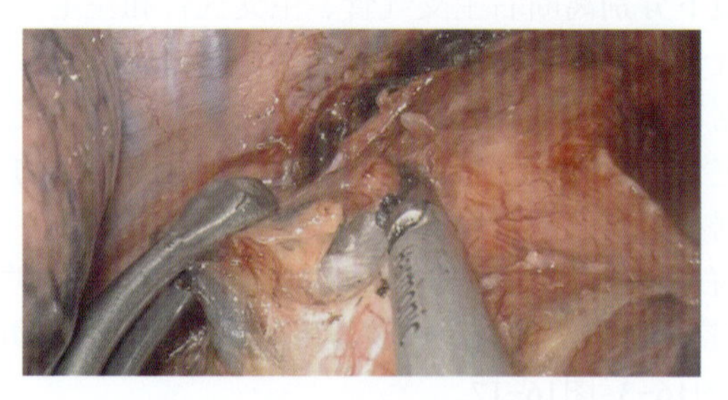

松解左主支气管，清扫隆突下淋巴结。

图16-6 步骤4（1）

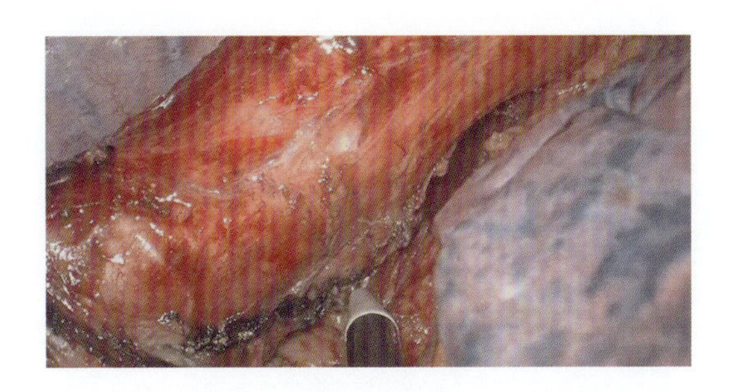

充分松解游离主支气管。

图16-7　步骤4（2）

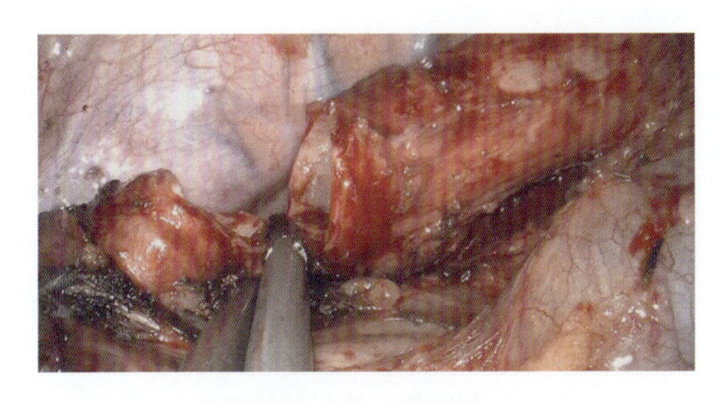

离断右主支气管。

图16-8　步骤5（1）

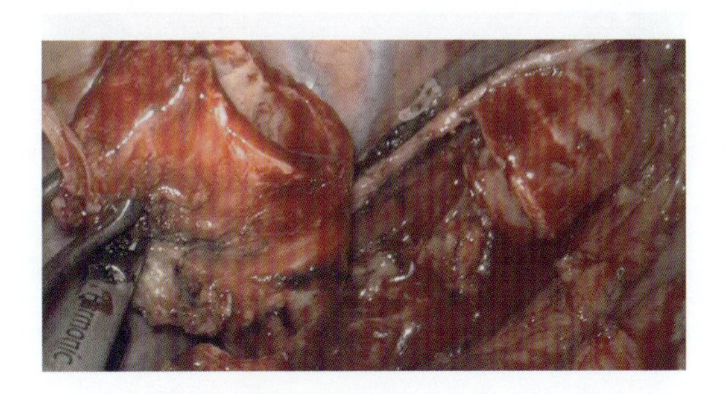

离断主支气管。

图16-9　步骤5（2）

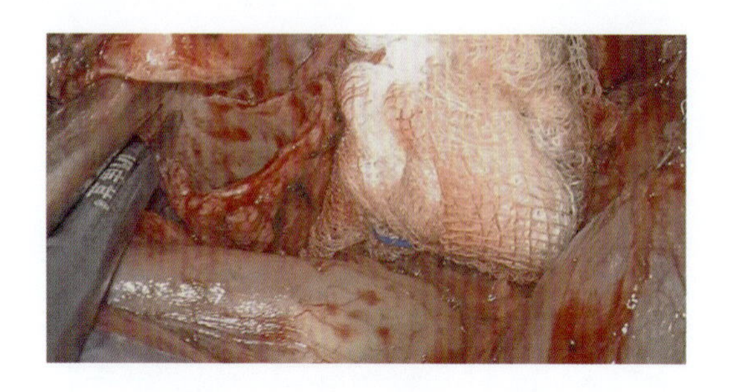

离断左主支气管。

图16-10 步骤5（3）

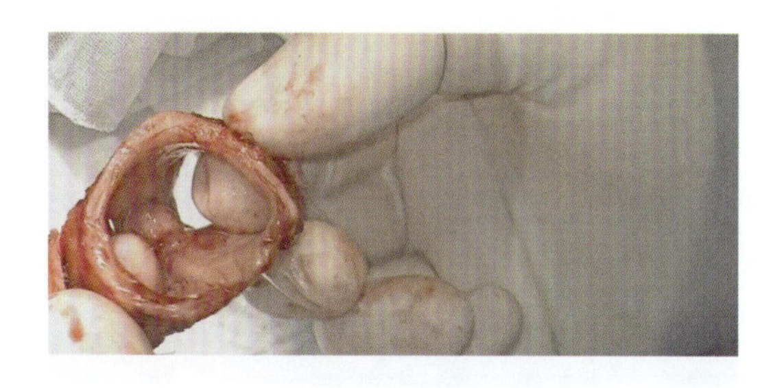

探查气管肿瘤，确保切除彻底。

图16-11 步骤6

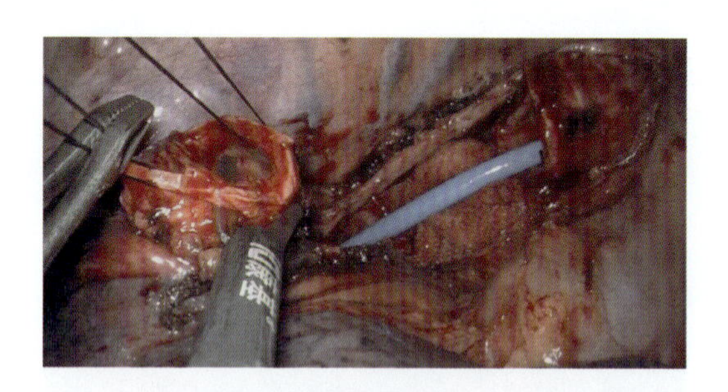

修剪右主支气管。

图16-12 步骤7

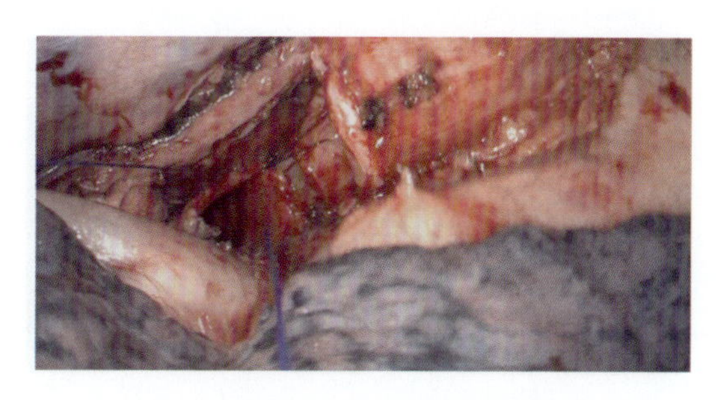

左主支气管和支气管行端侧吻合。

图16-13　步骤8（1）

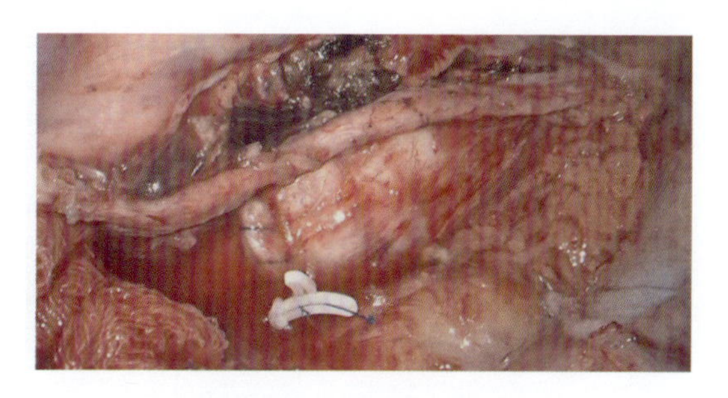

吻合后试漏，确保吻合严密。

图16-14　步骤8（2）

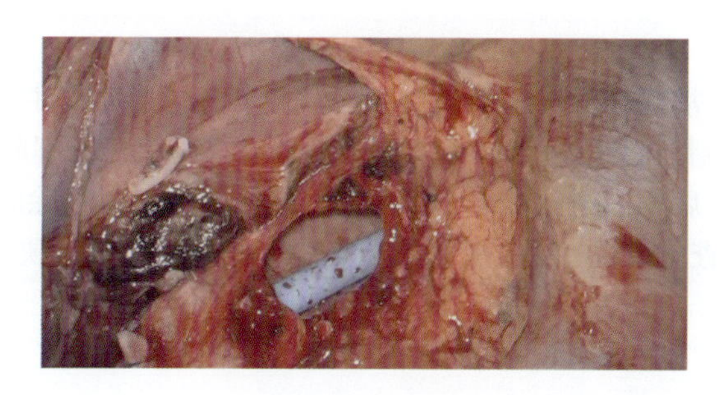

主支气管侧壁开窗。

图16-15　步骤9

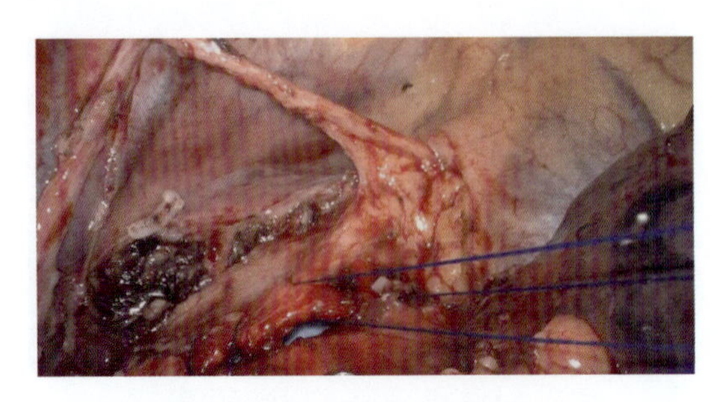

右主支气管和支气管行端侧吻合。

图16–16　步骤10

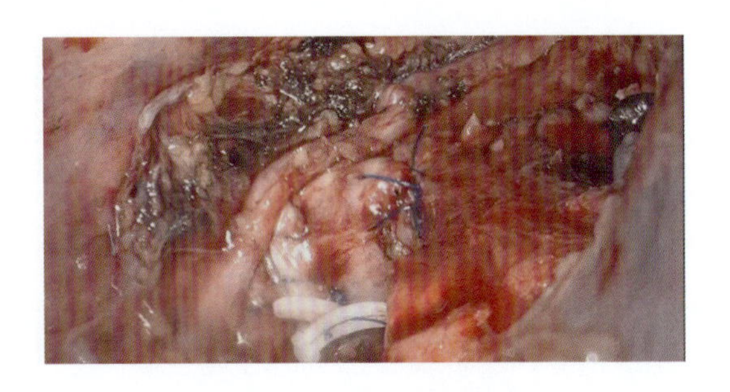

图16–17　隆突重建完成

三、术后情况

肺切除术后常规进行抗感染、祛痰、营养支持等治疗，注意观察胸腔引流管引流量和在位情况。术后第1天常规复查胸部X线片，了解肺复张和胸腔引流管位置。若术后积液量<200 mL/24 h，无漏气，可尽早拔除胸腔引流管。患者术后第8天复查胸部CT（图16–18）示支气管通畅，无明显狭窄。

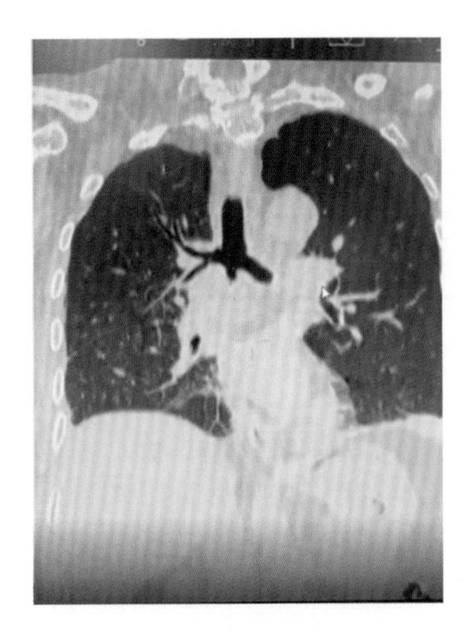

图16-18　术后第8天复查胸部CT

四、讨论

隆突切除和重建仍然是一项技术复杂的手术，有可能导致较高的发病率和死亡率。吻合口瘘或由其导致的并发症，往往会引发严重的不良后果。从我们以前的经验来看，避免吻合口紧张是至关重要的。通过充分松解、游离气管和支气管周围的组织来降低吻合口张力，是降低吻合口瘘发生率的重要方法；同时切除气管或支气管不应过长，避免吻合张力过大。由于吻合中气管完整离断开放，对术中的麻醉管理要求高，当标准的射流或喷射通气可能不足或过于烦琐时，体外膜氧合器（extracorporeal membrane oxygenation，ECMO）可能会很有用。对小系列累及隆突的患者和大系列使用ECMO的全肺切除患者的系统回顾表明，机械支持可以安全地用于高度选择的患者，并具有可接受的长期存活率。

单孔胸腔镜下进行气管吻合，对术者要求高，由于操作角度原因，吻合难度远大于开胸吻合。由于吻合操作时间长，极易引起患者术后急性呼吸窘迫综合征（acute respiratory distress syndrome，ARDS）等一些问题。所以应尽可能缩短吻合时间，吻合时长对患者术后的恢复有着一定影响。隆突重建技术为单孔胸腔镜手术中的绝对难点，对胸外科医生有极高的技术要求。

扫码观看手术操作视频
http://ame.pub/CePuxQXw

第五部分 其他

第十七章　单孔胸腔镜漏斗胸矫治术

一、临床资料

（一）简要病史

患者，男，16岁，发现胸廓畸形1年余入院。查体结果为胸廓正中凹陷畸形，其余无特殊，诊断为漏斗胸。

（二）检查资料

患者胸部CT（图17-1）示前胸壁明显凹陷。

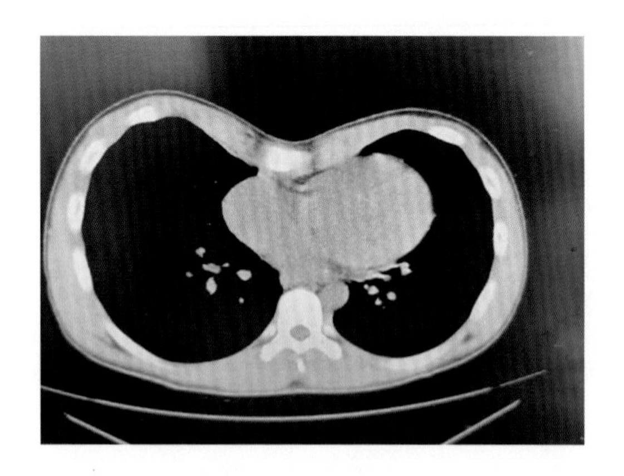

图17-1　胸部CT

二、操作步骤

（一）麻醉、体位、切口选择

静吸复合麻醉，单腔气管插管，患者取平卧位，于双侧腋前线各做一长约3 cm的纵行切口。

（二）具体操作步骤

步骤1　从切口深至肋骨骨膜外。

步骤2　沿肋骨骨膜外间隙向胸骨方向分离至胸廓最高点，该点与胸骨最低点在同一水平线上。

步骤3　于右侧切口置入胸腔镜作观察引导。

步骤4　带引导器钢板的引导头从右侧最高点肋间进右胸，引导钢板穿过胸骨后间隙从胸骨最低点后方穿过纵隔，至左侧最高点肋间穿出胸壁（这2个最高点一般与胸骨最低点在同一水平线上）。

步骤5　沿左侧间隙及左切口引出引导器，作胸壁塑形。

步骤6　卸去超微创漏斗胸矫治钢板上的引导头，套接上固定片，上固定螺丝，双侧跨肋钢丝捆绑固定，右胸排气，缝合肌肉、皮下组织及皮肤（图17-2~图17-3）。

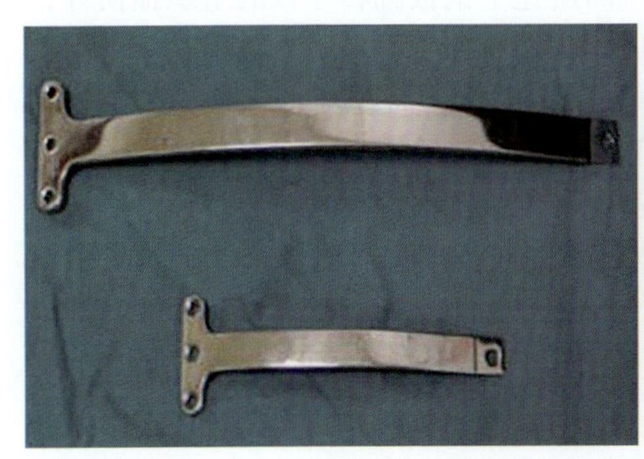
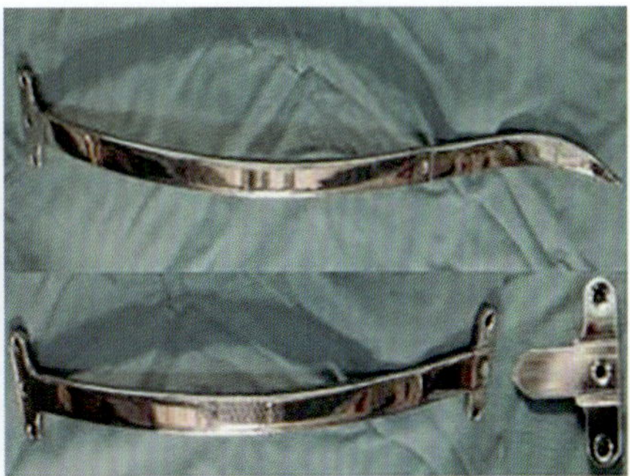

图17-2　经改良的漏斗胸矫治钢板及接头

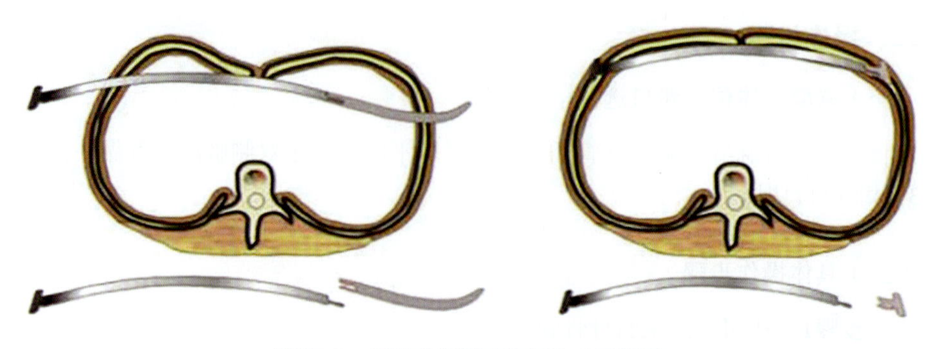

图17-3 经改良的漏斗胸矫治术示意图

三、术后情况

术后第1天行抗感染治疗，必要时进行镇痛等对症处理。术后第2天患者可下地活动，术后第3天复查并安排出院。

四、讨论

我们在传统微创漏斗胸矫正手术（Nuss手术）的基础上，对矫治钢板和手术操作进行了改进和优化。其优点：①改良后的钢板一端与固定片融合，另一端与引导头套接，术中无须翻转钢板，在引导头从对侧胸壁最高点穿出后，可卸去引导头，直接安装左侧固定片，从而避免了钢板翻转导致的组织损伤等；②钢板设计成特定弧形，通过纵隔时成角较传统Nuss手术明显减小，使得钢板通过粘连的胸骨后间隙更具有优势；③由于以上2点优势（即钢板无须翻转和呈特定弧形），拆钢板时只需卸掉左侧固定片，拔除钢丝，适当分离后，即可抽出钢板，无须改变左侧钢板弧度，避免了传统钢板拆除时对心脏和纵隔的损伤；④钢板分大小2套，多种型号可满足不同年龄段患者的需求，无须术中钢板塑形。

第十八章　单孔胸腔镜双侧交感神经链切断术

一、临床资料

（一）简要病史

患者，女，20岁，自幼双手、双脚多汗。

（二）检查资料

胸部X线片示无异常。

二、操作步骤

（一）麻醉、体位、切口选择

全身麻醉，双腔气管插管单肺通气，患者45°斜坡仰卧位，双臂外展与胸壁呈90°，于左侧第3肋间腋前线取一切口（图18-1~图18-2）。

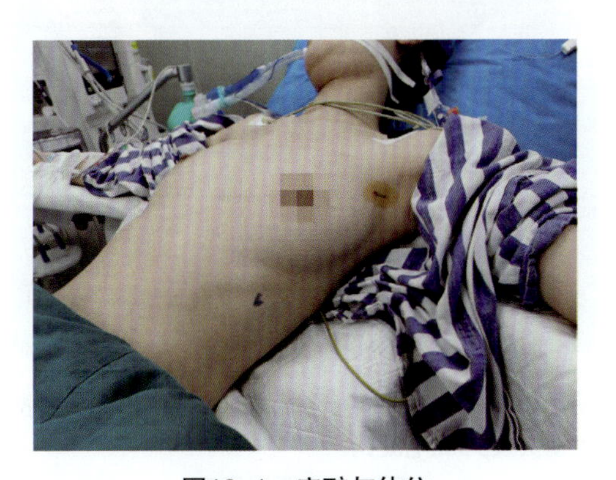

图18-1　麻醉与体位

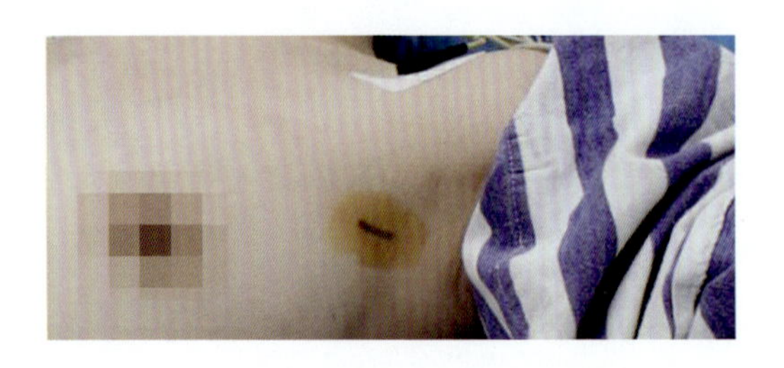

图18-2 切口

（二）具体操作步骤

步骤1 探查胸腔有无粘连。

步骤2 单肺通气。

步骤3 脊柱旁2~3 cm处找到沿肋骨表面穿行的交感神经链。

步骤4 置入电凝钩，于第3肋骨表面离断T3平面交感神经链主干，并沿肋骨表面分别向内、向外适当电灼1.5~2.0 cm，以保证完整离断神经主干、Kuntz束及交通支。

步骤5 观察术侧手掌干度、湿度及皮肤表面温度变化。

步骤6 胸腔镜下检查无明显活动性出血。

步骤7 切口内向胸顶置入无菌吸痰管，双肺通气排出胸腔气体。

步骤8 待肺复张后逐渐退镜并移除吸痰管，无须留置引流管，严密缝合切口。

步骤9 以相同步骤行对侧胸交感神经链切断术。

具体图示见图18-3~图18-6。

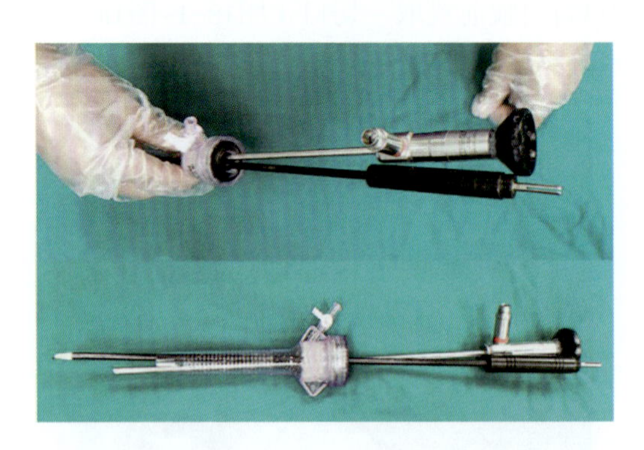

使用10 mm套管针穿刺器，其中置入5 mm 30°胸腔镜镜头及3 mm电凝钩。

图18-3 器械展示

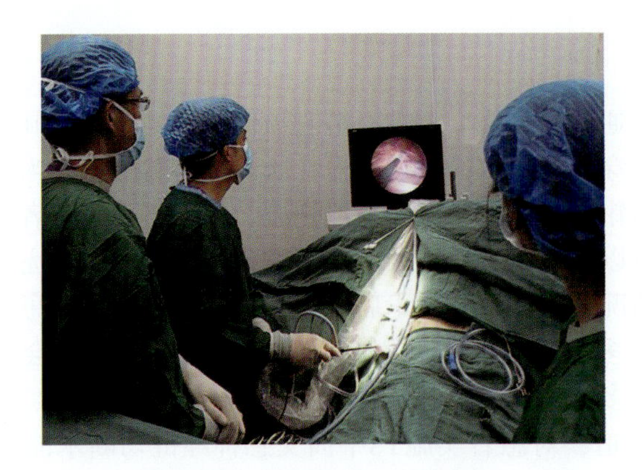

图18-4　主刀单孔操作胸腔镜

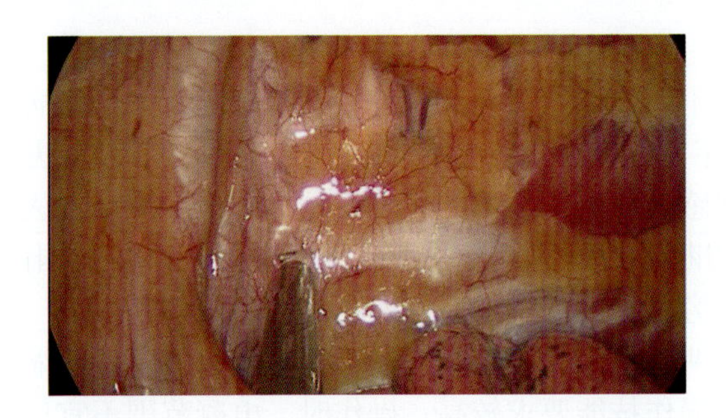

电凝钩于T3平面离断交感神经链主干并沿肋骨向外侧灼烧1.5~2.0 cm，离断其分支。

图18-5　步骤4

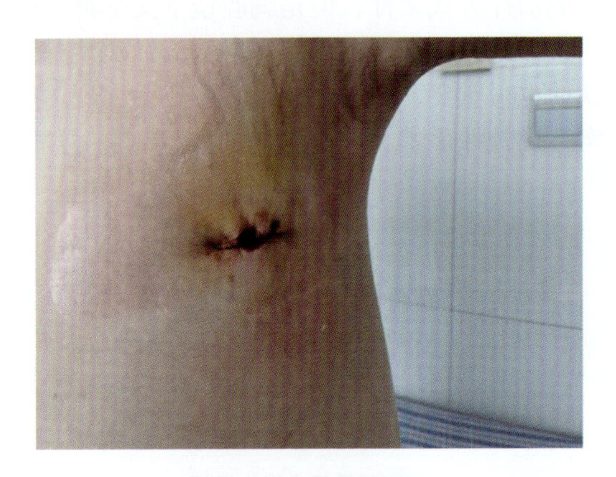

移除吸痰管并缝合切口。

图18-6　步骤8

三、术后情况

术中出血：通常是灼烧交感神经链时损伤周围的肋间静脉分支及奇静脉分支导致，部分是穿刺器导致的切口出血，所以操作时应特别当心，如果出血，可以采用电凝钳钳夹止血或小纱布压迫止血。气胸：很多患者术后胸腔会残留气体，但通常可以吸收，主要原因是关闭胸部切口前未排气完全。肺炎及肺不张：处理这一情况的主要措施为术后麻醉医生行充分鼓肺，患者配合咳嗽、咳痰。一过性手掌多汗比较常见，一般术后1周出现，几周后会自愈。远期并发症主要是代偿性多汗，发生机制不明，胸腹部、背部、臀部、大腿、小腿等部位多见。文献报道，对患者实施T3平面交感神经链切断术能最大程度上减少手汗，降低代偿性多汗并发症的发病率，提高患者的满意度。

四、讨论

手汗症病因不明确，一般与交感神经功能紊乱有关，发病人群主要集中在10~20岁的青少年，存在明显的遗传倾向，传统的非手术方法如中药治疗等效果不佳。目前交感神经链切断术已成为手汗症的标准治疗方法。

选择性T3切断是治疗原发性手汗症的首选方法。目前国内主张行T3或T4单节段切断术加旁路神经灼烧术，一般不提倡多段切断术。

单孔操作较两孔甚至三孔操作疼痛明显减轻，住院时间缩短，治疗效果相当，但是对主刀操作技能要求较高。操作时，电凝范围不宜过大。术中要监测掌温变化，若掌温升高不明显，须要仔细检查神经是否完全离断。如在行交感神经离断时发现T3交感神经节附近有奇静脉分支，应避免损伤，建议选择T2或T4交感神经节。

原发性手汗症的治疗方式多样，但是胸腔镜下交感神经链切断术仍是目前公认的最有效的治疗方式。应在严格掌握手术适应证及禁忌证的情况下去选择患者，另外术前谈话也很重要，因为部分患者可能会出现术后其他部位代偿性多汗，且又没有实行挽救性手术。

扫码观看手术操作视频

http://ame.pub/8C6Ls59s

第十九章　经剑突下单孔胸腔镜双侧交感神经链切断术

一、临床资料

（一）简要病史

患者，男，36岁，双手、双足多汗15余年，既往未予治疗（图19-1~图19-2）。

（二）检查资料

胸部X线片、心电图、腹部超声、肺功能等检查术前已完成。

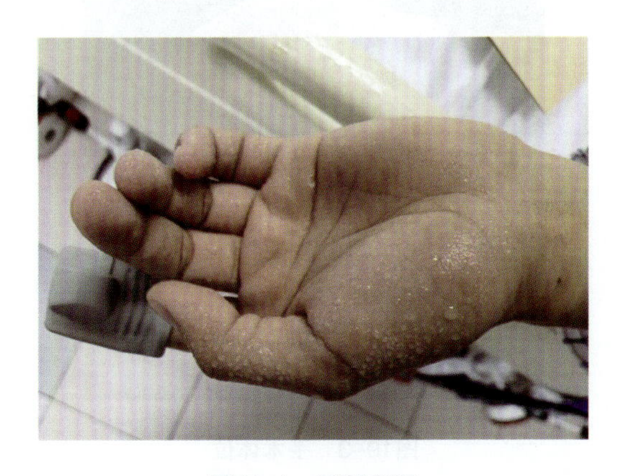

图19-1　手部多汗

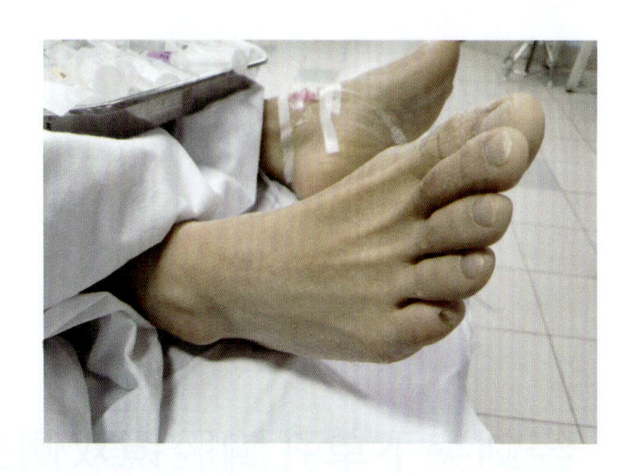

图19-2　脚部多汗

二、操作步骤

（一）麻醉、体位与切口选择

全身麻醉，双腔气管插管，患者取平卧位，双上肢外展，头高脚低（约30°）。取剑突下长约2 cm横行切口，备第4肋间腋前线切口（图19-3~图19-4）。

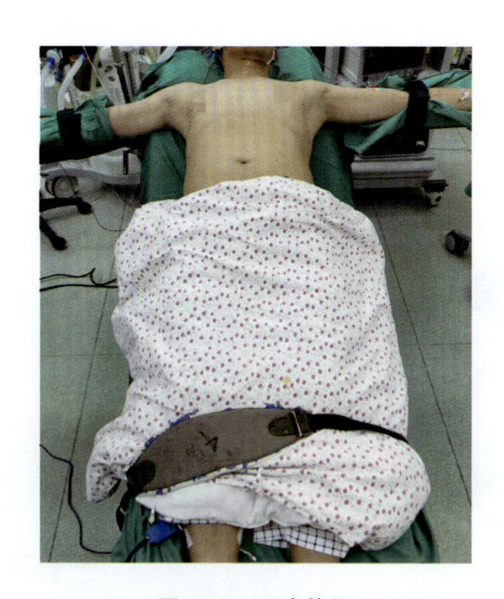

图19-3　手术体位

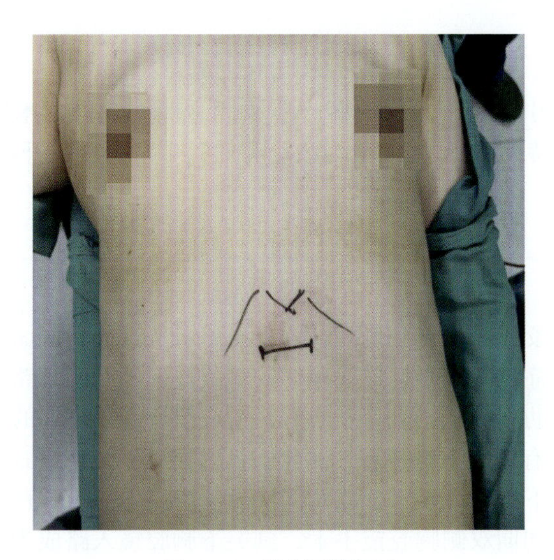

图19-4 剑突下的切口

（二）具体操作步骤

步骤1 建立手术入路。沿剑突下切口的画线切开皮肤及皮下组织，分离腹直肌，紧贴胸骨后间隙游离，于心包前建立隧道进入一侧胸腔，切口留置切口保护套或腔镜套管针。

步骤2 胸腔探查与节段定位。胸腔镜下探查有无胸腔粘连，予以单肺通气，待肺组织塌陷后于脊柱旁2~3 cm处找到沿肋骨表面穿行、走行的交感神经链。一般情况下，第1肋骨在胸腔镜下不可见，因此胸顶可见的多为第2肋骨。

步骤3 于第3肋骨水平寻找T3神经链节段，观察神经周围血管分布情况，评估能否离断并于第3肋骨表面寻找合适的离断点。

步骤4 神经离断及关胸。置入电凝钩，于第3肋骨表面离断T3神经链主干，并沿肋骨表面分别向内、向外适当电灼1.5~2.0 cm，以保证完整离断神经主干、Kuntz束及交通支。同时观察术侧手掌干度、湿度及皮肤表面温度变化。

步骤5 胸腔镜下检查无明显活动性出血，切口内向胸顶置入吸痰管，双肺通气排出胸腔气体，待肺复张后逐渐退镜并移除吸痰管，无须留置引流管，严密缝合切口，单侧手术完毕。

步骤6 相同步骤行对侧胸交感神经链切断术，一般先右侧后左侧，术后缝合腹直肌及皮下组织。

三、术后情况

一般不留置引流管，术后观察1天，如无特殊可出院。术后手掌温度较术前高1 ℃以上，持续干燥1周以上为治疗有效；手掌温度上升<1 ℃，皮肤潮湿为无效。

四、讨论

胸腔镜下胸交感神经链切断术（endoscopic thoracic sympathectomy，ETS）是目前治疗手汗症唯一安全且疗效确切的术式。但经肋间入路的胸腔镜手术会不可避免地损伤肋间神经、血管及肌肉，造成患者围手术期的切口疼痛，影响患者早期活动及有效咳嗽。随着2014年8月中国台湾Chia-Chuan Liu等学者率先成功开展经剑突下胸腔镜手术，以及同济大学附属上海市肺科医院蒋雷等报道了经剑突下单孔同期双侧胸腔镜手术，剑突下胸腔镜入路成为胸外科手术的一个重要选择。

剑突下胸腔镜手术入路的特点是于剑突下建立单孔通道即可进入左侧或右侧胸腔行手术操作，甚至可同期行双侧胸腔手术。该手术入路可通过一个手术切口完成双侧胸腔的手术，同时满足患者对美观和手术微创的双重需求，手汗症的患者行双侧交感神经链切断术具有明显优势。有相关随机对照研究表明，相较于经肋间胸腔镜手术，剑突下入路的术后疼痛评分低于经肋间胸腔镜手术，这有利于鼓励患者早期活动和有效咳嗽以减少围手术期的并发症。

相对于经肋间胸腔镜手术，剑突下入路的缺点是通过肋弓深面建立隧道时无明显的解剖标志，故在学习初期实施手术时建立隧道可能存在困难，有相关文献建议建立隧道时应尽量锐性分离，以避免盲目钝性分离破坏解剖结构，同时避免直接使用穿刺器建立隧道。剑突下入路手术器械经隧道进入胸腔，潜行路径较长，须要用加长的胸腔镜器械来完成手术。同时左侧手术因受心脏跳动的影响，手术器械前端易抖动导致术中不易操作，可能误伤术区周围的神经、血管等组织，造成术中意外。手术器械经心包前隧道通过时，压迫心脏可导致术中、术后出现心律失常等并发症。对胸膜腔严重粘连和体型肥胖的患者，术中可因出血风险增大及切口操作空间狭小增加手术难度，可于侧胸壁经肋间增加切口辅助完成手术。

相比于经肋间的胸腔镜下双侧交感神经链切断术，剑突下入路在实现相同手术效果的同时，能减轻患者疼痛及减少手术切口，为手汗症患者的手术治疗提供了新的选择。

综上所述，经剑突下单孔胸腔镜双侧交感神经链切断术是治疗手汗症的一种安全、可靠、美观的微创术式。

第二十章　单孔胸腔镜脓胸全纤维板剥脱术

一、临床资料

（一）简要病史

患者，男，17岁，因进行性气促入院，被诊断为左侧结核性脓胸，抗结核治疗4个月，行2次胸腔闭式引流，效果不佳。

（二）检查资料

胸部CT示（图20-1）左侧包裹性胸腔积液，左肺外压性不张，左侧肋间隙明显狭窄伴左侧胸廓塌陷。

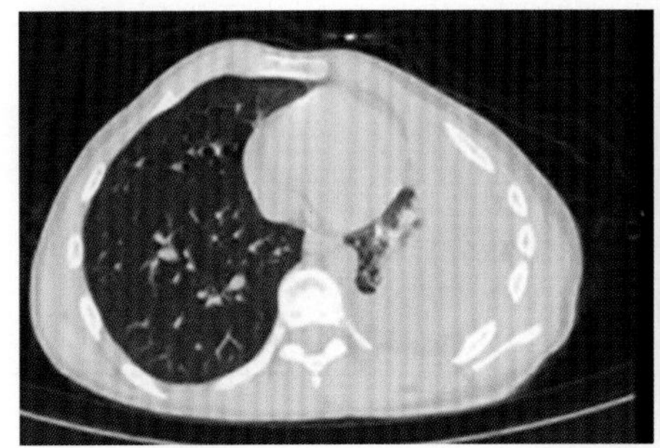
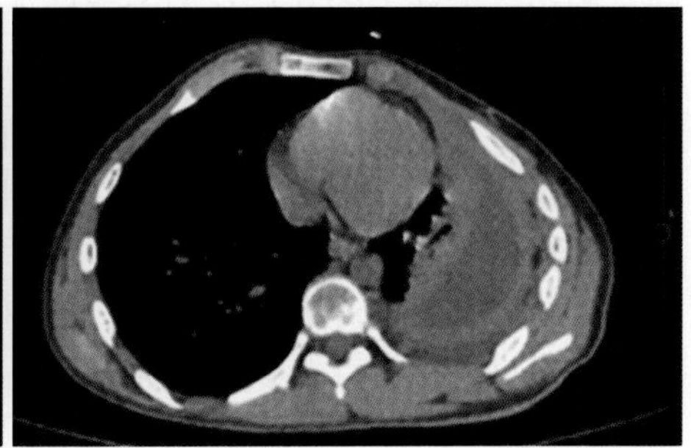

图20-1　胸部CT

二、操作步骤

（一）麻醉、体位、切口选择

全身麻醉，双腔气管插管，患者取侧卧位。根据术前胸部CT判断，选择脓腔最深的层面，在第7肋间腋中线做一长6 cm切口。

（二）具体操作步骤

步骤1 切开皮肤，逐层向下打开至肋骨表面。

步骤2 用电凝刀切开肋骨表面骨膜，用骨膜剥离子分离切口下方6 cm肋骨骨膜，尽量保留骨膜，而后节段切除切口下方6 cm肋骨，获得约1.5 cm宽的操作空间。

步骤3 用手指沿壁层纤维板和胸壁之间的间隙向四周钝性分离壁层纤维板，而后在此空间内填塞纱布，填塞紧密，保持此状态约5 min，起到压迫止血的作用。

步骤4 取出所有纱布，伤口保护套放置于切口内，置入胸腔镜检查壁层胸膜上有无明显出血点，有出血点则电凝止血，此时切口完成。

步骤5 此时切口处于无菌状态，被切口保护套完全封闭。至手术结束取出切口保护套。

步骤6 在切口正下方，用电刀打开壁层纤维板，进入脓腔内，尽快获得各类脓腔内容物送检。

步骤7 逐步扩大切除壁层纤维板，在切口下方行脓腔开窗术，而后清理脓腔内容物，完全清空整个脓腔，此时脓腔暴露完成。

步骤8 用刀片锐性切开脏层纤维板后，寻找纤维板和脏层胸膜间的间隙，利用已申请专利的加长剥离子钝性分离脏层纤维板和肺，须找到正确的间隙。

步骤9 分离脏层纤维板和壁层纤维板可以交替进行，分离到脏壁层纤维板返折处时，若纤维板较厚，可以采用电凝刀切割的方式进行离断。

步骤10 膈面纤维板分离也可以采用同样钝性分离配合电凝刀切割完成，膈面分离时如果造成轻微破损可以进行8字缝合。

步骤11 所有纤维板剥脱完毕后，反复冲洗试漏，不用处理肺浅表挫裂伤，2根胸腔引流管交叉放置，取出切口保护套，止血。切口前缘置入引流管沿后纵隔至脓腔顶部，切口后缘置入引流管向前至脓腔前上方。

步骤12 逐层缝合肌肉，手术完成。

具体图示见图20-2~图20-12。

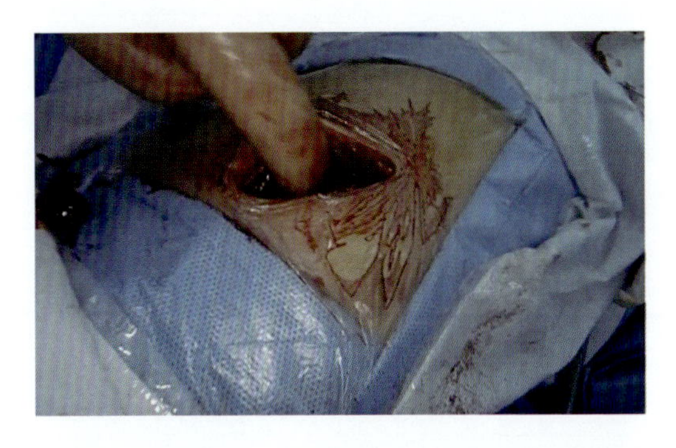

节段切除肋骨后，找到壁层纤维板和胸壁之间的间隙，以手指钝性分离，将壁层纤维板向胸膜腔内分离。

图20-2　步骤3（1）

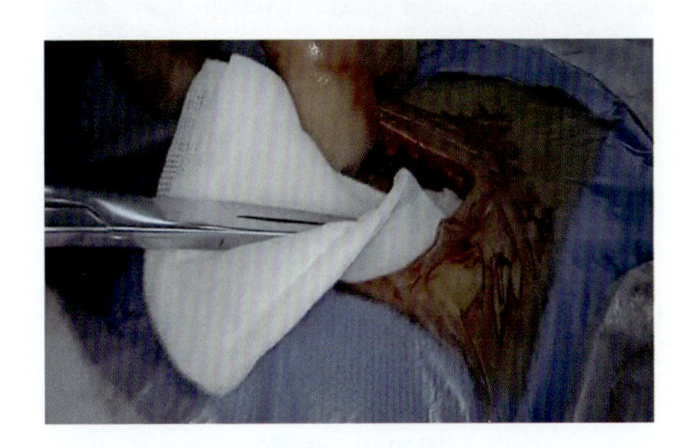

将纱布填塞入刚游离的壁层胸膜与纤维板之间的间隙，塞紧3~5 min，压迫止血。

图20-3　步骤3（2）

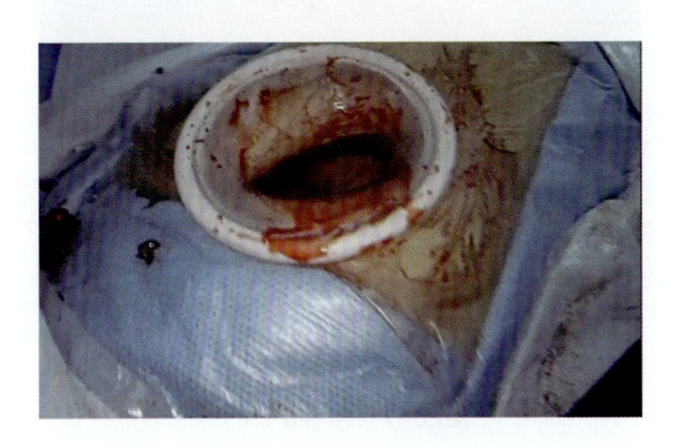

取出纱布后切口置入切口保护套撑开。

图20-4　步骤4（1）

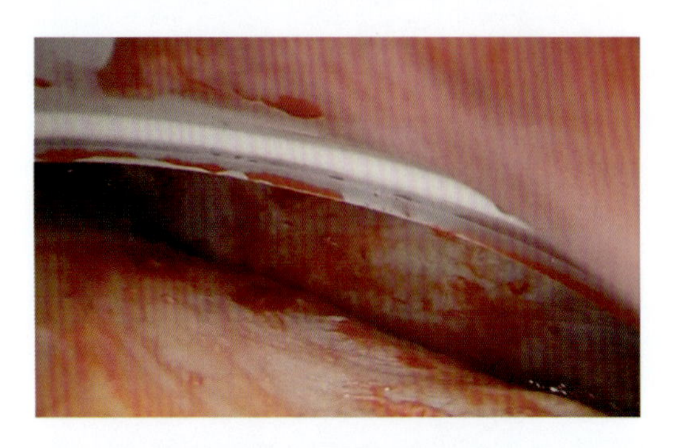

探查壁层胸膜上是否有明显出血点。

图20-5　步骤4（2）

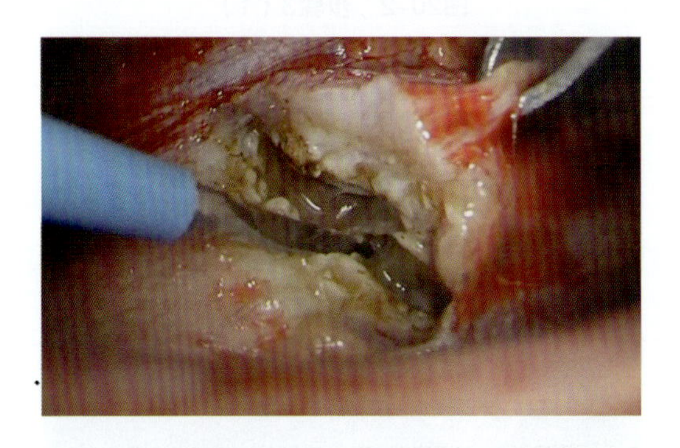

电刀打开壁层纤维板。

图20-6　步骤6

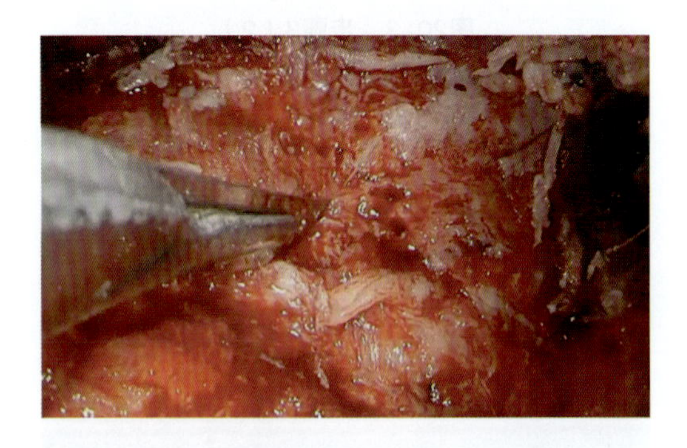

刀片锐性切开脏层纤维板。

图20-7　步骤8（1）

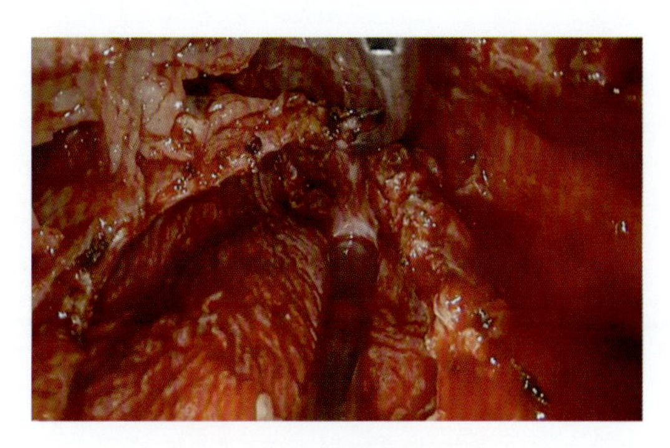

剥离子钝性分离纤维板和肺。

图20-8　步骤8（2）

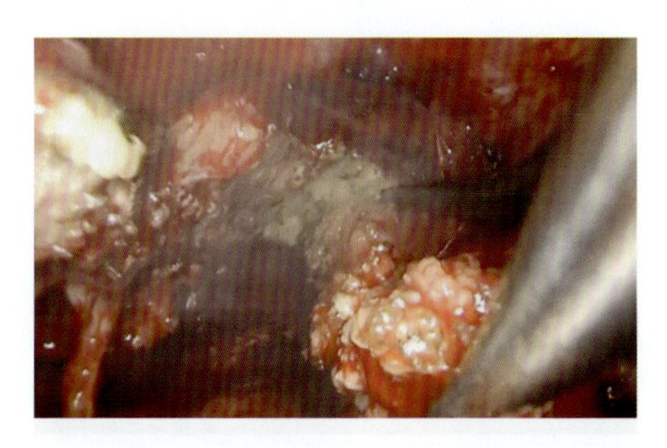

对脏层纤维板和壁层纤维板交汇明显增厚处予电凝切割分离。

图20-9　步骤9

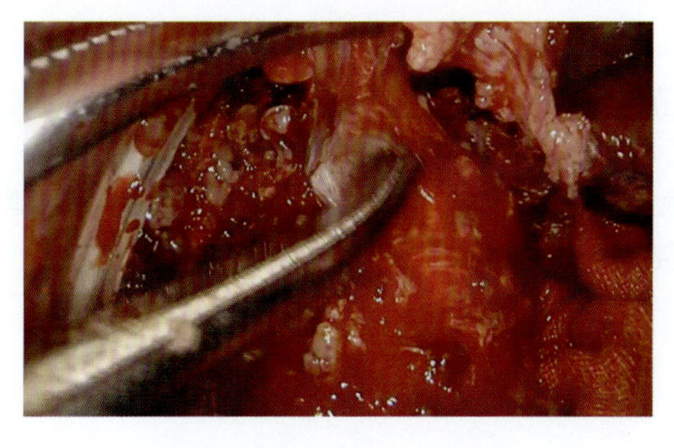

剥离子钝性分离膈面纤维板。

图20-10　步骤10（1）

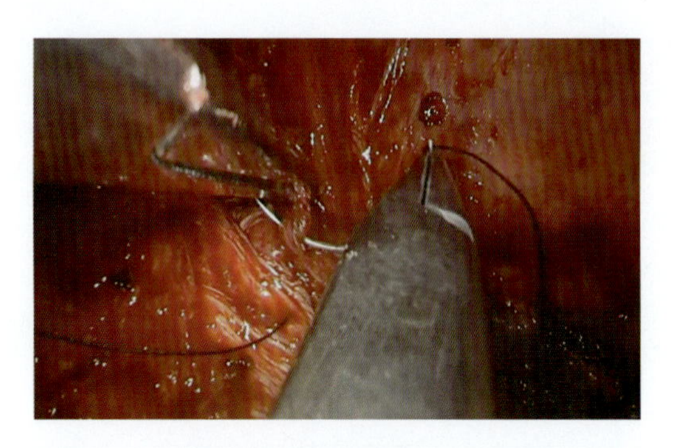

膈肌破损处8字缝合。

图20-11 步骤10（2）

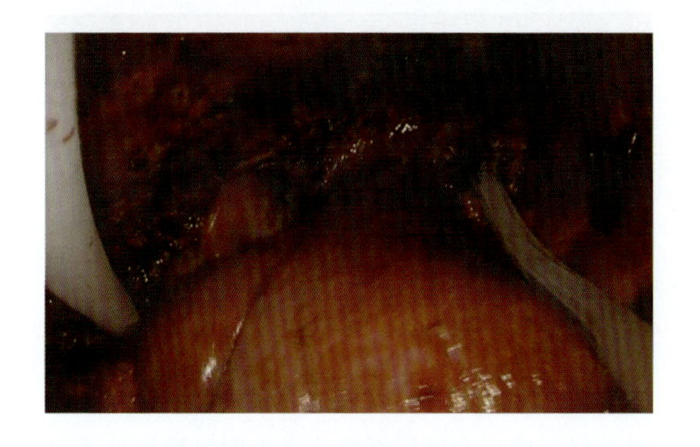

置入胸腔引流管引流。

图20-12 步骤11

三、术后情况

术后接受规范的抗结核治疗，同时配合呼吸康复，术后第8天复查胸部CT，提示左肺复张完全，左侧胸廓塌陷有所改善，无漏气，引流少，予拔管（图20-13）。术后3个月随访，胸部CT检查结果示患者左侧胸廓塌陷进一步改善，肋间隙恢复正常（图20-13）。

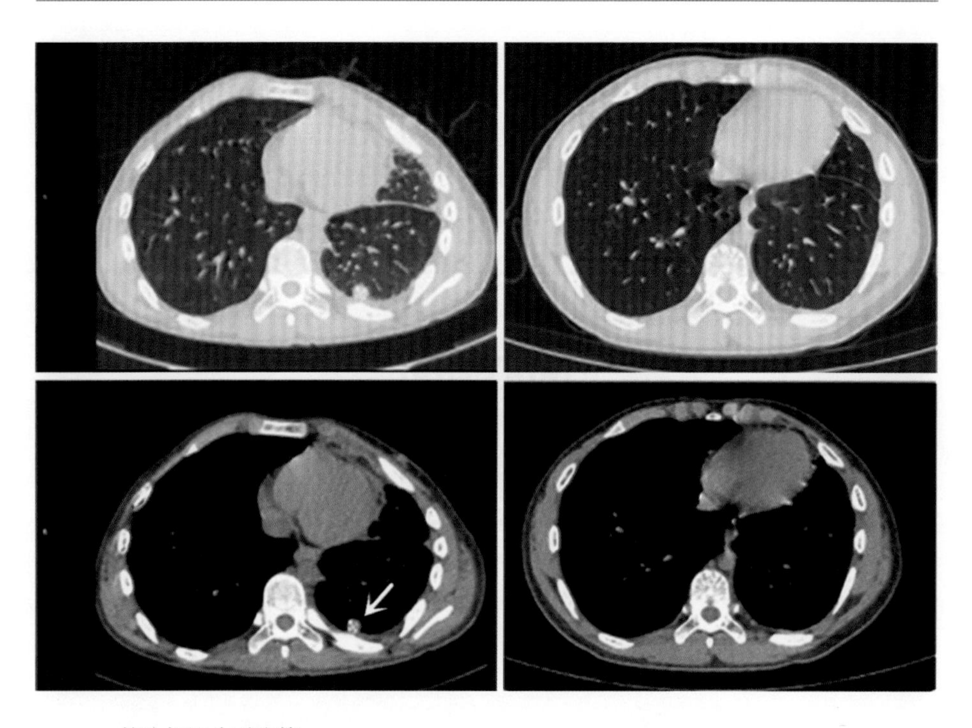

箭头标识为引流管。

图20-13 术后第8天拔管前CT（左）和术后3个月随访复查CT结果（右）

四、讨论

慢性机化性脓胸往往须要进行彻底的纤维板剥脱，才能使后续的药物治疗起效，最终达到治愈效果。结核性脓胸是一种良性疾病，将传统的开胸切口缩小至5~6 cm的单孔胸腔镜切口可以大大减少手术创伤。尤其对未完全发育的青少年，胸腔镜手术能避免因撑开器强行撑开而埋下将来脊柱侧弯的隐患。由于这一时期的脓胸常伴有肋间隙狭窄和胸廓塌陷，对这类肋间隙接近闭合的患者，传统腔镜通过肋间进入胸腔几乎不可能，因此存在严重肋间隙狭窄的患者禁止行胸腔镜手术。我们选择节段切除肋骨来获取1~1.5 cm宽的操作间隙，肋骨切除长度一般为5~6 cm，这样的缺损并不影响胸廓的完整性，且能够充分利用保护套扩展功能。术中纤维板剥脱操作，由于单孔的限制，须要借助长柄带弧度的器械，我们专门为此设计加长的骨膜剥离子对其进行剥除。剥脱脏层胸膜时，部分患者纤维板和脏层胸膜紧密粘连，脏层胸膜的破损很难避免，对浅表的撕裂伤采取旷置处理，随着后期肺复张贴壁后自然密合。壁层纤维板剥脱是畸形胸廓尽快恢复的关键。我们在壁层纤维板剥脱时仍以钝性分离为主，配合电凝刀分离。由于切口的局限，因此脏层及壁层的纤维板都是分成小块逐步切除。用2根胸腔引流管引流，自切口前缘置入，沿后纵隔延伸至脓腔后上方，切口后缘置入胸腔引流管至脓腔前上方。借助特殊器械，用单孔胸腔镜对慢性结核脓胸患者行全纤维板剥脱术是安全可行的，结合术后规范的抗结核治疗，远期恢复效果良好。

扫码观看手术操作视频
http://ame.pub/UNsi3SgJ